神经及耳鼻喉内镜手术配合

主编 张军花 常后婵 周 萍 钟 奕

U0339019

科学出版社

北 京

内 容 简 介

随着微创技术的飞速发展，内镜新技术、新仪器设备已广泛应用于神经外科和耳鼻喉科。本书主要介绍神经外科及耳鼻喉科内镜手术发展史，手术仪器设备的功能、操作流程及管理，手术器械的种类、用途及管理，常见手术体位的摆放方法，以及神经内镜、耳内镜、鼻内镜、喉内镜等手术的应用解剖、适应证、麻醉方式、手术体位与手术间布局、物品准备、手术步骤及配合、操作注意事项等。

本书内容丰富，实用性强，可作为手术室护理人员进行神经外科、耳鼻喉科内镜手术护理配合工作的操作规范和标准参考用书。

图书在版编目（CIP）数据

神经及耳鼻喉内镜手术配合 / 张军花等主编. —北京：科学出版社，2018.6
ISBN 978-7-03-058045-0

Ⅰ. ①神… Ⅱ. ①张… Ⅲ. ①内窥镜–应用–耳鼻喉外科手术 ②内窥镜–应用–神经外科手术 Ⅳ. ①R651 ②R762

中国版本图书馆 CIP 数据核字（2018）第 132932 号

责任编辑：陈若菲 戚东桂 / 责任校对：张小霞
责任印制：赵 博 / 封面设计：陈 敬

科 学 出 版 社 出版
北京东黄城根北街 16 号
邮政编码：100717
http://www.sciencep.com
三河市骏走印刷有限公司 印刷
科学出版社发行 各地新华书店经销

*

2018 年 6 月第 一 版 开本：787×1092 1/16
2018 年 6 月第一次印刷 印张：20 3/4
字数：477 000
定价：**88.00 元**
（如有印装质量问题，我社负责调换）

《神经及耳鼻喉内镜手术配合》编写人员

主　编　张军花　常后婵　周　萍　钟　奕
副主编　谭　峰　卜文君　王　莉　谭淑芳
编　者　（按姓氏汉语拼音排序）

卜文君（南方医科大学南方医院）

曾　臻（南方医科大学南方医院）

常后婵（广东省人民医院）

陈凌武（南方医科大学深圳医院）

陈淑玲（广州医科大学附属第一医院）

龚凤球（中山大学附属第一医院）

何巧芳（南方医科大学珠江医院）

胡　琳（广东省第二人民医院）

李凤卿（中山大学孙逸仙纪念医院）

林　静（中山大学孙逸仙纪念医院）

刘燕君（广东省第二人民医院）

彭焕椽（南方医科大学南方医院）

谭　峰（南方医科大学珠江医院）

谭淑芳（中山大学孙逸仙纪念医院）

王　莉（广州医科大学附属第一医院）

吴　丹（南方医科大学珠江医院）

吴耀业（中山大学附属第一医院）

徐婷婷（南方医科大学南方医院）

张军花（南方医科大学南方医院）

钟　奕（南方医科大学南方医院）

周　萍（南方医科大学珠江医院）

朱小冬（东莞市人民医院）

前　言

随着医学迅速发展，新技术、新设备的临床应用，新理念、新思维的观念转变，推动着微创外科高、新、尖手术的开展。神经外科和耳鼻喉科内镜手术的广泛开展对手术室护士提出了新的挑战。目前，尚缺乏系统、有针对性的神经外科及耳鼻喉科内镜手术护理专著供参考学习。为此，我们组织了长期工作在临床一线的中青年内镜手术护理专家，查阅最新的内镜技术文献和书籍，总结临床实际工作经验精心编撰本书。本书以临床应用为宗旨，以简便、规范化、实用性、便于学习为目标，可作为手术室护理人员进行神经外科、耳鼻喉科内镜手术护理配合工作的操作规范和标准参考用书。

全书分为总论、各论 2 篇，共 8 章。总论部分主要介绍神经外科及耳鼻喉科内镜手术发展史，手术仪器设备的功能、操作流程及管理，手术器械的种类、用途及管理，常见手术体位的摆放方法；各论部分主要介绍神经内镜、耳内镜、鼻内镜、喉内镜等手术的应用解剖、适应证、麻醉方式、手术体位与手术间布局、物品准备、手术步骤及配合、操作注意事项等。本书着眼神经及耳鼻喉内镜手术的护理配合，力求系统、全面，文字简洁，图文并茂，注重临床实用性和可操作性。希望本书能给读者启迪和帮助。

本书在编写、出版过程中得到了广大同仁的大力支持和帮助，在此表示衷心的感谢。限于编者学识和水平，书中尚有许多不足之处，恳请广大读者和同行批评指正。

张军花

2018 年 6 月 15 日

目　　录

第一篇　总　　论

第一章　神经内镜、耳鼻喉内镜手术技术发展史 ·· 1

　　第一节　神经内镜手术技术发展史 ·· 1

　　第二节　耳鼻喉内镜手术技术发展史 ·· 4

第二章　神经内镜、耳鼻喉内镜手术仪器设备及操作 ·· 7

　　第一节　神经内镜 ·· 7

　　第二节　耳内镜 ·· 20

　　第三节　鼻内镜 ·· 20

　　第四节　喉内镜 ·· 20

　　第五节　影像系统 ·· 21

　　第六节　内镜手术仪器设备管理 ··· 23

第三章　神经内镜、耳鼻喉内镜手术器械 ·· 29

　　第一节　神经内镜器械 ··· 29

　　第二节　耳内镜器械 ·· 51

　　第三节　鼻内镜器械 ·· 64

　　第四节　喉内镜器械 ·· 80

　　第五节　导航器械 ·· 90

　　第六节　内镜手术器械管理 ··· 92

第四章　神经内镜、耳鼻喉内镜手术常见体位 ·· 100

　　第一节　手术体位 ·· 100

　　第二节　手术床及手术体位安置物品 ··· 101

　　第三节　手术体位摆放 ··· 105

第二篇　各　　论

第五章　神经内镜手术护理配合 ··· 110

　　第一节　神经内镜下经鼻蝶垂体瘤切除术 ··· 119

　　第二节　神经内镜下经鼻斜坡脊索瘤切除术 ·· 122

　　第三节　神经内镜下经鼻颅咽管瘤切除术 ··· 124

第四节 神经内镜下经鼻脑膜瘤切除术 ……………………………………………… 127

第五节 神经内镜下经鼻海绵窦肿瘤切除术 …………………………………………… 129

第六节 神经内镜下经鼻脑膜脑膨出修补术 …………………………………………… 131

第七节 神经内镜下基底核区脑出血清除术 …………………………………………… 134

第八节 神经内镜下岛叶及丘脑胶质瘤切除术 ………………………………………… 137

第九节 神经内镜下外侧裂蛛网膜囊肿切除加脑池穿透造瘘术 ……………………… 139

第十节 神经内镜辅助动脉瘤夹闭术 …………………………………………………… 142

第十一节 神经内镜下三叉神经痛微血管减压术 ……………………………………… 144

第十二节 神经内镜下听神经瘤切除术 ………………………………………………… 146

第十三节 神经内镜下桥小脑角区胆脂瘤切除术 ……………………………………… 149

第十四节 神经内镜下颅内血肿清除术 ………………………………………………… 151

第十五节 神经内镜下蛛网膜囊肿切除术 ……………………………………………… 154

第十六节 神经内镜下第三脑室底造瘘术 ……………………………………………… 156

第十七节 神经内镜下室管膜瘤切除术 ………………………………………………… 159

第六章 耳内镜手术护理配合 ……………………………………………………………… 162

第一节 经耳内镜外耳道异物取出术 …………………………………………………… 162

第二节 经耳内镜外耳道良性肿瘤切除术 ……………………………………………… 164

第三节 经耳内镜鼓膜穿刺术 …………………………………………………………… 165

第四节 经耳内镜鼓膜置管术 …………………………………………………………… 168

第五节 经耳内镜鼓膜成形术 …………………………………………………………… 169

第六节 经耳内镜上鼓室外侧壁重建术 ………………………………………………… 171

第七节 经耳内镜咽鼓管鼓口半堵术 …………………………………………………… 173

第八节 经耳内镜听骨链探查及重建术 ………………………………………………… 175

第九节 经耳内镜面神经鼓室段减压术 ………………………………………………… 178

第十节 经耳内镜面神经鼓室段梳理术 ………………………………………………… 180

第十一节 经耳内镜人工镫骨植入术 …………………………………………………… 182

第十二节 经耳内镜蜗窗区域手术 ……………………………………………………… 184

第十三节 闭合式乳突切除鼓室成形术后Ⅱ期经乳突探查术 ………………………… 186

第十四节 经耳内镜开放式乳突切除鼓室成形术后Ⅱ期听骨链重建术 ……………… 188

第七章 鼻内镜手术护理配合 ……………………………………………………………… 191

第一节 经鼻内镜鼻腔异物取出术 ……………………………………………………… 191

第二节 经鼻内镜鼻骨骨折复位术 ……………………………………………………… 193

第三节 经鼻内镜鼻中隔矫正术 ………………………………………………………… 196

第四节 经鼻内镜鼻中隔穿孔修补术 …………………………………………………… 199

第五节　经鼻内镜鼻甲部分切除术 ················· 203

第六节　经鼻内镜鼻窦开放术 ····················· 206

第七节　经鼻内镜鼻息肉切除术 ··················· 212

第八节　经鼻内镜鼻腔肿瘤切除术 ················· 215

第九节　经鼻内镜鼻窦肿瘤切除术 ················· 218

第十节　经鼻内镜腺样体切除术 ··················· 222

第十一节　经鼻内镜鼻咽纤维血管瘤切除术 ········· 224

第十二节　经鼻内镜眶内异物取出术 ··············· 227

第十三节　经鼻内镜眶内肿瘤切除术 ··············· 229

第十四节　经鼻内镜视神经管减压术 ··············· 232

第十五节　经鼻内镜鼻腔泪囊吻合术 ··············· 235

第十六节　经鼻内镜鼻颅眶沟通肿瘤切除术 ········· 237

第十七节　经鼻内镜脑脊液漏修补术 ··············· 240

第十八节　经鼻内镜咽鼓管球囊扩张术 ············· 245

第八章　喉内镜手术护理配合 ······················· 249

第一节　经喉内镜异物取出术 ····················· 249

第二节　经喉内镜舌根病损切除术 ················· 251

第三节　经喉内镜环杓关节复位术 ················· 254

第四节　经喉内镜喉良性肿瘤切除术 ··············· 256

第五节　经喉内镜声带肿物切除术 ················· 257

第六节　经喉内镜 CO_2 激光喉肿物切除术 ··········· 259

第七节　经喉内镜 CO_2 激光声带沟切除+喉功能重建术 ··· 261

第八节　经喉内镜 CO_2 激光喉癌切除术 ············· 263

第九节　经喉内镜 CO_2 激光第三鳃裂瘘口封闭术 ····· 265

第十节　经喉内镜 CO_2 激光下咽癌切除术 ··········· 267

第十一节　经喉内镜下杓状软骨切除术 ············· 268

第十二节　经喉内镜瘢痕切除成形术 ··············· 270

第十三节　经喉内镜下声带充填术 ················· 272

第十四节　经喉内镜难治性呼吸道乳头状瘤切除术 ··· 274

第十五节　经喉内镜喉蹼切除成形术 ··············· 275

附录 ··· 278

附录 A　内镜清洗消毒技术操作规范（2004 年版）····· 278

附录 B　医疗机构消毒技术规范（2012 年版）········· 282

附录 C　软式内镜清洗消毒技术规范（2017 年版）····· 313

第一篇 总 论

第一章 神经内镜、耳鼻喉内镜手术技术发展史

第一节 神经内镜手术技术发展史

一、基本概念

内镜(endoscope)是一种能够将光线导入人体体内腔道，进行观察和操作的工具。1806 年，德国医师 Philipp Bozzini 发明了内镜，对尿道和直肠进行观察，并首次提出通过人体的自然腔隙来为外科手术获得更好视野的观念。随着光学与内镜技术的发展，内镜已经成为外科各专业的常用设备，用于神经外科的内镜称为神经内镜(neuro-endoscope)。神经内镜的临床应用已有近 1 个世纪的历史，几经兴衰，终于迎来飞速发展的新时代。1986 年，Griffith 对神经内镜技术进行了总结，并将这一新领域称为内镜神经外科(endoscopic neurosurgery)。德国神经外科医师 Baer 于 1994 年提出"微侵袭内镜神经外科"(minimally invasive endoscopic neurosurgery，MIEN)的概念。他还与 Nikolai 在 1998 年提出了"内镜辅助显微神经外科"(endoscopic-assisted microneurosurgery)的概念，强调了内镜在显微神经外科中的重要作用，并且将内镜操作细分为四类：①内镜神经外科(endoscopicneurosurgery，EN)是指所有的手术操作完全是通过内镜来完成的，需要使用专门的内镜器械通过内镜通道来完成手术操作。常用于脑积水、侧脑室、第三脑室囊肿及鞍上囊肿等病变的治疗。②内镜辅助显微神经外科(endoscope-assisted microneurosurgery，EAM)是指在显微神经外科手术中，用内镜观察术中难以发现的死角部位并进行手术操作。用于特殊部位和解剖结构复杂的囊肿切除，以及动脉瘤夹闭术、微血管减压术及桥小脑角区表皮样囊肿切除术等。③内镜控制显微神经外科(endoscope-controlled microneurosurgery，ECM)是指内镜作为唯一的照明工具，使用显微神经外科手术器械完成神经外科手术。ECM 与 EAM 的区别在于 ECM 所有操作都是在内镜照明和引导下完成。而与 EN 的区别在于 EN 是在内镜通道内进行手术操作，而 ECM 是在内镜外进行操作。典型的 ECM 是神经内镜下经单鼻孔切除垂体腺瘤，目前已成为常规手术。④内镜观察(endoscopic inspection，EI)是指在神经外科操作中利用内镜进行辅助观察，不进行其他操作。目前，主要用于颅内动脉瘤、桥小脑角区或其他颅底肿瘤的观察。

根据内镜手术操作的途径是完全在内镜中还是在内镜外将内镜神经外科分为如下两类：①镜内内镜神经外科(intra- axial endoscopicneurosurgery，IAEN)又称内镜内神经外

科(IEN)，手术过程中内镜是唯一的光学设备所有的手术操作都是通过内镜的工作通道来完成的，包括第三脑室底造瘘术脑室内囊肿造瘘、透明隔造瘘、脑室内肿瘤活检及切除。②镜外内镜神经外科(extra-axial endoscopicneurosurgery，EAEN)又称为内镜外神经外科(XEN)，手术过程中内镜是唯一的光学设备所有的手术操作是在内镜之外来完成的，不需要内镜工作通道。它包括了内镜下经鼻蝶颅底肿瘤切除术、部分内镜下脑室肿瘤切除手术及脊柱内镜手术等。与内镜内手术操作过程不同的是，所有的手术均在内镜通道之外完成。

二、神经内镜手术技术的发展与临床应用

神经内镜手术技术的发展和内镜及相关设备的出现、发展、进步息息相关。1806 年 Philipp Bozzini 发明内镜时，还没有独立的神经外科，当时的内镜采用烛光进行照明，通过镜片反射，将光线发射出来。1917 年，美国的 Harvey Cushing 和欧洲的一些先驱提出了神经外科手术操作的一些原则，这些原则一直为神经外科界所遵循，神经外科逐渐成为独立学科。尽管当时内镜已用于临床多个专业，却一直没能用于神经外科。后来第三代神经外科医师 Dandy 开始依据神经外科的手术原则，试用内镜进行手术。1910 年，美国泌尿外科医师 Lespinasse 在芝加哥首次应用硬性膀胱镜观察侧脑室，对 2 例患儿实施脉络丛电烙术，治疗儿童脑积水，尽管手术效果较差(1 例术中死亡，1 例术后存活 5 年)，但他开创了神经外科应用内镜的先河。1918 年，美国神经外科创始人之一的 Walter Dandy 采用了相同的技术，应用膀胱镜对脑积水患者的脉络丛实施烧灼，虽然手术最终没有成功，但他首次提出了"脑室镜"的概念，后人将其称为"神经内镜之父"。1923 年马萨诸塞州总医院的 Mixter 首次报道了应用小尿道镜插入前囟，为一位 9 个月大患有梗阻性脑积水的女婴，施行了第一例内镜下第三脑室造瘘术(endoscopic third ventriculostomy，ETV)，使梗阻性脑积水得以缓解。随后，Fay 和 Grant 摄了第一张脑室内镜的照片。1936 年，Putnam 和 Scarff 报道了他们应用内镜电凝脉络丛治疗脑积水的结果。这一阶段并没有真正的神经内镜，多是借用其他临床学科的内镜进行操作，而且仅仅是用来尝试治疗脑积水，但是由于当时所用的内镜管径粗大，光学质量和照明差，又缺少相应的手术器械，因此手术创伤大、疗效差、死亡率高。到了 1949 年，Nulsen、Spitz 和 Holter 开发了脑室-腹腔分流的阀门系统，使手术死亡率大大降低，这样应用神经内镜治疗脑积水的尝试被放弃。

20 世纪 60～70 年代，随着 Hopkins 柱状透镜系统的出现，神经内镜进入了一个新的时期。1975 年，Giffith 报道应用这种内镜技术进行第三脑室造瘘术和脉络丛烧灼，手术效果较以往明显提高。由于神经内镜结构的进一步改进，它的应用不仅仅局限于治疗脑积水，而是扩展到其他的神经外科手术中，如应用内镜辅助观察手术时难以直视到的结构。1977 年，Apuzzo 等使用带有侧视角的内镜(hopkins endoscope)观察鞍内病变，以及 Willis 环周围动脉瘤和退变的腰椎间盘，取得良好的手术效果，并且提出应该在显微外科手术时应用神经内镜。在这一时期，还出现了弹性软镜(flexible endoscope)，1978 年，Fukuskima 报道，使用弹性带有显微玻璃镜片的软性内镜，处理多种神经外科疾病，还用直径 1.45mm 的内镜在尸体上观察了枕大池、桥小脑角、$C_{1,2}$ 蛛网膜下腔和 Mechel

腔。20 世纪 80 年代，随着技术的进步和理念的更新，内镜神经外科迅速发展起来，并与显微神经外科、立体定向技术、激光技术、术中超声、神经导航技术、超声外科吸引系统，以及人工智能机器人等技术相结合，使内镜手术具备了定位准、创伤小、效果好、费用低等特点和优势，治疗范围也越来越广，从囊性病变到实性肿瘤，从腔隙内病变到实质内病变，从头颅到椎管，内容更加丰富。

奥地利神经外科医师 Auer 在 1985 年发表文章介绍应用直径为 6mm 的内镜治疗颅内血肿，他仅在颅骨上钻 1cm 大小的骨孔，应用内镜进行血肿的抽吸，手术中借助超声进行血肿辅助定位，并且将激光用于内镜下止血。1988 年，他又将上述技术用于脑肿瘤活检，脑内囊性病变囊壁切除，以及实性肿瘤的激光照射，手术均取得较好的效果，当时他报道完成内镜手术 133 例，手术并发症仅占 1.6%，致残率为 1.6%，无手术死亡，1992 年，Auer 又将超声、立体定向、激光同时用于内镜手术，称为超声立体定向内镜（ultrasound stereotaxic endoscopy），认为与传统神经外科手术相比，内镜神经外科手术创伤更小。德国神经外科医师 Bauer 也得出同样结论，他在 1989 年将内镜应用于立体定向手术，称之为内镜立体定向术（endoscopic stereotaxy），最初他仅用于立体定向活检，后来进一步应用于脑积水、间质或脑室内囊肿、脑脓肿、脑内血肿、脊髓空洞症等疾病的治疗，以及低级别胶质瘤的间质内放射治疗等，手术取得了十分好的效果。1989～1997 年，他完成微创内镜手术 400 余例，手术死亡率不到 1%，手术致残率也低于 3%。为了使神经内镜手术操作更加精确、侵袭性更小，Hongo 利用机器人远程控制显微操作系统在尸体头部尝试了内镜手术操作，认为该系统可提高手术精确性，减少手术创伤。Zimmermann 将人工智能机器人、神经导航系统与神经内镜技术相结合为 3 例患者成功地进行了治疗，证明了机器人辅助内镜手术的可行性和精确性。

我国内镜神经外科工作起步较晚，但已开始走上正轨。最初在 20 世纪 90 年代中期才尝试开展，开展的城市主要集中在北京、上海、哈尔滨和广州等地。我国真正意义上开展神经内镜的应用是在 1993 年，开展的医院主要有海军总医院、北京大学第一医院、安徽省立医院、北京天坛医院、中日友好医院、哈尔滨医科大学第一临床医学院、广东省人民医院、大庆油田总医院、无锡市第一人民医院、上海华山医院。2000 年以后，我国许多省市级医院的神经外科先后购置了神经内镜设备，并在临床上广泛开展，无论是从手术例数，还是手术效果都有明显提高。

神经内镜是一门新兴的技术，由于神经内镜手术本身受管径限制，视野狭小，操作空间小，难于观察到手术野全貌等原因，神经内镜手术仍然存在一定的局限性。但在治疗一些特定的疾病时有自己独特的优势。内镜神经外科的发展在某种程度上讲，有赖于仪器和器械的进步，我国神经内镜的前景是被看好的，我国神经内镜技术应用的范围现已基本和国际接轨。

三、神经内镜手术的优势和展望

现代神经内镜已经应用于几乎所有的神经外科疾病的治疗，除了内镜下第三脑室底造瘘术、经蝶垂体腺瘤切除术及脑内囊肿造瘘等常规手术，在脑室病变、颅底肿瘤诊治方面，神经内镜有助于更好地显示病灶或颅内周围重要结构，尤其是对显微外科中狭小间隙内进行深部病变操作十分有帮助。由于有神经内镜的帮助，手术可以减小开颅范围，避免过多地暴露术野。可以看出，神经内镜更适合用于微骨孔入路。治疗疾病的多样化表明了神经内镜在神经外科中的巨大潜力，神经内镜技术已经成为现代神经外科的一个重要领域。同时，神经内镜在复杂颅底肿瘤、脑室系统疾病的诊疗方面仍然有发挥更大作用的空间。更值得一提的是，在脊髓脊柱疾病的诊疗中，神经内镜技术也有着广泛的发展前景。

但我们也必须清楚地看到，由于神经内镜及其技术仍处在发展中，受操作者经验不足、相关设备配置不全等因素的影响，内镜手术仍有难以克服的缺陷，如手术区出血过多难以控制；术中冲洗过多，引流过少引起高颅压。但随着新技术的不断开发创新，神经内镜将会成为神经外科医师不可缺少的工具，也将发挥越来越大的作用。

第二节　耳鼻喉内镜手术技术发展史

一、基 本 概 念

耳鼻喉内镜技术是指利用医用内镜进入狭窄的腔道结构(鼻腔、鼻咽、口咽、喉咽及外耳道等)，并借助高亮度照射的冷光源，使得医护人员能够直接对患者病灶部位进行检查和治疗的新技术。耳鼻咽喉内镜系统较复杂，在检查和手术时通过监视系统显示屏获得清晰的图像，对腔道病灶进行直接观察，有效提高了对耳鼻咽喉-头颈外科疾病发生、发展的认识，实现了诊治水平的飞越。

二、耳鼻喉内镜技术的发展与临床应用

耳鼻咽喉内镜主要包括鼻内镜、耳内镜和喉内镜。耳鼻咽喉内镜从诞生、发展到应用于临床经历了漫长的历史。

(一)鼻内镜

鼻内镜是鼻腔、鼻窦、鼻咽部检查及经鼻内镜手术治疗不可或缺的医疗设备。自20世纪中叶英国学者 Hopkins 以玻璃光导纤维束传递冷光源进行照明，Basil Hirschowitz 造出了可弯曲的诊断用内镜后，各种内镜进化到了纤维镜(光源和影像均由光纤传递，镜身为可弯曲的内镜)的时代。此后，德国 Storz 公司及 Lumina 又生产了硬性鼻内镜，到20世纪中期，越来越专业的鼻内镜问世，促进了鼻部疾病诊治的跨越式发展。如今，鼻内镜技术在疾病的诊治过程中已经得到广泛应用，并向小型化、精细化、功能多样化、检查信息平台化的方向发展，以适应错综复杂的临床疾病的诊治需求。

(二) 耳内镜

早在 1350 年，Chauliac 首次描述耳内镜。20 世纪 60 年代后，先后出现纤维耳内镜、硬管式耳内镜等，可通过鼓膜穿孔处观察鼓室内病变，并可照及显微镜下的盲区辅助进行中耳乳突手术，甚至可单独利用耳内镜完成部分中耳手术。进入 20 世纪 90 年代，Poe 等开始推广影像摄录系统——耳内镜技术，倡导其临床应用和推广。如今，耳内镜在微创耳科手术、辅助显微镜进行术腔细节分辨及 "盲区" 的观察等方面均有重要应用。许多耳外科医师已经开始用耳内镜开展微创手术，并逐渐推广应用。

(三) 喉内镜

最早用于咽喉部检查的工具是间接鼻咽喉镜，以后硬性喉镜 (直接喉镜、悬吊喉镜、支撑喉镜等)、动态喉镜及软性鼻咽喉镜 (纤维喉镜和电子喉镜) 等相继发明。

1854 年西班牙 Manuel García 发明了间接喉镜 (indirect laryngoscope)，被称为 "喉镜之父"。此后经不断改进，间接喉镜迅速在临床上得到推广，其操作方便、经济实惠，可以看到喉腔大部分区域的影像及观察声带运动。后来德国医师 Alfred Kirstein 对硬性食管镜进行改造发明出直接喉镜 (direct laryngoscope)，能直接观察到喉部。以直接喉镜为基础进行改进，又出现了直达喉镜、悬吊喉镜、支撑喉镜，成为目前手术操作的重要医疗器械。

频闪喉镜 (laryngostroboscope) 又称动态喉镜，通过改变光源频率，使之与声带频率保持一定的频率差，从而使得检查者可以看到 "慢下来" 的声带运动。频闪喉镜成像清晰、稳定，光源亮度高，视野广，检查时间短，多数患者能耐受，但是视野容易受挡、旋转角度受限。

纤维喉镜是一种可弯曲的软管内镜。20 世纪 30 年代，德国学者 Lamm 提出了利用光导纤维制造可弯曲内镜的概念。1968 年，东京大学首先报道了喉部检查的纤维喉镜。1983 年，Welch Allyn 公司研制并应用微型图像传感器代替了纤维内镜的光导纤维，宣示了电子内镜的诞生。此后不同大小、直径的电子喉镜相继诞生，微型化设备逐渐发展成熟。软性鼻咽喉镜纤细、光滑、耐用，成像更清晰，可以对鼻咽、喉咽、喉腔病变甚至气管内的病变实现更快速的诊疗。

三、耳鼻喉内镜手术的优势和展望

与传统的诊治方式相比，各种内镜技术在耳鼻咽喉科的应用，改变了耳鼻咽喉科医师只能在 "洞洞眼眼" 外面靠 "悟性" 成长的境地。术野直观暴露、手术创伤小、出血少、能保留正常黏膜和结构、术后恢复快、并发症少等优点，使内镜技术在耳鼻咽喉科学发展中至关重要。我国自 20 世纪 80 年代引进耳鼻咽喉科内镜至今，耳鼻咽喉内镜技术已经历了三个阶段：单纯检查阶段，检查和治疗阶段，检查治疗相结合并与其他治疗手段综合诊治疾病阶段。相信内镜技术在微创化、功能多样化和智能化的探索道路上将更好地为术者提供设备支撑，进一步提高耳鼻喉科内镜手术的临床效果，更好地造福病患。

(常后婵　王　莉　陈淑玲)

参 考 文 献

韩德民，2001. 鼻内镜外科学. 北京：人民卫生出版社.

韩德民，2012. 鼻内镜外科学. 第2版. 北京：人民卫生出版社.

胡志强，2014. 实用神经内镜技术与临床应用：神经内镜技术与临床应用. 北京：北京科学技术出版社.

黄定强，2013. 咽喉疾病内镜诊断与鉴别诊断. 成都：四川科学技术出版社.

倪晓光，2015. 电子喉镜临床应用. 北京：人民卫生出版社.

施瓦茨，阿南德，王守森，等，2014. 内镜垂体外科学：内分泌、神经眼科和外科治疗. 北京：人民军医出版社.

王跃建，虞幼军，2009. 耳内镜外科学. 北京：人民卫生出版社.

张庆泉，2013. 耳鼻咽喉头颈外科影像导航技术. 北京：人民卫生出版社.

张秋航，2013. 内镜颅底外科学. 北京：人民卫生出版社.

张亚卓，2004. 神经内镜手术技术. 北京：北京大学医学出版社.

张亚卓，2012. 内镜神经外科学. 北京：人民卫生出版社.

第二章 神经内镜、耳鼻喉内镜手术仪器设备及操作

第一节 神经内镜

神经内镜手术设备主要包括摄像记录系统、冷光源系统、电外科设备、动力系统、脉冲冲洗系统、激光切割系统和超声外科吸引系统等。

一、摄像记录系统

(一)组成部件

摄像记录系统主要由摄像主机、摄像头、图像监视器组成,并可外接录像机、打印机、计算机等进行图像存储和传输。当手术腔体内的图像通过内镜的透镜系统,再经摄像头接口后方的透镜成像与摄像头内的光感元件后,光能被转化为电能,其电信号传入摄像机主体,经主机分析处理后,经监视器转化为可视的电视图像。

1. 摄像主机 又称图像处理器,将肉眼难以识别的物像通过计算机主机特殊处理变得清晰可辨,呈现在图像监视器上,见图 2-1。

2. 摄像头 通过摄像头适配器与内镜相连,摄像头中的关键元件是电荷耦合器件,若耦合器为单个,称为单晶片摄像头;若为 3 个,则称为三晶片摄像头,见图 2-2。

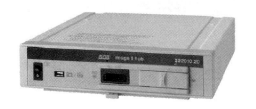

图 2-1 摄像主机

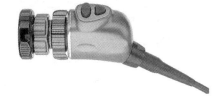

图 2-2 摄像头

3. 图像监视器 摄像主机输出的图像信号通过视频数据连接线输入显示到监视器上,以实现同步显示。监视器的成像质量决定了镜下检查或手术能否顺利进行。目前医用监视器分为普通液晶监视器(图 2-3)和 LED 监视器(图 2-4)两种,LED 监视器的数据处理可达到 10bit,从而具有亮度更高、响应时间更快等多种优势,提供给临床更佳的视觉效果,长期手术后眼球不会感觉疲劳。

(二)操作流程

1. 检查摄像主机、监视器及视频线的连接情况,确保有效连接。

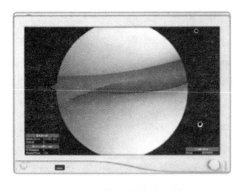

图 2-3　普通液晶监视器

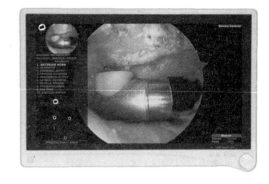

图 2-4　LED 监视器

2. 接通摄像主机和监视器电源，开机检查图像输出情况，如监视器有彩条出现为正常，确认正常后关机备用。

3. 确认摄像头品牌相同、型号相匹配。

4. 根据手术部位准备无菌内镜及摄像头，开启放置于无菌手术台上。

5. 器械护士预留摄像头数据线适当长度妥善固定，将设备连接端递给巡回护士连接摄像主机。

6. 器械护士检查内镜结构和功能，擦拭摄像头目镜端，正确连接摄像头与内镜。

7. 巡回护士开机，设置输出模式。器械护士调节焦距和白平衡。

8. 手术结束，先关闭摄像主机电源开关，再拔出摄像头数据线，分离内镜与摄像头，分类整理妥善放置。

(三) 注意事项

1. 根据内镜及附件的材质和使用要求严格遵照厂家说明选择正确的灭菌方式。

2. 确认摄像头与摄像主机品牌、型号相匹配。

3. 摄像头与主机连接时，对准标识点直接插入、拔出，禁止扭转，防止视频针折断。

4. 严格遵守操作规程。摄像头与主机连接或分离时，确保在关闭电源的情况下操作，避免损坏内部电子耦合器。

5. 术中变换手术体位时，注意保护好摄像头及内镜，防止碰撞或坠落损坏。

6. 摄像头目镜端视窗应用软布或镜头专用纸擦拭，防止刮伤镜面。

7. 摄像头数据线应环形盘绕，严禁小角度弯曲或折叠。

8. 摄像主机定点放置于通风处，避免长期暴露在潮湿环境中。

二、冷光源系统

(一) 组成部件

冷光源系统包括光源主机和导光束两部分。光源主机产生的冷光经光导纤维传播至内镜的导光束后，再传播至手术腔体内照亮术野区域。

1. 光源主机　临床上使用的分为300W氙气光源机(图2-5)和LED光源机(图2-6)。氙气光源的光接近自然,色温达到5500K,灯泡使用寿命一般为500h。LED光源是基于红绿蓝三原色激发所得到的光线,更接近日光的色温,可以呈现最真实的色彩,无须更换灯泡。LED光源最大的特点是节能、环保及超长寿命。

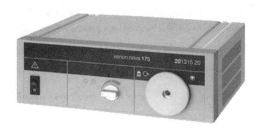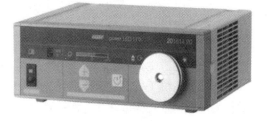

图2-5　氙气光源机　　　　　　　　　图2-6　LED光源机

2. 导光束　导光束由玻璃纤维放置在保护鞘内,以集束成为光缆的形式参与成像。每根导光束含有1万根以上的导光纤维,为石英晶棒,当导光纤维折断后,会在光线射出端出现相应的黑点。导光束一端连接光源主机,另一端连接内镜,将光源的光传导至内镜。导光束的长度包括2.3m、2.5m、3m和3.6m四种规格,直径为2～6.5mm,见图2-7。

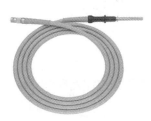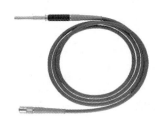

图2-7　导光束

(二)操作流程

1. 检查光源主机连接情况,确保有效连接。
2. 确认光源主机品牌或导光束接口相匹配。
3. 准备无菌导光束,开启放置于无菌手术台上。
4. 巡回护士连接光源主机电源,确保亮度开关调置最低,开机自检。
5. 器械护士预留导光束适当长度妥善固定,将设备连接端递给巡回护士连接主机。
6. 器械护士正确连接导光束与内镜。
7. 巡回护士根据手术需求设置光源参数。
8. 手术结束,先将光源亮度开关调置最低,再关闭光源主机电源开关。
9. 待光源主机散热冷却后,再拔出导光束,分离导光束与内镜,分类整理妥善放置。

(三)注意事项

1. 根据导光束材质和使用要求严格遵照厂家说明选择正确的灭菌方式。
2. 确认导光束与摄像主机品牌、接口相匹配。导光束接口不一致时应准备相匹配的转换接头,确保紧密连接以减少光亮度丢失。

3. 导光束直径应与内镜直径相匹配。建议直径为 4.8mm 导光束配 4.0mm 以上内镜，直径为 3.5mm 导光束配 4.0mm 或以下内镜，直径为 2.5mm 导光束配 2.7mm 以下内镜。

4. 氙气光源主机使用前检查灯泡寿命显示，警示灯亮时及时更换。更换灯泡应通知专业人士，待灯泡充分冷却后更换，避免烫伤。

5. 严格遵守操作规程。光源主机开机、关机时，确保光源亮度开关调置最低。

6. 光源输出功率参数设置应从低至高调节。在满足手术视野需求情况下，建议亮度调低，避免光纤过热烧坏光纤和内镜。

7. 光源主机工作时会产生大量热能，主机应放置在通风处。

8. 光源主机工作时，连接的导光束和内镜前端不宜将光直接照射至患者或无菌单等易燃物品上，避免引起患者灼伤和物品燃烧。

9. 避免关机后立即重启使用，建议间隔 10～15min。

10. 关掉电源待导光束冷却，再分离导光束与内镜，防止烫伤。

11. 导光束使用、整理过程中避免用力拉扯，应环形盘绕，严禁小角度弯曲或折叠，防止导光纤维内芯断离损坏。

三、电外科设备

(一)组成部件

电外科设备主要由电外科主机、回路电板、脚踏控制器和电外科连线及可替换使用的电外科器械组成。电外科设备将 200V/50Hz 的低压低频电流变频为电压达千伏以上的高频交流电，高频交流电能量作用于组织后产生热效应，对组织进行切割和凝血治疗。电外科设备进行高频切割时，瞬间产生的大量热量使细胞液蒸发导致细胞破裂，手术中表现为组织断裂，分裂成不出血、窄而平坦的切口；进行高频电凝时，产生较大热量使细胞液受热丢失、细胞凝固达到组织电凝干燥。

1. 电外科设备主机　显示设置和运行系统所需的所有控制信息，提供控制和显示单或双极模式、输出模式和功率参数及回路电板连接状况，见图2-8。电外科设备具有单极技术和双极技术两种技术。单极技术工作时，高频电流通过操作手柄传导至靶组织，再经由人体传导至中性电极(图2-9)，最终回流设备主机。双极技术工作时，高频电流通过双极器械的一极发出，通过组织到达另一极，最终回流至设备主机。

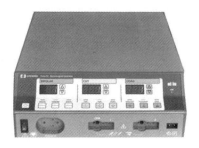

图 2-8　电外科设备主机

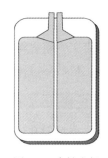

图 2-9　中性电极

2. 脚踏控制器 用于控制高频能量的传输。黄色脚踏开关控制切割模式，蓝色脚踏开关控制凝血模式，见图 2-10。

3. 电外科连线 用于连接电外科器械和电外科设备主机，分为单极连线和双极连线，见图 2-11。

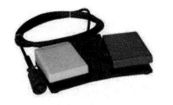

图 2-10 脚踏控制器

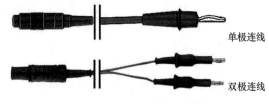

单极连线

双极连线

图 2-11 电外科连线

（二）操作流程

1. 检查电外科主机和脚踏控制器的连接情况，确保有效连接。

2. 根据手术部位准备相匹配的电外科器械和电外科连线，开启并放置于无菌手术台上。

3. 巡回护士打开电外科主机电源，开机自检。

4. 根据输出模式，选择合适部位粘贴中性电极。

5. 器械护士检查电外科器械结构完整性，正确连接电外科器械和电外科连线。

6. 器械护士预留电外科连线适当长度妥善固定，将设备连接端递给巡回护士连接电外科设备主机。

7. 巡回护士根据手术需求设置运行模式和输出功率参数。

8. 器械护士利用手控或脚控方式测试输出功率。

9. 手术结束，关闭电外科主机电源开关，分离电外科连线与主机，分离电外科器械和连线，分类整理妥善放置。

（三）注意事项

1. 根据电外科器械及附件的材质和使用要求严格遵照厂家说明选择正确的灭菌方式。

2. 确认电外科连线及电外科器械与电外科主机相匹配。

3. 严格遵守操作规程。对于体内安装心脏起搏器或有金属植入物的患者，建议应用电外科双极技术。

4. 电外科连线和脚踏控制器连接主机时，对准标识点直接插入、拔出。插头设计带有锁定弹簧装置时，应手握插头拔出，严禁手拉电缆拔出。

5. 使用前，规范检查电外科器械绝缘层的完整性，防止漏电损伤邻近脏器。

6. 根据切割或凝固组织类型设置输出功率。在满足手术需求情况下，建议从小到大逐渐调试。

7. 选用湿纱布或专业无损伤布及时擦除电外科器械焦痂，禁用锐器刮除，避免损伤头端或镊尖的合金材质。

8. 严格遵从厂家使用说明选择和粘贴中性电极, 配合中性电极接触质量检测仪或电外科设备自检功能测试。

四、动 力 系 统

(一)组成部件

动力系统主要由动力主机、脚踏控制器、操作手柄及可替换使用的动力器械(刨削刀或磨削头)附以吸引装置组成。动力系统通过固定不动的外套管和旋转的内芯在其尖端部的窗口对组织切削、打磨, 并通过吸引装置将切削打磨的软组织及碎屑由内向外吸出。

1. 动力主机　显示设置和操作所需的所有控制内容, 提供控制和显示设定速度与摆动模式。能同时使用2件手柄、2件电动器械或1件手柄和1件电动器械的组合, 见图2-12。

2. 脚踏控制器　用于控制刨削刀/磨削头动作, 设置正向、反向、摆动和窗锁等操作模式, 见图2-13。

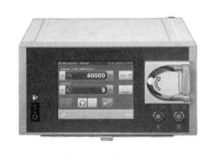

图2-12　动力主机

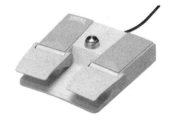

图2-13　脚踏控制器

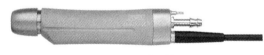

图2-14　刨削手柄

3. 操作手柄　根据控制内容分为刨削手柄和磨削手柄, 用于固定各种规格的一次性使用或可重复使用的刨削刀头和磨削头等动力器械, 满足各种手术需求。刨削手柄内置刨削刀头接口和灌注/吸引接口, 另一端连接手柄电缆线和吸引器, 见图2-14。磨削手柄杆部设计为不同杆部及长短规格, 可左/右旋转, 另一端连接手柄电缆线, 见图2-15。

(二)操作流程

1. 检查动力主机和脚踏控制器的连接情况, 确保有效连接。

2. 根据手术部位准备相匹配的无菌操作手柄和刨削刀头/磨削头, 开启并放置于无菌手术台上。

3. 器械护士预留操作手柄电缆线适当长度妥善固定, 将设备连接端递给巡回护士连接动力主机。

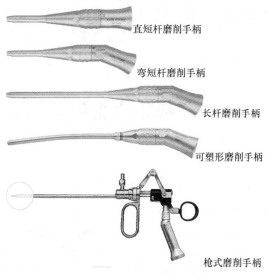

直短杆磨削手柄

弯短杆磨削手柄

长杆磨削手柄

可塑形磨削手柄

枪式磨削手柄

图 2-15　磨削手柄

4. 器械护士预留无菌泵管适当长度妥善固定，将设备连接端和进水管端递给巡回护士分别连接主机和灌注袋；正确连接出水端和操作手柄灌注接头。

5. 巡回护士打开动力主机电源，开机自检。主机自动识别操作手柄。

6. 巡回护士根据手术需求设置运行(手柄)模式和参数；设置灌注流速参数，建议流速调节范围为 0～125ml/min。

7. 器械护士检查动力器械的结构和功能，将合适的刨削刀头/磨削头安装于操作手柄上。

8. 根据主机屏图标，通过脚踏按键设置或激发操作。

9. 手术结束，关闭动力主机电源开关，分离刨削刀头/磨削头和操作手柄，分离操作手柄与主机，分离进、出水管，分类整理后妥善放置。

(三)注意事项

1. 根据动力器械及附件的材质和使用要求严格遵照厂家说明选择正确的灭菌方式。

2. 确认操作手柄及动力器械与动力主机相匹配。

3. 操作手柄和脚踏控制器连接主机时，对准标识点直接插入、拔出，禁止扭转，防止视频针折断。插头设计带有锁定弹簧装置，拔出连接电缆时，应手握插头拔出，严禁手拉电缆拔出。

4. 严格遵守操作规程。动力器械与操作手柄连接时，确保连接稳固。

5. 按照标识正确连接泵管进、出水端接头，进行泄漏检查。

6. 使用前，规范检查动力器械功能性及与手柄底部连接的锁紧状态。发现刀头磨损及时进行更换。

7. 根据手柄运行模式，正确设置输出功率参数。

8. 术中注意保持吸引通道(刀头-手柄)的通畅，避免降低刨削性能。使用时发生堵塞，可用注射器从刨削窗口冲洗或使用细毛刷去除污物；暂时不使用动力系统时，应及时将刀头置于无菌生理盐水中，通过负压吸引冲洗手柄的吸引通道，防止污物黏附。

9. 手柄一次使用时间不宜过长，避免电机过热损坏动力主机。

10. 同时使用高频设备时，操作手柄和动力器械禁止接触患者。

五、脉冲冲洗系统

(一)组成部件

脉冲冲洗系统由冲洗泵主机、脚踏控制器和冲洗管道套件组成。脉冲冲洗系统利用一定压力下的脉动水流冲洗手术体腔和内镜头端，不仅可以保持术野清晰，还有一定的分离作用。同时，通过冲洗泵控制冲洗速度，保持流出道通畅，避免高压灌注。内镜配备专门的脉冲冲洗系统，以减少和避免移动、清洁、重新置入内镜等不必要的操作。

1. 冲洗泵主机　显示设置和操作所需的所有控制内容，提供控制和显示设定冲洗流速与操作模式，见图 2-16。

2. 脚踏控制器　用于控制、调节冲洗速度，设置一级(半踏)和二级(全踏)等操作模式，见图 2-17。一级模式为通过有规律的水流冲洗末端镜头，清除所有残留物；二级模式为启动持续冲洗，适用于窦腔冲洗，管腔压力还可有利于较少量出血的止血。

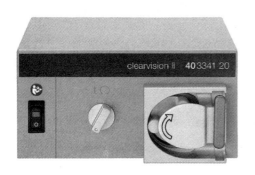
图 2-16　冲洗泵主机

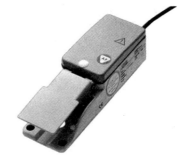
图 2-17　脚踏控制器

(二)操作流程

1. 检查冲洗泵主机和脚踏控制器的连接情况，确保有效连接。

2. 准备无菌冲洗管道套件，开启并放置于无菌手术台上。

3. 巡回护士打开冲洗泵主机电源，开机自检。

4. 器械护士预留无菌冲洗管道适当长度妥善固定，将设备连接端和进水管端递给巡回护士分别连接主机和灌注袋；正确连接出水端和内镜冲洗吸引鞘接头。

5. 巡回护士根据手术需求设置冲洗流速参数，建议维持灌注压在 $30cmH_2O$ 的安全范围。

6. 根据主机屏图标，通过脚踏按键设置或激发操作。

7. 手术结束，关闭冲洗泵主机电源开关，分离冲洗管道和内镜冲洗吸引鞘，分类整理妥善放置。

（三）注意事项

1. 尽量选择与冲洗泵主机相匹配的无菌冲洗管道套件。

2. 严格遵守操作规程。按照标识正确连接泵管进、出水端接头，进行泄漏检查。

3. 冲洗液一般为生理盐水和复方林格液，可以遵医嘱加入激素类或抗菌药物，以防止感染和术后不良反应。目前临床应用最为广泛的为 3L 的生理盐水。

4. 冲洗液进入颅内时应与体温保持一致，可使用输液加温器或温箱加热至 36～37℃。

六、激光切割系统

（一）组成部件

激光切割系统主要由激光主机、脚踏控制器和光导纤维组成。激光切割系统采用激光能量对人体组织进行突出靶点和软组织消融，在不影响病变周围及下方重要组织脏器的情况下，对组织进行精准无接触式的烧灼、凝固、汽化、切割或切除等治疗时，具有无碳化、无热损伤式的优势。

1. 激光主机　显示设置和运行系统所需的所有控制信息，提供控制和显示激光治疗模式、发射模式及光功率参数，见图 2-18。

2. 脚踏控制器　用于控制、激发设定激光发射操作，见图 2-19。

3. 激光光纤　为可重复使用的光纤传输系统，既能穿透表层和深层组织，又能借助于各种工具和现有的内镜完成腔内介入式手术。光纤可弯曲，激光束通过光纤进行传输，到达人体各部位，见图 2-20。

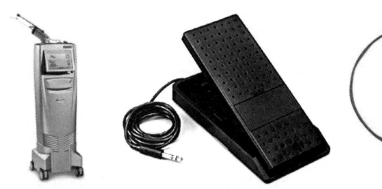
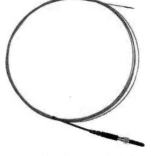

图 2-18　激光主机　　　　图 2-19　脚踏控制器　　　　图 2-20　激光光纤

（二）操作流程

1. 检查激光主机和脚踏控制器的连接情况，确保有效连接。

2. 准备无菌激光光纤，开启并放置于无菌手术台上。

3. 巡回护士依次打开激光主机安全开关和电源，开机自检。

4. 器械护士预留激光光纤适当长度妥善固定，将设备连接端递给巡回护士连接激光主机。

5. 巡回护士登录系统，根据手术需求设置激光治疗模式、发射模式、功率参数及发射作用时间和间隔时间。

6. 点击"Ready"，激光主机处于发射状态。

7. 操作者手持激光光纤输出端，通过控制脚踏激发操作。

8. 操作间歇期，点击"Standby"键，激光主机处于待机状态。

9. 手术结束，点击显示屏图标退出系统，关闭激光主机电源开关，分离激光光纤与主机，分离控制脚踏与主机，分类整理后妥善放置。

(三)注意事项

1. 根据激光光纤使用要求严格遵照厂家说明选择正确的灭菌方式。

2. 尽量选择与激光主机品牌一致的无菌激光光纤。

3. 严格遵守操作规程。确认主机安全开关打开，方可打开主机电源开关。

4. 激光光纤纤细易断，使用、整理过程中避免用力拉扯，应环形盘绕，严禁小角度弯曲或折叠，防止断离损坏。

5. 确保激光光纤与主机光纤耦合器接口的严密连接，拧紧固定螺母。从激光窗口光纤耦合器中取下光纤后，及时盖上耦合器法兰盘上的保护帽和光纤输入端的保护帽。

6. 腔内手术操作时，裸露光纤部分不得超过 2mm。

7. 激光手术部位与内镜头端保持 7mm 以上距离。术中发射激光时，光纤严禁缩入内镜中，避免损坏内镜。

8. 操作过程中主机出现故障，立即按下红色紧急停止激光发射，切断主机全部电源。正常使用时，严禁按下红色安全开关。

9. 术前检查光纤功能性，可采用检测镜检查光纤是否有黑点或打开指示光检查光纤端面是否完整。

10. 激光主机工作时会产生大量热能，主机应放置在通风通畅处。

11. 激光安全防护

(1)激光产生危害分为五个等级：1 级、2 级、3A 级、3B 级和 4 级，级别增加其危险性也增加。多数医用激光属于 3B 级和 4 级。激光危害分为光束危害和非光束危害。光束危害是指直接的、意外的激光光束照射，可能导致眼睛和皮肤损伤、火灾或爆炸，而非光束危害则是指人体吸入激光产生过程中放出的烟雾、化学物质的影响和电器意外的发生。①激光对眼睛的损害：人体对光最敏感的器官是眼睛，一旦损伤会造成眼睛的永久性失明。人眼的瞬目反射时间通常为 150～250ms，而激光脉冲可短至 0.001ms 以下。在极短的瞬间、极小的面积上，能量集中释放，即使是低剂量的激光照射也可引起眼组织的严重损伤。损伤严重者可导致视网膜损伤、灼伤，出现裂孔、出血。因此，不佩戴激光防护眼镜绝不建议操作此类激光器。②激光对皮肤的损害：人体皮肤构成一个完整的保护层，激光对肌肤组织的作用有反射、吸收、散开和传送。受照射部位的皮肤将随剂量的增大而依次出现热致红斑、水疱、凝固，以及热致碳化、沸腾、燃烧及汽化。

(2)防护措施

1)环境要求：①激光主机必须置于密闭空间内，激光室的门口和室内贴上警示标签，非工作人员不准进入激光室；②治疗区域附近的气体必须是不助燃的。使用激光时，氧气和一氧化二氮(笑气)的使用量尽可能降低或为零，以减少火灾或爆炸的安全隐患；③使用激光仪器的环境周围应配置有效的消防措施。

2)操作中要求：①工作人员和接触光源人员佩戴激光防护镜。②经过专业培训的工作人员方可操作激光主机，激光主机使用时，开关应置于"准备状态"(ready)；不使用时，开关应置于"待机状态"(standby)；意外情况时，立即按下"紧急状态"(emergency)。③激光主机不使用时，应存放在上锁的环境中，钥匙和激光的使用登记簿应妥善保管。

七、超声外科吸引系统

（一）组成部件

超声外科吸引系统主要由超声外科吸引主机、无线脚踏控制器、操作手柄和冲洗管道套件组成。超声外科吸引系统利用超声发生器提供能量，将瘤腔内部瘤体组织分裂或与周围组织撕裂变成碎屑，探头喷射冲洗液与肿瘤组织碎片混合、乳化，并利用其吸引功能将碎屑去除，进行精确的外科组织切除。

1. 超声外科吸引主机 显示设置和操作所需的所有控制内容，提供控制和显示振动、吸引和冲洗参数，见图 2-21。与认可的电外科设备结合时，也可执行电外科功能。

2. 脚踏控制器 用于控制和激活振动、振动+凝血/骨刮、凝血、冲洗模式及输出功率。无线脚踏控制器由红外线波控制，范围通常为 40ft(1ft=30.48cm)，等待时间为 200ms，见图 2-22。

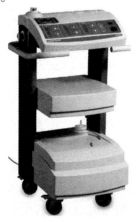

图 2-21　超声外科吸引主机

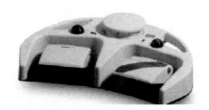

图 2-22　脚踏控制器

3. 操作手柄 用于固定各种规格可重复使用的刀头，手柄内置超声吸引刀头接口和灌注、吸引接口，另一端连接手柄电缆线。操作手柄分为短型直型手柄和弯型延长型手柄两种规格，见图 2-23。

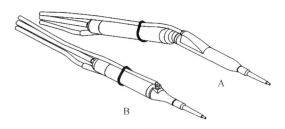

图 2-23　操作手柄
A. 弯型延长型手柄；B. 短型直型手柄

（二）操作流程

1. 检查超声外科吸引主机和吸引泵的连接情况，确保有效连接。

2. 根据手术部位准备相匹配的无菌冲洗管道套件和操作手柄及超声吸引刀头，开启并放置于无菌手术台上。

3. 器械护士检查操作手柄及超声吸引刀头的结构和功能。将合适的刀头安装于操作手柄上，正确连接出水端和操作手柄灌注接头。

4. 器械护士预留操作手柄电缆线和无菌泵管适当长度妥善固定，将设备连接端和进、出水管端分别递给巡回护士连接主机、灌注袋及吸引泵。

5. 巡回护士打开超声外科吸引主机电源，开机自检。主机自动识别操作手柄。

6. 巡回护士根据手术需求设置运行模式和参数；设置灌注流速参数。建议设置冲洗最低级别为 30%（3ml/min），吸引最低级别为 30%（约 7in 或 180mmHg）。

7. 根据主机屏图标，通过脚踏按键设置或激发操作。

8. 手术结束，器械护士将超声吸引刀头浸入 100ml 无菌溶液，直至所有溶液吸净，清除刀头内残留的血液和组织碎片。

9. 关闭超声外科吸引主机电源开关，分离超声吸引刀头和操作手柄，分离进、出水管，分离操作手柄与主机，分类整理后妥善放置。

（三）注意事项

1. 根据超声吸引器械及附件的材质和使用要求严格遵照厂家说明选择正确的灭菌方式。

2. 确认操作手柄及超声吸引器械与超声外科吸引主机相匹配。

3. 操作手柄连接主机时，对准标识点直接插入、拔出，禁止扭转，防止视频针折断。插头设计带有锁定弹簧装置，拔出连接电缆时，应手握插头拔出，严禁手拉电缆拔出。

4. 严格遵守操作规程。超声吸引器械与操作手柄连接时，确保连接稳固。

5. 按照标识正确连接泵管进、出水端接头，进行泄漏检查。

6. 使用前，规范检查超声吸引刀头功能性及与手柄底部连接的锁紧状态。发现刀头磨损及时进行更换。

7. 根据切割组织类型设置输出功率参数，增加振动级别时应相应增加冲洗级别。设置过程中，及时进行操作手柄超声振动测试。

8. 术中注意保持吸引通道的通畅。建议定期将刀头短暂浸入无菌溶液中清洗管道；如发生堵塞，将无菌导丝插入刀头末端以去除堵塞。

9. 超声作用时，避免与其他金属器械碰撞，避免引起火花，损伤刀头。

10. 手术过程中暂停使用超声吸引功能时，点击取消(再次按下)预设或线性键，将系统置于待机模式；将操作手柄妥善放置在干燥、不导电的表面区域，刀头严禁接触任何物体。

八、等离子射频系统

(一)组成部件

等离子射频系统由等离子射频主机、脚踏控制器和控制手柄组成。等离子射频系统采用具有强氧化性的等离子能量，在低温下(40~70℃)打断构成靶组织细胞的分子键，使组织迅速分解成低分子量的分子和原子，在较低温度下对病变组织形成实时高效的组织切割、消融和凝固、止血功能，解决内镜手术中出现烟雾和碳化问题。

1. 等离子射频主机　显示设置和运行系统所需的所有控制信息，提供控制和显示汽化消融切割/射频凝固止血模式及能量级别参数，见图 2-24。

2. 脚踏控制器　用于控制、激发等离子能量发射操作和能量级别调节。黄色脚踏开关控制消融切割模式，蓝色脚踏开关控制凝固止血模式，见图 2-25。

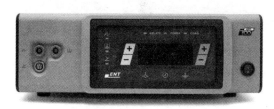 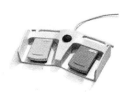

图 2-24　等离子射频主机　　　　　　　图 2-25　脚踏控制器

3. 操作手柄　用于传输等离子能量，手柄配置灌注泵管和吸引接口，另一端连接手柄电缆线。目前临床使用的多为完全一体化带电缆手柄，见图 2-26。

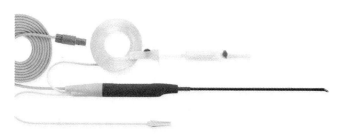

图 2-26　操作手柄

(二)操作流程

1. 检查等离子射频主机和脚踏控制器的连接情况，确保有效连接。

2. 根据手术部位准备相匹配的操作手柄和吸引连接管，开启并放置于无菌手术台上。

3. 巡回护士遵循生产厂家使用说明连接等离子射频主机电源，开机自检。

4. 器械护士检查操作手柄电极端结构与功能，连接吸引连接管和吸引接口。

5. 器械护士妥善固定无菌等离子手柄电极端，保留适当长度后，将手柄主机端、灌注泵管和吸引连接管依次递予巡回护士连接等离子射频主机、灌注袋和吸引泵。

6. 根据主机屏图标，通过脚踏控制器设置或激发操作。

7. 手术结束后，关闭等离子射频主机电源开关，分离操作手柄与主机，分离进、出水管路，分类整理后妥善放置。

(三) 注意事项

1. 确认操作手柄与等离子射频主机相匹配。

2. 严格遵守操作规程。操作手柄连接主机时，对准标识点直接插入、拔出，禁止扭转，防止视频针折断。

3. 按照标识正确连接泵管进、出水端接头，进行泄漏检查。

4. 使用前，规范检查手术电极结构和功能性，发现刀头磨损和刀杆表面绝缘层有脱落现象时，及时进行更换。

5. 手术电极有介质方可形成等离子体效应。建议在操作前，将手术电极有效部分在生理盐水中蘸一下，手术部位喷射生理盐水；操作过程中，手术电极勤蘸盐水，增强手术效果。

第二节　耳　内　镜

耳内镜手术设备主要包括摄像记录系统、冷光源系统、电外科设备、动力系统和等离子射频系统等。相关内容同本章第一节"神经内镜"。

第三节　鼻　内　镜

鼻内镜手术设备主要包括摄像记录系统、冷光源系统、电外科设备、动力系统、激光切割系统和等离子射频系统等。相关内容同本章第一节"神经内镜"。

第四节　喉　内　镜

喉内镜手术设备主要包括摄像记录系统、冷光源系统、电外科设备、激光切割系统和等离子射频系统等。相关内容同本章第一节"神经内镜"。

第五节 影 像 系 统

一、手术导航系统

手术导航系统是计算机技术、立体定向技术和图像处理技术结合发展的产物，通过使用影像导航的使用，协助医师术中精准定位、快速安全地完成手术。手术导航系统根据坐标定位系统分为声导型、机械臂型、电磁感应型和光感应型四种不同类型。

（一）组成部件

导航系统主要由导航工作站、定位系统和导航器械组成。电磁感应型导航系统将磁场放在手术相关区域上方，电磁感应器与手术器械相连，计算机通过探测磁场中电磁感应器的位置而精确测算手术器械位置。

1. 电磁感应型导航工作站　包括导航主机和专用显示器，见图 2-27。用于获取患者红外线扫描数据并完成注册，医师术前通过系统软件模拟，利用多种图像显示模式辅助下比较、分析各种手术方案，选择并熟悉最佳手术入路。

2. 红外线发射和接收器　用于接收附于探头、标准手术器械及参考环上发生的红外线，将信息传入计算机，实现动态跟踪及实时定位，见图 2-28。

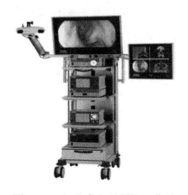

图 2-27　电磁感应型导航工作站

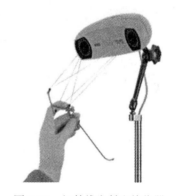

图 2-28　红外线发射和接收器

（二）操作流程

1. 检查导航工作站、定位系统的连接情况，确保有效连接。
2. 准备相匹配的无菌导航手术器械，开启并放置于无菌手术台上。
3. 患者头部安装红外线定位球。
4. 将红外线发射和接收器放置在合适位置（距离患者手术区域 1.5～2.5m）。
5. 遵循厂家使用说明打开导航工作站电源，开机自检。
6. 注册、导入患者术前 CT/MRI 影像学数据，选择四点注册和面扫描方式进行注册。
7. 调节红外线发射和接收器角度与焦距，调整摄像头与患者头部红外线定位球的可视度、距离和方向。

8. 使用探针注册校准设置标记点，完成注册验证与确认，开始术中实时导航。

9. 手术结束，退出操作系统。关闭并拔出主机电源，分类整理后妥善放置。

(三)注意事项

1. 操作人员必须经过专业培训后方可进行操作。

2. 根据导航器械及附件的材质和使用要求严格遵照厂家说明并选择正确的灭菌方式。

3. 确认导航器械与导航系统主机相匹配。

4. 严格遵守操作规程。打开导航工作站电源开关前，确认连接主机和定位系统信号线已经连接。

5. 确保摄像头与患者红外线定位球之间无遮挡，视野良好，避免影响精确度或无法识别。

6. 操作前，规范检查导航器械功能性及与手柄底部连接的锁紧状态。如发现器械磨损及时进行更换。

7. 遇到不能解决的设备故障时，及时求助专业设备工程师处理。

二、超声影像系统

(一)组成部件

超声影像系统主要由超声工作站和超声探头组成。超声影像系统利用超声声束扫描人体，通过对反射信号的接收、处理，获得体内器官的图像。利用超声引导进行术中病灶精确定位，可安全对血供丰富的肿瘤进行活检和切除，避免损伤血管。亦可通过与录像系统连接，记录保存术中影像，进行图像重现分析或实施解析及电视画面观察。

1. 超声工作站　包括超声主机和专用显示器，见图2-29。用于获取患者墙内实时解剖图像，利用多种图像显示模式显示脑室或鼻窦大小变化、血管波动、血液流动及脑脊液流动等周围解剖结构情况，辅助动态观察血管及血流状态。

2. 超声探头　用于超声波检测过程中发射和接收超声波。与内镜配合使用的直径较小，探测范围一般在直径3cm内，不能探测镜头前方结构，见图2-30。

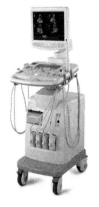

图2-29　超声工作站

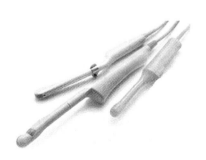

图2-30　超声探头

（二）操作流程

1. 检查超声工作站的连接情况，确保有效连接。

2. 根据手术部位准备相匹配的超声探头，开启无菌保护套并放置于无菌手术台上。

3. 器械护士和巡回护士配合，将超声探头套入无菌保护套内，器械护士将套有无菌保护套的超声探头妥善固定于手术台上备用。

4. 巡回护士打开超声工作站电源，开机自检。

5. 巡回护士根据手术需求设置运行模式和参数。

6. 操作结束，关闭超声工作站电源开关，分类整理后妥善放置。

7. 将超声的电源线从插头拔出，切断设备的电力供应。

（三）注意事项

1. 操作人员必须经过专业培训后方可进行操作。

2. 确认超声探头与超声系统主机相匹配。

3. 严格遵守操作规程。开关超声主机时，先开电源开关再开显示屏开关；关机则顺序相反。

4. 超声探头不能进行灭菌消毒，使用时遵循无菌原则套入无菌保护套使用。

5. 超声探头连线纤细易断，使用、整理过程中避免用力拉扯，应环形盘绕，严禁小角度弯曲或折叠，防止断离损坏。

6. 术中超声探头稳妥放于手术区域，注意防止受压、跌落。

7. 遇到不能解决的设备故障时，及时求助专业设备工程师处理。

第六节　内镜手术仪器设备管理

一、仪器设备常见故障与排除

内镜仪器设备精密、复杂，需经过专业培训合格方可执行仪器设备的日常管理和维护工作。掌握仪器设备常见故障分析和排除方法，可快速查找故障原因并排除故障，保障仪器正常运转，为手术提供可靠保障。

（一）摄像记录系统故障及解决方案

摄像记录系统故障及解决方案详见表2-1。

表 2-1　摄像记录系统故障及解决方案

故障	解决方案
监视器呈黑屏状态	1. 检查电源开关及连线，确保有效连接并已打开电源开关
	2. 检查导光束和摄像头及主机和内镜，确保有效连接

故障	解决方案
	3. 检查内镜、导光束光纤、摄像电缆，确保无破损、断裂等状况
	4. 检查监视器设置输出模式及通道，确保正确设置
	5. 检查视频线及与主机的连接，确保有效连接
图像色彩失真	1. 取出内镜，重新调节白平衡
	2. 检查摄像主机参数设置，确保正确设置
	3. 检查视频线与摄像头连接，确保有效连接

(二)冷光源系统故障及解决方案

冷光源系统故障及解决方案详见表2-2。

表2-2　冷光源系统故障及解决方案

故障	解决方案
光线输出无效	1. 检查电源开关及连线，确保有效连接并已打开电源开关
	2. 检查导光束与主机连接，确保有效连接
	3. 检查灯泡检修门，确保有效关闭
	4. 检查主机通风通道，确保通风通畅
光亮不足或太强	1. 检查灯泡使用寿命，确保有效使用
	2. 检查导光束，确保无破损、断裂等状况
	3. 检查光源亮度开关，确保正确设置参数

(三)电外科设备故障及解决方案

电外科设备故障及解决方案详见表2-3。

表2-3　电外科设备故障及解决方案

故障	解决方案
中性电极报警	1. 检查中性电极粘贴，确保有效粘贴
	2. 检查中性电极连接，确保有效连接
能量输出无效	1. 检查输出模式、参数设置，确保正确设置
	2. 检查操作手柄与主机连接，确保有效连接
	3. 检查操作手柄与主机品牌，确保有效匹配

(四)动力系统故障及解决方案

动力系统故障及解决方案详见表2-4。

表2-4　动力系统故障及解决方案

故障	解决方案
能量输出无效	1. 检查输出模式、参数设置，确保正确设置
	2. 检查操作手柄与主机连接，确保有效连接
	3. 检查动力器械与操作手柄连接，确保有效连接
	4. 检查操作手柄与主机品牌，确保有效匹配

续表

故障	解决方案
功率与设置参数不匹配	1. 检查输出模式、参数设置，确保正确设置
	2. 检查动力器械结构，确保功能完整
	3. 检查操作手柄与主机连接，确保有效连接
脚踏控制器失灵	1. 检查脚踏控制器与主机连接，确保有效连接
	2. 检查脚踏控制器结构，确保功能完整

(五)激光切割系统故障及解决方案

激光切割系统故障及解决方案详见表2-5。

表2-5　激光切割系统故障及解决方案

故障	解决方案
能量输出无效	1. 检查电源开关及连线，确保有效连接并已打开电源开关
	2. 检查输出模式、参数设置，确保正确设置
	3. 检查激光光纤与主机连接，确保有效连接
	4. 检查光纤，确保无破损、断裂等状况
脚踏控制器失灵	1. 检查脚踏控制器与主机连接，确保有效连接
	2. 检查脚踏控制器结构，确保功能完整

(六)超声外科吸引系统故障及解决方案

超声外科吸引系统故障及解决方案详见表2-6。

表2-6　超声外科吸引系统故障及解决方案

故障	解决方案
能量输出无效	1. 检查电源开关及连线，确保有效连接并已打开电源开关
	2. 检查输出模式、参数设置，确保正确设置
	3. 检查操作手柄与主机连接，确保有效连接
	4. 检查操作手柄与超声外科器械连接，确保有效连接
	5. 检查超声外科器械结构，确保功能完整
	6. 检查操作手柄出、入水通道，确保通道通畅
吸引无效或吸力不足	1. 检查吸引容器结构，确保功能完整
	2. 检查吸引容器管道连接，确保有效连接
	3. 检查吸引管道，确保管道无受压、扭曲等状况
	4. 检查、测试系统，确保组织释放阀功能正常
	5. 检查真空过滤器真空状态，确保功能完整
控制手柄电路漏电	检查电外科设备输出参数设置，确保电外科设备功率设置小于70W正确设置

(七)等离子射频系统故障及解决方案

等离子射频系统故障及解决方案详见表2-7。

表 2-7　等离子射频系统故障及解决方案

故障	解决方案
能量输出无效	1. 检查输出模式、参数设置，确保正确设置
	2. 检查操作手柄与主机连接，确保有效连接
	3. 检查操作手柄与主机品牌，确保有效匹配
	4. 检查等离子电极结构，确保功能完整
脚踏控制器失灵	1. 检查脚踏控制器与主机连接，确保有效连接
	2. 检查脚踏控制器结构，确保功能完整

(八)电磁感应型导航系统故障及解决方案

电磁感应型导航系统故障及解决方案详见表 2-8。

表 2-8　电磁感应型导航系统故障及解决方案

故障	解决方案
红外摄像头识别无效	1. 检查摄像头与主机连接，确保有效连接
	2. 检查摄像头与定位球距离，确保有效距离为 0.8～1.2m
	3. 检查患者头带标识"NOSE"，确保有效对准患者鼻部或平行于鼻部
	4. 检查患者头带定位球结构、安装，确保功能完整
导航器械识别无效	1. 检查器械定位球位置，确保有效暴露
	2. 检查头带定位球位置，确保有效暴露
	3. 检查器械定位球与摄像头距离，确保有效工作距离

(九)超声影像系统故障及解决方案

超声影像系统故障及解决方案详见表 2-9。

表 2-9　超声影像系统故障及解决方案

故障	解决方案
显示屏呈黑屏状态	1. 检查电源开关及连线，确保有效连接并已打开电源开关
	2. 检查电源相应电压值，确保电源电压有效
	3. 检查视频线与主机连接，确保有效连接
	4. 检查监视器设置输出模式及通道，确保正确设置
图像灵敏度低/图像垂直亮线漂移	1. 检查电源、发射接收控制电路、接收电路、STC 电路，确保有效连接
	2. 超声探头结构、安装，确保功能完整

二、仪器设备质量控制与维修

内镜仪器设备的质量控制应根据国家卫生健康委员会医学装备管理的相关规定及要求进行管理，制定相关的制度、规范、职责，确保医学装备的安全使用。

(一)设备配置

根据手术需求、专科应用、设备性能及特点进行，参照国家标准。医院在采购过程中，首先审核产品是否通过 CFDA 质量认证，同时参考 FDA 和 CE 等多方质量认证，判断产品参数是否符合安全控制标准。设备参数、质量是否与产品介绍一致，可以通过质量控制中心专业设备的检测。

(二)设备管理和维护

1. 设备管理

(1)管理架构：建立设备质量与安全三级监控管理体系。医学装备管理部门负责系统收集、整理、分析有关医学装备临床使用质量与安全信息报告，解决购置、使用、报废管理等问题，并总结、上报相关部门。

(2)档案管理：按照医院装备管理规定建立健全档案质量，内容包括设备名称、型号、生产商、购置时间、安放地、配套附件的名称数量和管理责任人。对设备统一编号登记和管理，并设立电子档案。

(3)制度管理：建立健全各种设备管理制度，包括设备审批及准入制度、设备验收制度、设备培训制度、设备使用管理制度、设备安全管理制度、设备风险评估制度、设备预防性维护制度、设备报废更新制度等。

2. 设备维护

(1)日常维护：设备日常维护由使用人员完成，应做到：①保持仪器表面清洁，使用前电压、电源或稳压装置正常；②手术使用前功率输出正常，配备所需耗材。发现问题及时联系医学工程部门及厂家维修。

(2)预防性维护(周期维护)：周期性的对医疗设备进行一系列维护、保养与校正工作，确保仪器处于最佳工作状态。由医学工程科工程师按计划完成，内容如下：①外观检查；②清洁与保养；③更换维修；④功能检查；⑤性能测试校对；⑥安全检查。制作维护标签，记录维护日期、管理单位和再检日期。

(3)故障维护：医疗设备使用过程中常会出现各种故障，如突发的电源故障、设备固有元件报警、功率元件损坏故障、输出继电器或低压电源板故障、脚踏控制器故障或控制电路故障、操作错误引发故障等。设备操作者应立即停止使用，按照应急预案和规范流程操作，联系医学工程部门及厂家专业工程师维修。

(4)应急预案：医疗设备发生故障，应立即停机，切断电源，停止使用并悬挂"故障"标志牌，通知医学工程部门及厂家专业工程师检修。必要时更换备用设备。

(三)质量控制

1. 操作规程

(1)医学工程部门专业人员，协助科室完成设备安全操作流程及注意事项的制订。

(2)医学工程部门专业人员根据设备维修记录，针对日常问题与科室负责人沟通，掌握正确使用方法并培训护士。

(3)新设备购入，安排厂家技术人员对医学工程部门专业人员及手术室护士进行设备参数、使用方法、安全注意事项等专业培训。

2. 质量控制 有医学工程技术人员、医疗管理人员和手术室相关人员组成设备维修-维护-检测-安全使用-信息反馈等环形质控链。

(1)制订计划：如设备检测周期等，设置目标如设备的完好率、档案记录的完整性、使用中故障发生率等。

(2)执行计划：按照制订的计划实现质量改进目标，按期进行维护、记录、培训等。

(3)检查：对照计划要求，检查、验证执行的效果，及时发现改进过程中的经验及问题。评价设备正常使用率、设备故障率、维修成本等指标。

(4)处理：将操作流程制定成标准，对存在问题进行总结分析。

（张军花　周　萍　陈凌武）

参 考 文 献

曹敏，王炬，2015. 手术室腔镜使用与手术护理配合. 北京：人民军医出版社.

韩德民，2001. 鼻内镜外科学. 北京：人民卫生出版社.

韩德民，2012. 鼻内镜外科学. 第 2 版. 北京：人民卫生出版社.

贺吉群，2012. 图解内镜手术护理. 长沙：湖南科学技术出版社.

胡志强，2014. 实用神经内镜技术与临床应用. 北京：北京科学技术出版社.

黄定强，梁传余，2013. 咽喉疾病内镜诊断与鉴别诊断. 成都：四川科学技术出版社.

李脊，程华，2015. 图解神经外科手术配合. 北京：科学出版社.

倪晓光，2015. 电子喉镜临床应用. 北京：人民卫生出版社.

王守森，2014. 内镜垂体外科学. 北京：人民军医出版社.

王跃建，虞幼军，2009. 耳内镜外科学. 北京：人民卫生出版社.

魏革，2011. 手术室护理学. 第 2 版. 北京：人民军医出版社.

张军花，侯晓敏，周萍，2016. 腹腔镜手术配合. 北京：科学出版社.

张军花，张春华，周萍，2017. 骨科内镜手术配合. 北京：科学出版社.

张庆泉，2013. 耳鼻咽喉头颈外科影像导航技术. 北京：人民卫生出版社.

张秋航，2013. 内镜颅底外科学. 北京：人民卫生出版社.

张亚卓，2004. 神经内镜手术技术. 北京：北京大学医学出版社.

张亚卓，邸虓，2012. 内镜神经外科学. 北京：人民卫生出版社.

钟玲，陈吉，刘世喜，2015. 图解耳鼻咽喉-头颈外科手术配合. 北京：科学出版社.

周兵，2016. 高级鼻内镜鼻窦手术技术. 北京：中国协和医科大学出版社.

周力，吴欣娟，2011. 安全手术体位图谱. 北京：人民卫生出版社.

第三章 神经内镜、耳鼻喉内镜手术器械

第一节 神经内镜器械

一、神经内镜

内镜是一种光学设备，是内镜系统最核心的部分。通过内镜可以获得手术腔体内高品质的组织和解剖结构图像，为准确诊断病情和精确手术操作奠定基础。

（一）组成部件

内镜根据镜体的结构和形状，分为硬性内镜和软性内镜两种类型。各种内镜的应用范围不同，可根据手术操作进行选择。

1. 硬性内镜 分为直视内镜和成角内镜。

（1）直视内镜：基础设计包括带管状套件的棒状镜头、光纤通道和目镜载体。镜头包括近端的目镜、远端的广角镜和物镜，以及中间的镜体，见图 3-1。

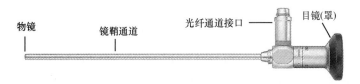

图 3-1 直视内镜侧面观结构示意图

（2）成角内镜：基础设计包括带管状套件的棒状镜头、工作通道、光纤通道、灌流通道、吸引通道和目镜载体，见图 3-2。其带有多个工作通道，可 360°旋转，手术操作通过内镜中的通道完成。内镜放入圆形套管后，在套管和内镜之间留有空隙，作为冲洗液的流出通道；镜头带有一定角度，提供与解剖术野相倾斜的视线。

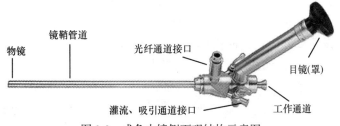

图 3-2 成角内镜侧面观结构示意图

2. 软性内镜 分为光学纤维内镜和电子内镜。电子内镜与光学纤维内镜外形相似，镜身较软且纤细。镜体有效长度达 300mm 以上，远端可向上、下弯曲达 130°，视角可达 90°，方便进入人体复杂的内腔器官，可抵达硬性内镜无法到达的部位。

（1）光学纤维内镜：又称柔软式内镜。基础设计包括目镜、工作通道、导像束、导光

束接口、导光束和物镜，见图 3-3。

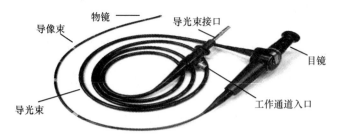

图 3-3　光学纤维内镜基本结构示意图

（2）电子内镜：基础设计包括物镜、工作通道、导像束、导光束、导光束接口和视频接口，见图 3-4。

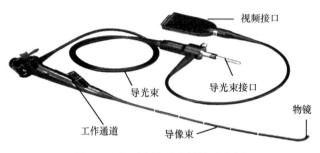

图 3-4　电子内镜基本结构示意图

（二）影响镜头光学特性的重要因素

内镜的直径、长度、视向、视角等均可影响内镜的光学特性，其中视向、视角是影响内镜光学特性最重要的因素。

1. 直径　内镜的镜身直径根据体腔大小不同而选择使用。内镜的直径一般在 2～8mm，直径越大，术野的亮度越高，得到的图像越清晰。

2. 视角　内镜所控制的区域，由镜头前端的斜面角度而定，视角越大，观察的视野也越大。通常内镜视角为 75°，标准广角内镜视角范围可达 70°～120°。

3. 视向　内镜轴心线与内镜尖端广角镜的斜面的垂直线间所形成的夹角即内镜的观察方向。内镜按角度分为 0°视向镜（图 3-5）、30°视向镜（图 3-6）、45°视向镜（图 3-7）、70°视向镜（图 3-8）、90°视向镜（图 3-9）、120°视向镜（图 3-10）和多视向镜（图 3-11）等，不同视角的内镜用途各异。0°视向镜和 30°视向镜用于观察和手术操作，0°视向镜给出一个直线视野，30°视向镜给出一个侧面视野；70°视向镜和 120°视向镜的手术操作困难，

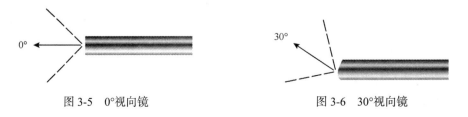

图 3-5　0°视向镜　　　　　　　　　　　　图 3-6　30°视向镜

仅用于死角的观察；多视向镜只需操动控制轮可调节 15°～90°所需视野方向，清晰地显示难以进入的解剖结构。

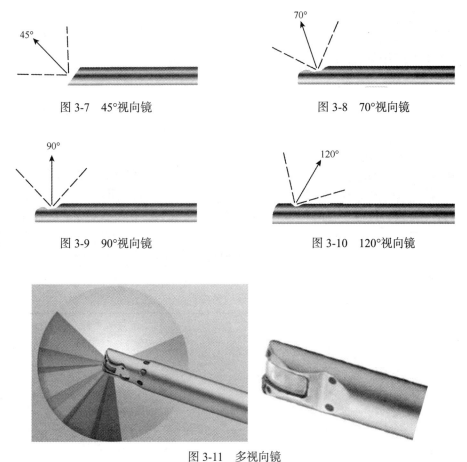

图 3-7 45°视向镜 图 3-8 70°视向镜

图 3-9 90°视向镜 图 3-10 120°视向镜

图 3-11 多视向镜

二、基 本 器 械

穿刺器械用于手术中导入内镜或手术器械，由套管和穿刺器组成。

1. 套管 内镜的外套管，通过套管置入内镜和保护镜体，见图 3-12。一方面保护内镜镜体和视野定位；另一方面作为灌注系统的进水和排水通道。不同直径的套管与不同直径的内镜相匹配。部分生产商设计出特殊可旋转套管，通过支臂固定套管，镜体可进行 360°的旋转，见图 3-13。

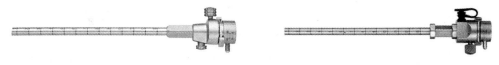

图 3-12 套管 图 3-13 可旋转套管

2. 穿刺器 又称穿戳器，作为套管的管芯用于辅助穿刺，见图 3-14。穿刺器直径应与不同直径的套管相匹配。部分生产商设计出可视穿刺器，避免盲视下的盲目穿刺，能有效提高穿刺安全性，见图3-15。

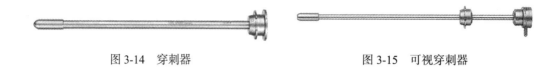

图 3-14　穿刺器　　　　　　　　　　　　图 3-15　可视穿刺器

三、手 动 器 械

内镜手动器械包括各式刀具、剪刀、钳类和某些特殊器械等，它们成了医师双手的延续，使各种体腔内镜手术操作成为现实。生产商研制出各种不同角度、不同长度、更尖头的刀片和更小的尺寸来满足在有限手术空间中安全移动的特殊要求；研制出符合人体工程学的握柄设计，便于保持器械在操作中的平衡(表3-1)，以及为能更好达到体腔内手术部位而设计的工作杆形状（表 3-2），来保证良好的舒适度和掌控度。

表 3-1　握柄设计列表

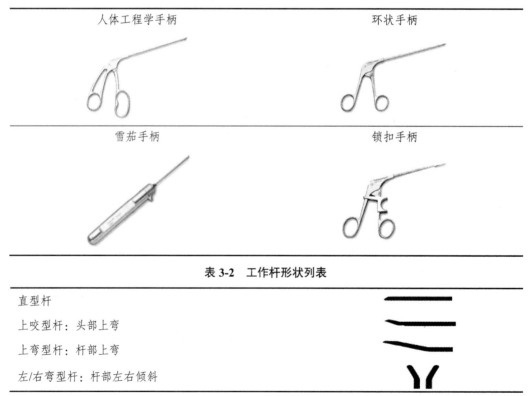

人体工程学手柄	环状手柄
雪茄手柄	锁扣手柄

表 3-2　工作杆形状列表

直型杆	
上咬型杆：头部上弯	
上弯型杆：杆部上弯	
左/右弯型杆：杆部左右倾斜	

（一）刀剪类

1. 镰状刀　用于分离、切断腔内粘连或病灶组织。有效工作长度为 19cm，刀头尖端设计分为钝圆形和尖锐形两种规格，见图 3-16。

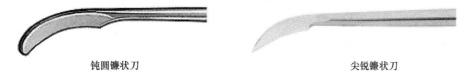

钝圆镰状刀　　　　　　　　　　　　　　尖锐镰状刀

图 3-16　镰状刀

2. 硬膜刀　用于切开硬膜。有效工作长度为 21.5cm，刀头尖端设计分为尖刀形和镰刀形两种规格，见图 3-17。部分生产商设计出刀片可伸缩的硬膜刀，在到达术野前，刀片回缩在鞘内，避免刀片向术野置入途中损伤黏膜组织，见图 3-18。

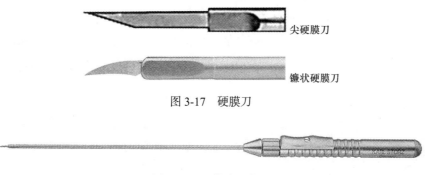

尖硬膜刀

镰状硬膜刀

图 3-17　硬膜刀

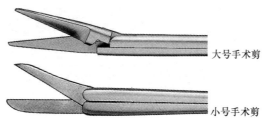

图 3-18　可伸缩硬膜刀

3. 手术剪　用于分离、剪切腔内病灶组织。大号手术剪有效工作长度为 14cm，工作直径为 18mm；小号鼻剪有效工作长度为 12cm，工作直径为 12mm，见图 3-19。

大号手术剪

小号手术剪

图 3-19　手术剪

4. 细鼻剪　用于分离、剪切腔内软组织和病灶组织。有效工作长度为 13cm，刀刃设计锯齿形，刀头设计分为 0°、左弯和右弯三种规格，工作直径为 10mm，带清洁接头，见图 3-20。

5. 鼻剪　用于分离、剪切腔内病灶组织。有效工作长度为 13cm，刀刃设计呈细长锯齿形，刀头设计分为 0°、左弯和右弯三种规格，带有清洁接口，见图 3-21。

6. RHINOFORCE 剪　用于分离、剪切狭窄鼻腔的中鼻甲前端部分。有效工作长度为

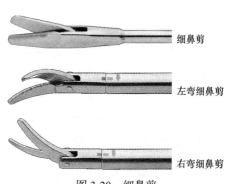

细鼻剪

左弯细鼻剪

右弯细鼻剪

图 3-20　细鼻剪

13cm，刀头设计分为上弯和下弯两种规格，带有清洁接口，见图 3-22。

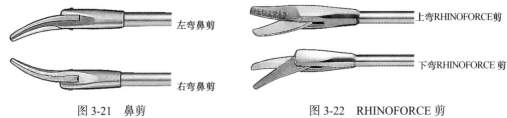

图 3-21　鼻剪　　　　　　　　　　　　图 3-22　RHINOFORCE 剪

7. 精细手术剪　用于分离、剪切腔内病灶组织。有效工作长度为 15cm，刀头设计分为 0°、45°、左弯和右弯四种规格，见图 3-23。

8. 超精细手术剪　用于分离、剪切腔内病灶组织。有效工作长度为 18cm，刀头设计分为直剪、45°、左弯和右弯四种规格，切刃长度为 10mm，见图 3-24。

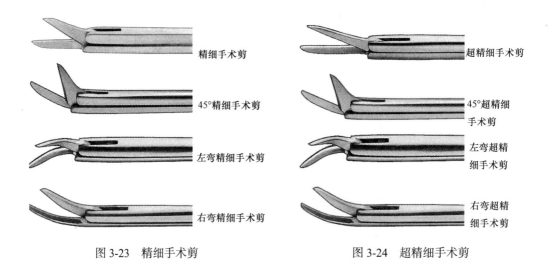

图 3-23　精细手术剪　　　　　　　　　图 3-24　超精细手术剪

9. 颅底手术剪　用于分离、剪切颅底病灶组织。有效工作长度为 18cm，刀头设计分为 0°、45°、上弯、左弯和右弯五种规格，带有清洗接口，见图 3-25。

(二) 钳类

1. 咬骨钳　用于开放蝶窦和额窦或用于骨质增生变性病变和骨源性肿瘤的切除。有效工作长度为 17cm，头端设计分为 60°和 90°等不同规格，开口方向分为上开口和下开口两种规格，见图 3-26。

2. 环形咬骨钳　用于环状咬切蝶骨、筛骨和后鼻孔闭锁。有效工作长度为 18cm，钳杆设计分为 0°、30°、45°和 60°四种规格，工作直径分为 3.5mm 和 4.5mm 两种规格，带有冲洗通道，见图 3-27。

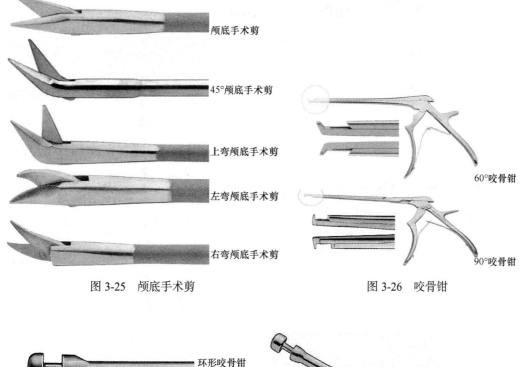

图 3-25　颅底手术剪

图 3-26　咬骨钳

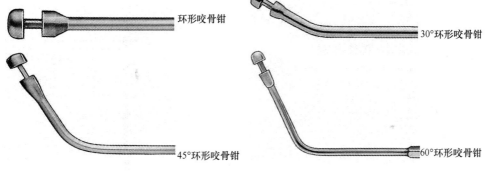

图 3-27　环形咬骨钳

3. **蝶骨咬骨钳**　用于贯通咬切蝶骨。有效工作长度为 17cm，钳杆设计分为 0°和 30°上弯两种规格，鞘杆可旋转，工作大小分为 1.6mm×2mm 和 3.2mm×4mm两种规格，见图 3-28。

4. **HAJEK-KOFLER 咬骨钳**　用于向上非贯通咬切蝶骨。有效工作长度为

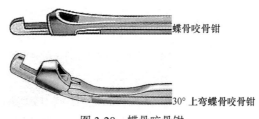

图 3-28　蝶骨咬骨钳

14 cm，咬切方向设计分为 90°向上、90°向下和前向向上三种规格，见图 3-29。

5. **上颌窦咬骨钳**　用于清除窦腔开窗处的小碎骨片。有效工作长度为 11cm，咬切方向设计为 65°前向向上，工作大小为 3.5mm×3.7mm，见图 3-30。

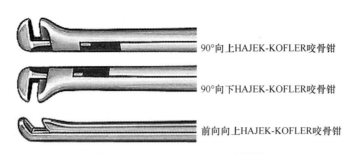

90°向上HAJEK-KOFLER咬骨钳

90°向下HAJEK-KOFLER咬骨钳

前向向上HAJEK-KOFLER咬骨钳

图 3-29 HAJEK-KOFLER 咬骨钳

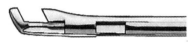

图 3-30 上颌窦咬骨钳

6. 活检抓钳 用于垂直夹取病灶组织。有效工作长度分为 14cm、15cm 和 18cm 三种规格，钳口设计为圆形和椭圆形杯状。带关节的钳头端可塑形，常在突出物不在内镜前方或虽然可见但无法直接钳夹时使用，见图 3-31。

7. 取瘤钳 用于咬切、夹取病灶组织。有效工作长度分为 12.5cm 和 15cm 两种规格，钳口设计呈匙口状，头端设计分为 0°、30°和 40°三种规格，见图 3-32。

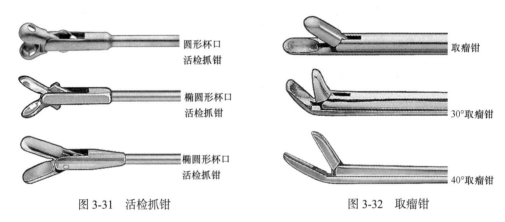

圆形杯口
活检抓钳

椭圆形杯口
活检抓钳

椭圆形杯口
活检抓钳

取瘤钳

30°取瘤钳

40°取瘤钳

图 3-31 活检抓钳

图 3-32 取瘤钳

8. 黏膜钳 用于贯通咬切黏膜组织，切割面平整光滑，保留其余组织，有利于组织保护。有效工作长度为 13cm，工作直径为 3mm，头端设计分为 0°和 45°两种规格，见图 3-33。

9. 黏膜咬切钳 用于贯通咬切、夹取黏膜组织。有效工作长度分为 11cm 和 13cm 两种规格，钳口设计呈有孔椭圆形杯状，工作直径分为 2.5mm、3.5mm、4.2mm 和 4.8mm 四种规格，头端设计分为 0°、45°和右弯三种规格，见图 3-34。

10. 息肉钳 用于非贯穿切割、咬切病灶组织。有效工作长度为 11cm、13cm、15cm 和 16cm 四种规格，钳口设计呈有孔圆形杯状，工作直径分为 00 号、0 号、1 号、2 号和 3 号五种型号规格，头端设计分为 0°、45°、90°、左弯和右弯五种规格，见图 3-35。

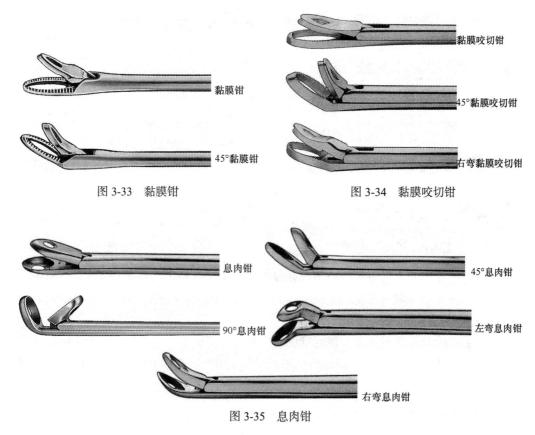

图 3-33　黏膜钳　　　　　　　　图 3-34　黏膜咬切钳

图 3-35　息肉钳

11. SilCut 咬切钳　用于超强力贯通剪穿、咬切病灶组织。有效工作长度为 13cm，工作直径分为 1.5mm、2.7mm 和 3.4mm 三种规格，头端设计分为 0°和 15°两种规格，带有清洁接口，见图 3-36。

12. 精细咬切钳　用于贯通剪穿、咬切病灶组织。有效工作长度为 12.5cm，钳口设计为精细锯齿状和扁平状两种规格，工作大小为 1.5mm×4.5mm，见图 3-37。

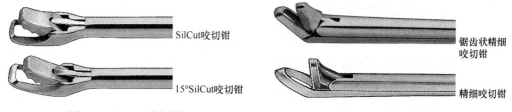

图 3-36　SilCut 咬切钳　　　　　　　图 3-37　精细咬切钳

13. 微型取瘤钳　用于咬切、夹取病灶组织。有效工作长度为 18cm，钳口设计为圆形和椭圆形杯状孔，切口直径为 0.6mm 和 0.9mm 两种规格，头端设计分为 0°、上弯、左弯和右弯四种规格，见图 3-38。

14. 微型息肉钳　用于非贯穿切割、咬切病灶组织。有效工作长度为 18cm，钳口设计为有孔圆形杯状，工作直径为 1.8mm，头端设计分为 0°、45°、90°、左弯和右弯五种规格，见图 3-39。

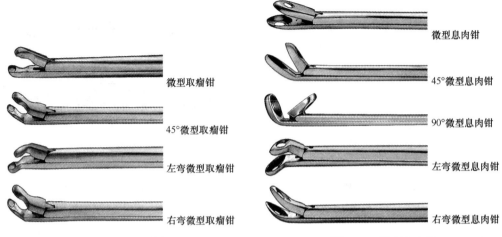

图 3-38　微型取瘤钳

图 3-39　微型息肉钳

15. 微型咬切钳　用于贯通咬切、夹取病灶组织。有效工作长度分为 15cm 和 18cm 两种规格，钳口设计精细平滑，工作直径为 1mm，头端设计分为 0°、上弯、左弯和右弯四种规格，见图 3-40。

16. 精细微型咬切钳　用于贯通咬切、夹取病灶组织。有效工作长度为 18cm，钳口设计超精细平滑，工作直径为 1.5mm，头端设计分为 0°、上弯和下弯三种规格，见图 3-41。

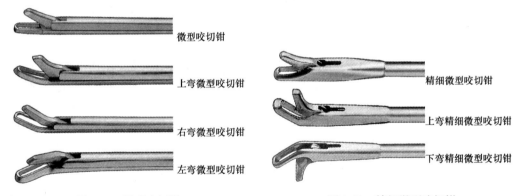

图 3-40　微型咬切钳

图 3-41　精细微型咬切钳

17. 匙口钳　用于咬切、夹取病灶组织。有效工作长度为 17cm，工作大小为 3mm×10mm，见图 3-42。

18. 精细抓钳　用于钳夹、抓取病灶组织。有效工作长度为 18.5cm，钳口设计为精细锯齿状，见图 3-43。

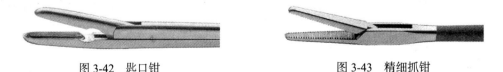

图 3-42　匙口钳

图 3-43　精细抓钳

19. 抓钳　用于钳夹、抓取病灶组织。有效工作长度为 15cm，钳口设计为细锯齿状和粗锯齿状两种规格，见图 3-44。

20. 微型抓钳 用于钳夹、抓取病灶组织。有效工作长度为15cm，钳口设计为精细型锯齿状，头端设计分为左弯和右弯两种规格，见图3-45。

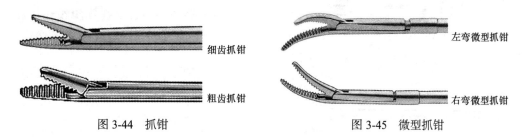

图 3-44 抓钳　　　　　　　　　　　图 3-45 微型抓钳

21. 前向咬切钳 用于前向贯通咬切、夹取病灶组织。有效工作长度为10cm，切割柔和可控，咬切方向设计分为右下前向、左下前向、右上前向和左上前向四种规格，见图3-46。

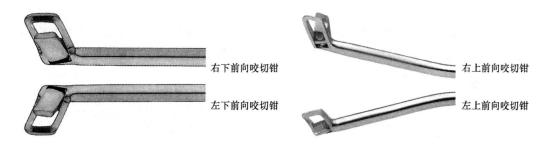

图 3-46 前向咬切钳

22. 反咬钳 用于上沿后切口咬切黏膜瓣。有效工作长度为10cm，反咬设计分为向上、向左和向右三种规格，鞘杆可旋转360°，带有清洗通道，见图3-47。

23. OSTRUM 反咬钳 用于上沿后切口咬切病灶组织。有效工作长度为10cm，前端设计轻微向下弯曲，鞘杆可旋转360°，带有清洗通道，见图3-48。

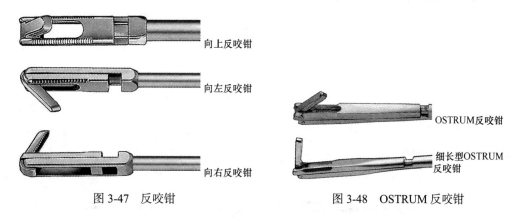

图 3-47 反咬钳　　　　　　　　　　图 3-48 OSTRUM 反咬钳

24. LASKAWI 反咬剪 用于上沿后切口剪切病灶组织。有效工作长度为10cm，鞘杆设计可360°旋转，前端轻微弯曲，带有清洗通道，见图3-49。

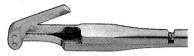

图 3-49　LASKAWI 反咬剪

钩状，工作直径为 2.0～3.0mm，见图 3-50。

（三）分离器械

1. 探针　用于暴露、探查或拨动组织结构和病灶等。头端设计分为无创球形设计或 90°圆钝直

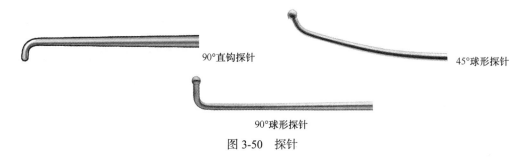

90°直钩探针

45°球形探针

90°球形探针

图 3-50　探针

2. 额窦双头探针　用于暴露、探查上颌窦口。有效工作长度为 22cm，头端可向内或向外弯曲，头端设计分为双侧 77°弯曲和一侧 77°弯曲、一侧 90°弯曲等六种规格，见图 3-51。

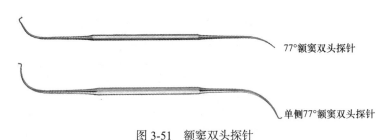

77°额窦双头探针

单侧77°额窦双头探针

图 3-51　额窦双头探针

3. 鼻中隔剥离子　用于分离黏膜骨膜瓣。有效工作长度分为 18cm 和 20cm，头端设计双侧圆钝，杆部可 45°弯曲，见图 3-52。

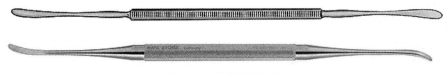

图 3-52　鼻中隔剥离子

4. 神经剥离子　用于剥离、松解神经根。有效工作长度为22cm，双侧头端设计为半锋利端和钝端，见图 3-53。

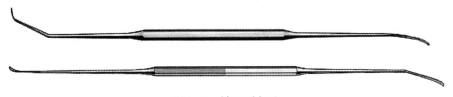

图 3-53　神经剥离子

5. 显微剥离子　用于暴露、分离神经组织结构和病灶组织。工作长度为21.5cm，头端形状设计为圆形和扁平长头形，杆部分为直形和枪形两种形式，头端设计分为 15°、25°和 45°三种规格，见图 3-54。

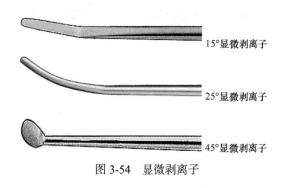

15°显微剥离子

25°显微剥离子

45°显微剥离子

图 3-54　显微剥离子

6. KILLIAN 剥离子　用于分离黏膜骨膜瓣和鼻骨膜。有效工作长度为20cm，双侧头端设计为半锋利端和钝端，见图 3-55。

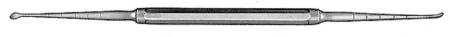

图 3-55　KILLIAN 剥离子

7. 抽吸剥离子　用于分离病灶组织。有效工作长度为19cm，同时带有吸引功能，减少不断更换器械引起的黏膜损伤，见图 3-56。

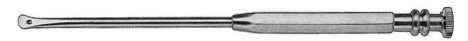

图 3-56　抽吸剥离子

8. CASTELNUOVO 抽吸剥离子　用于分离病灶组织。有效工作长度为 25cm，同时带有吸引功能，减少不断更换器械引起的黏膜损伤，见图 3-57。

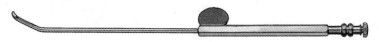

图 3-57　CASTELNUOVO 抽吸剥离子

9. 环形刮圈　用于剥离病灶组织。有效工作长度为15cm，具有不同的尖端、直径及不同角度和方向，钳杆设计刚性和柔性，柔性头部可以弯曲，工作内径分为 3mm、5mm和 7mm 三种规格，见图 3-58。

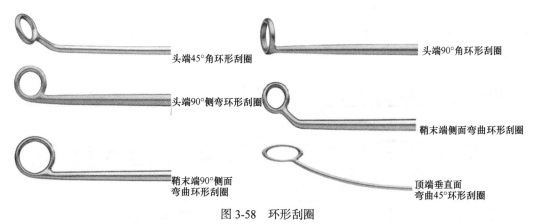

头端45°角环形刮圈

头端90°角环形刮圈

头端90°侧弯环形刮圈

鞘末端侧面弯曲环形刮圈

鞘末端90°侧面弯曲环形刮圈

顶端垂直面弯曲45°环形刮圈

图 3-58　环形刮圈

10. 枪状环形刮圈　用于剥离病灶组织。有效工作长度为 15cm，工作内径为 5mm，头端设计分为 90°上弯和 90°下弯两种规格，见图 3-59。

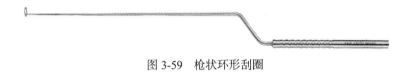

图 3-59　枪状环形刮圈

11. 刮匙　用于刮除或切割软骨、纤维肉芽等组织。有效工作长度为 15cm，头端设计分为 0°、15°、55°和 90°四种规格，见图 3-60。

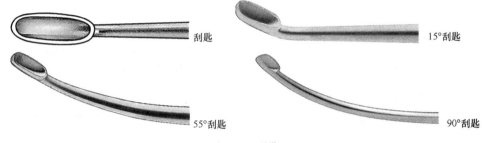

刮匙

15°刮匙

55°刮匙

90°刮匙

图 3-60　刮匙

12. 上颌窦刮匙　用于刮除或切割软骨、纤维肉芽等组织。有效工作长度为 16.5cm，头端设计分为左弯和右弯两种规格，见图 3-61。

13. 鼻窦刮圈　用于刮除或切割软骨、纤维肉芽等组织。有效工作长度为 19cm，头端切割设计分为前向切割和倒向切割两种规格，见图 3-62。

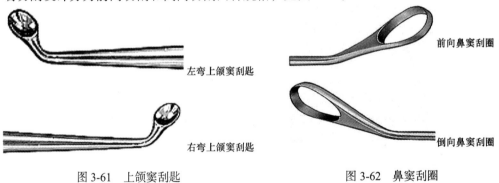

左弯上颌窦刮匙

前向鼻窦刮圈

右弯上颌窦刮匙

倒向鼻窦刮圈

图 3-61　上颌窦刮匙　　　　　　　　　图 3-62　鼻窦刮圈

14. 显微刮匙　用于刮除或切割纤维肉芽和病灶组织。有效工作长度为 21.5cm，钳杆设计为直形和枪形，头端设计分为 0°、15°、60°、85°和 90°五种规格，见图 3-63。

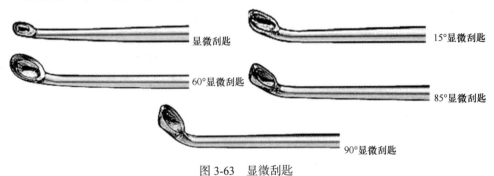

显微刮匙

15°显微刮匙

60°显微刮匙

85°显微刮匙

90°显微刮匙

图 3-63　显微刮匙

15. 抽吸刮匙　用于清除、剥离病灶组织。有效工作长度为 15cm，头端设计为网篮状和环形，同时带有吸引功能，减少不断更换器械引起的黏膜损伤，见图 3-64。

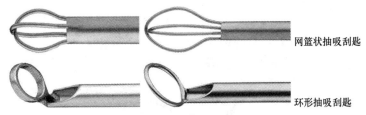

网篮状抽吸刮匙

环形抽吸刮匙

图 3-64　抽吸刮匙

16. 鼻腔吸引头　用于清晰手术野，暴露术区。有效工作长度为 15cm，头端设计圆锥形，按工作外径分为 6F、8F 和 10F 三种型号规格，见图 3-65。

17. 窦腔吸引头　用于清晰窦腔手术野，暴露术区。有效工作长度为 12.5cm，顶端设计呈球形，杆鞘设计分为短曲形和长曲形两种规格，工作外径分为 2.5mm、3.0mm 和 4mm 三种规格，见图 3-66。

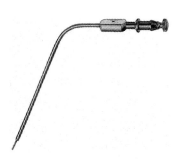

图 3-65　鼻腔吸引头

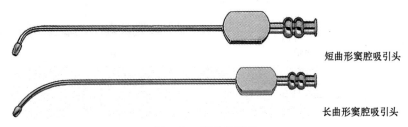

短曲形窦腔吸引头

长曲形窦腔吸引头

图 3-66　窦腔吸引头

18. 窦腔成角吸引头　用于清晰成角的内镜术野，清除海绵窦内病灶或质地较软的肿瘤。有效工作长度为 13cm，顶端末端设计分为下弯球形和上弯球形两种规格，工作外径分为 2mm、2.4mm 和 3mm 三种规格，见图 3-67。

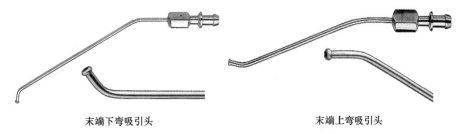

末端下弯吸引头　　　　　　　　末端上弯吸引头

图 3-67　窦腔成角吸引头

19. 吸引头　用于清晰手术野，暴露术区。有效工作长度分为 12cm、15cm 和 18cm，顶端设计呈圆锥形，工作外径分为 1.3mm、2mm、2.7mm 和 3.3mm 四种规格，见图 3-68。

20. 成角吸引头　用于清晰手术野，暴露术区。有效工作长度为 15cm，杆鞘标有刻度，头端成角分为上弯和下弯两种规格，工作外径为 3mm，见图 3-69。

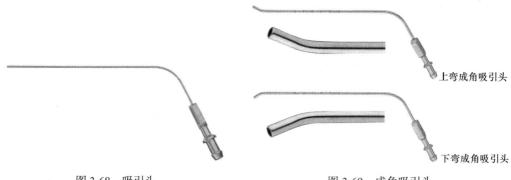

图 3-68 吸引头　　　　　　　　　　　　　图 3-69 成角吸引头

21. 分体式窦腔吸引头　用于清晰手术野，暴露术区。有效工作长度为 9cm，吸引头需与带控制孔的吸引手柄连接配合使用，工作外径分为 0.5mm、0.7mm、0.8mm、1mm、1.3mm、1.5mm、2mm 和 2.5mm 八种型号规格，见图 3-70。

22. 吸引手柄　用于配合分体式吸引头使用。有效工作长度分为 5.5cm 和 10cm 两种规格，带有控制孔，见图 3-71。

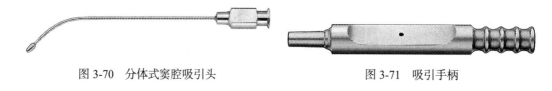

图 3-70 分体式窦腔吸引头　　　　　　　　图 3-71 吸引手柄

（四）特殊专用器械

1. 脑室镜手术器械　用于脑积水、脑室囊肿和脑室肿瘤等手术，见图 3-72。

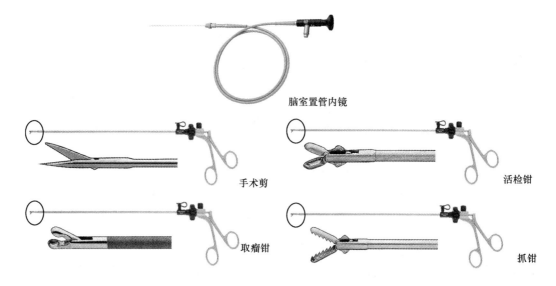

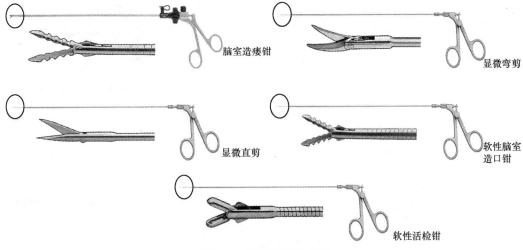

脑室造瘘钳

显微弯剪

显微直剪

软性脑室造口钳

软性活检钳

图 3-72 脑室镜手术器械

2. 小儿脑室镜手术器械 用于小儿脑积水、脑室囊肿和脑室肿瘤手术，工作通道用于特殊设计的纤细器械，见图 3-73。

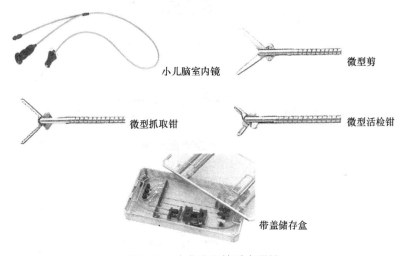

小儿脑室内镜

微型剪

微型抓取钳

微型活检钳

带盖储存盒

图 3-73 小儿脑室镜手术器械

3. 内镜辅助显微手术器械 用于内镜辅助的显微神经外科手术，如颅内肿瘤、神经血管减压和动脉瘤手术，见图 3-74。

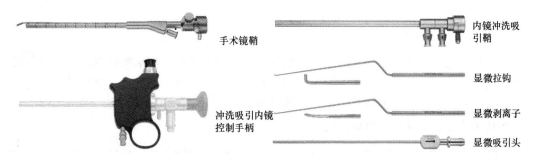

手术镜鞘

内镜冲洗吸引鞘

冲洗吸引内镜控制手柄

显微拉钩

显微剥离子

显微吸引头

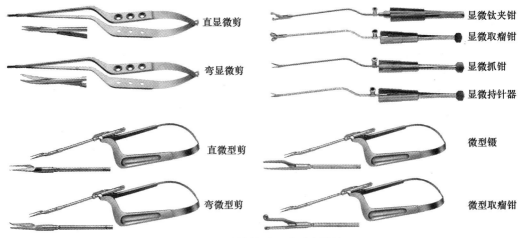

图 3-74 内镜辅助显微手术器械

4. 内镜微神经手术器械 用于内镜下微神经外科手术，如颅内囊肿开窗、神经血管减压、前颅底或鞍旁肿瘤切除及部分显微镜下无法观察的肿瘤切除，见图 3-75。

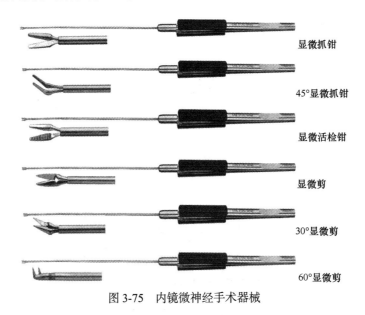

图 3-75 内镜微神经手术器械

四、电外科器械

电外科设备在临床的基本应用即电切与电凝，利用高频电流来实现组织的切开和凝固。电外科设备的器械及附件，因不同的手术方式、多样的术型分类，决定了不同电外科器械的特性。医师对内镜专用电外科器械附件性能、参数、形状、尺寸进行了解，有利于在手术中更为从容、合理的应用。

1. 双极电凝钳 用于双极电凝止血和解剖分离。双极电凝钳以指控手柄的运动带动钳尖开合而打开蛛网膜平面、分离膜性结构及从正常脑实质中提抓、牵引肿瘤组织、分离血管。有效工作长度为20cm，钳端设计分为0°和45°两种角度规格。45°双极电凝钳钳端设计分为水平开口、垂直开口和平行开口三种规格，见图3-76。

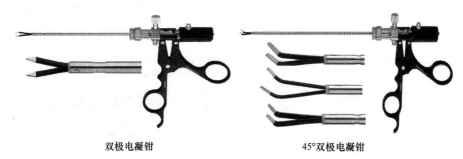

双极电凝钳　　　　　　45°双极电凝钳

图3-76　双极电凝钳

2. 双极吸引钳　用于腔内双极电凝止血和解剖分离，兼顾电凝止血和吸除血液、分泌物等功能，同时完成两种操作。有效工作长度分为12.5cm和23cm两种规格，钳端设计分为15°和45°两种规格，见图3-77。

3. 双极电凝镊　用于腔内双极电凝止血。有效工作长度分为19cm、21cm和23mm三种规格，

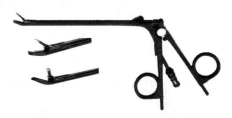

图3-77　双极吸引钳

钳杆设计呈枪形，顶端设计分为直形和成角状两种规格，工作宽度分为7mm和1.2mm两种规格，见图3-78。

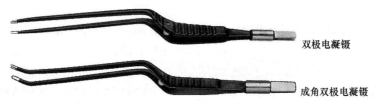

双极电凝镊

成角双极电凝镊

图3-78　双极电凝镊

4. 双极吸引镊　用于腔内双极电凝止血，兼顾电凝止血和吸除血液、分泌物等功能，同时完成两种操作。有效工作长度分为18cm、19cm、20cm、21cm四种规格，镊杆设计分为枪状、15°弯角和90°弯角三种规格，内置吸引通道，见图3-79。

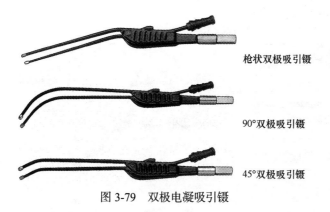

枪状双极吸引镊

90°双极吸引镊

45°双极吸引镊

图3-79　双极电凝吸引镊

5. 电凝吸引头　用于腔内电凝止血和吸除血液、分泌物,同时完成两种操作。有效工作长度分为 10cm、15cm 和 17cm 三种规格,头端设计呈球形,见图 3-80。

6. 电凝电极　用于腔内电凝止血。有效工作长度分为 10cm、15cm 和 17cm 三种规格,根据结构和工作原理不同分为单级电凝电极和双极电凝电极,见图 3-81。

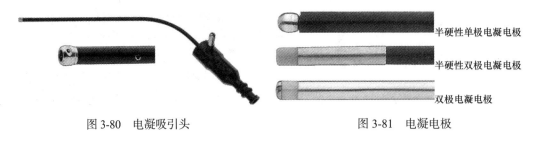

半硬性单极电凝电极

半硬性双极电凝电极

双极电凝电极

图 3-80　电凝吸引头　　　　　　　　图 3-81　电凝电极

五、动力器械

动力器械的发明和普及应用使内镜微创手术的操作从以往的手动器械操作转变为全自动器械模式,效率及精准度得到了提高,也更安全。动力系统的刀具,设计有刨削(刀头)系列和磨削(钻头或磨头钻)系列,顶端设计不同的尺寸用于不同的手术部位,分为一次性使用和可重复使用两种。

(一)刨削系列

刨削系列用于软骨组织和病灶的切削与清理。刨削系列由一系列刨削刀组成,基本采用的是双套管形式的组合刀片,通过前端的开口直接将需要切割的组织吸入切除。刨削刀刃口的齿状设计使刀具的切削力具有强弱之分,适应不同的切割需要;切割窗口大小有不同型号的选择,刀刃直径为 3～5.5mm;头端设计分为 0°、35°、40° 和 65° 四种规格,开口方向设计分为前开口和后开口两种规格,见图 3-82。

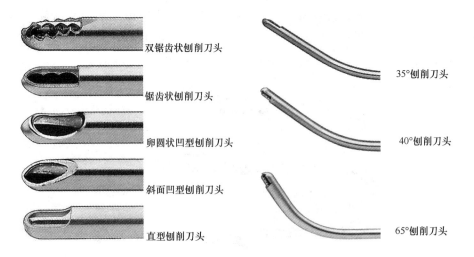

双锯齿状刨削刀头

锯齿状刨削刀头

卵圆状凹型刨削刀头

斜面凹型刨削刀头

直型刨削刀头

35°刨削刀头

40°刨削刀头

65°刨削刀头

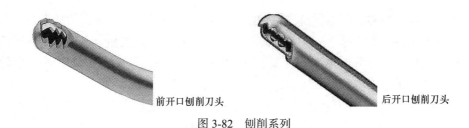

前开口刨削刀头　　　　　　　　　后开口刨削刀头

图 3-82　刨削系列

（二）磨削系列

磨削系列用于快速磨除骨质或形成锁形骨窗。磨削系列规格多样，由一系列不同形状与不同设计的磨钻或钻头组成。磨钻材质有粗砂和细砂两种，前者有利于多量磨除骨质，后者有利于精细磨除；形状有球形和棒形。钻头选用金刚砂磨头，有利于保护正常组织。可根据手术自由选择 1.4～7.0mm 等不同直径和 5.7～12.5cm 等不同长度及 15°～70°等不同角度，见图 3-83。

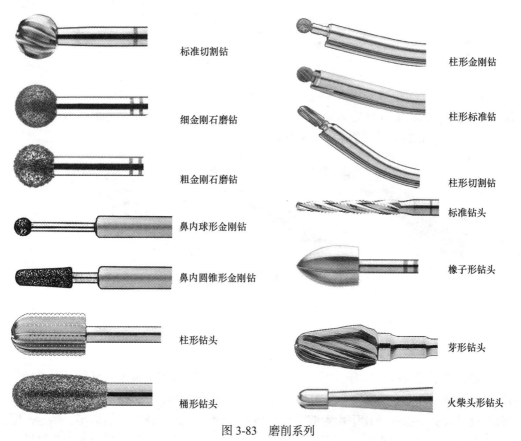

标准切割钻　　　　　　　　　柱形金刚钻

细金刚石磨钻　　　　　　　　柱形标准钻

粗金刚石磨钻　　　　　　　　柱形切割钻

鼻内球形金刚钻　　　　　　　标准钻头

鼻内圆锥形金刚钻　　　　　　橡子形钻头

柱形钻头　　　　　　　　　　芽形钻头

桶形钻头　　　　　　　　　　火柴头形钻头

图 3-83　磨削系列

六、等离子射频器械

等离子射频器械的发明和普及应用具有其他手术技术不可比拟的安全性。因其能有效保持原有生理屏障和细胞活性及避免在已有缺陷部位造成进一步损伤的特点，被广泛应用于外科手术的软组织精准和安全地解剖、切除、消融、止血和干燥等治疗。等离子手术电极根据作用功能分为单极电极和双极电极；根据手术部位及间隙的大小，设计不同长短、粗细、弧度、能量级的手术电极用于不同的专业科室。

1. 单极电极　等离子能量通过单极电极传导入体内，通过电极板，患者成为电路的一部分，将等离子能量安全导回等离子射频系统，见图3-83。

2. 双极电极　等离子能量作用于治疗部位，能量直接在两极之间传递。实现双极技术（消融、凝固、止血功效）、三级技术（打孔、消融、凝固、止血功效）和多级技术（融切割、消融、凝固、止血、滴注、吸引、剥离功效），全方位保证软组织（含软骨）多解剖部位和各种病症的临床应用，见图3-84。

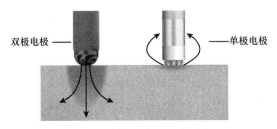

图3-84　单极电极和双极电极

颅底等离子手术电极：用于神经内镜下经鼻蝶颅底肿瘤、部分内镜下脑室肿瘤射频消融手术。在提供多方向切除角度的基础上同时具备吸引功能，吸出汽化融切过程中产生的气泡，增加组织切割、消融效果和能见度，见图3-85。

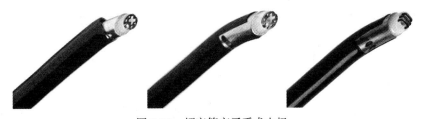

图3-85　颅底等离子手术电极

七、固定支撑臂

固定支撑系统与内镜结合，可以减少和避免内镜及器械在手术中的移位，提高操作的精确性和安全性。术中固定系统可以牢靠地固定内镜，免除术者枯燥、易疲劳的工作，同时解放术者徒手操作，让手术者双手操作更为方便。固定支持臂必须结实、稳定，能够安全地固定内镜，并根据术中需要灵活调节。根据支撑臂结构和工作原理分为机械支撑臂、气动支撑臂和压电晶体支撑臂三类。

1. 机械支撑臂　将长金属杆用可动关节连接，稳定性差，见图3-86。

2. 气动支撑臂　由球状轴承关节构成，既灵活，又稳定可靠，见图3-87。

3. 压电晶体支撑臂　见图3-88。

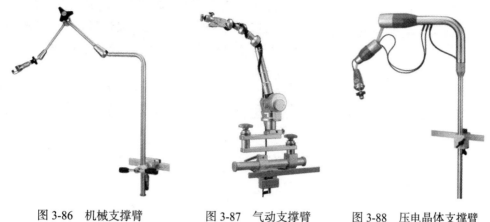

图 3-86　机械支撑臂　　　　图 3-87　气动支撑臂　　　　图 3-88　压电晶体支撑臂

第二节　耳内镜器械

一、耳　内　镜

根据耳腔腔隙的内部解剖结构,目前临床多应用直视硬性内镜完成耳内镜手术操作。耳内镜相关内容同本章第一节"神经内镜器械"。

二、手　动　器　械

耳内镜手术目前尚无专用器械,临床应用以耳显微器械为主。

（一）刀剪类

1. 镰状刀　用于切断腔内粘连或切除病灶组织。有效工作长度为16cm,刀头设计呈尖锐镰状形,分为标准型和精细型两种规格,见图3-89。

2. 圆刀　用于分离腔内粘连或黏膜组织。有效工作长度分为 16cm 和 18cm 两种规格,刀头设计呈钝圆形,刀杆设计分为直形和枪形两种规格,头端设计分为 0°、45°和90°三种规格,见图3-90。

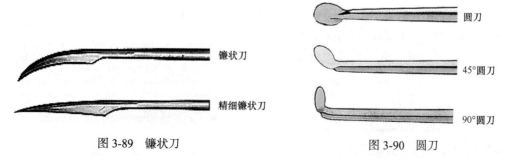

镰状刀

精细镰状刀

图 3-89　镰状刀

圆刀

45°圆刀

90°圆刀

图 3-90　圆刀

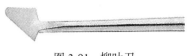

图 3-91 柳叶刀

3. 柳叶刀　用于分离腔内粘连或黏膜组织。有效工作长度为 16cm，刀头尖端设计呈 45°三角形，工作大小分为 2mm×3mm 和 3mm×3mm 两种规格，见图 3-91。

4. WHIRLY-BIRD 刀　用于分离腔内粘连或黏膜组织。有效工作长度为 15 cm，工作大小分为 0.75mm×5mm 和 1mm×5mm 两种规格，头端设计分为左弯和右弯两种规格，见图 3-92。

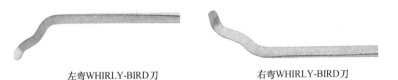

左弯WHIRLY-BIRD刀　　　　右弯WHIRLY-BIRD刀

图 3-92　WHIRLY-BIRD 刀

5. 耳刀　用于分离腔内粘连或黏膜组织。刀杆设计分为直形和枪形两种规格，直形耳刀有效工作长度为 6.5cm，枪形耳刀有效工作长度为 7.5cm，见图 3-93。

6. 耳剪　用于剪切腔内软组织、病灶组织。其有效工作长度为 8cm，刀头设计超纤细，工作直径为 7mm，见图 3-94。

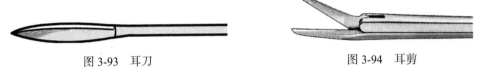

图 3-93　耳刀　　　　　　　　图 3-94　耳剪

7. HOUSE-BELLUCCI 剪　用于剪切腔内软组织、病灶组织。有效工作长度为 8cm，刀头设计超精细，工作直径为 7mm，头端设计分为 0°、左弯和右弯三种规格，见图 3-95。

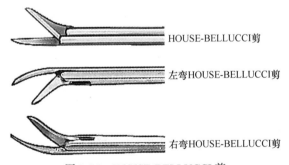

HOUSE-BELLUCCI剪

左弯HOUSE-BELLUCCI剪

右弯HOUSE-BELLUCCI剪

图 3-95　HOUSE-BELLUCCI 剪

8. FISCH-BELLUCCI 剪　用于剪切腔内软组织、病灶组织。有效工作长度为 8cm，刀头设计超纤细，工作直径为 7mm，见图 3-96。

9. BELLUCCI 剪　用于剪切腔内深部软组织、病灶组织。有效工作长度为 12.5cm，刀头设计精细，见图 3-97。

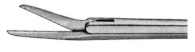
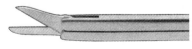

图 3-96　FISCH-BELLUCCI 剪　　　　图 3-97　BELLUCCI 剪

10. 精细耳剪 用于剪切腔内软组织、病灶组织。有效工作长度为 9cm，刀头设计精细，刀头设计分为 0°、上弯、左弯和右弯四种规格，带有清洁接口，见图 3-98。

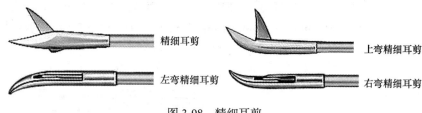

图 3-98 精细耳剪

11. 超精细耳剪 用于剪切腔内软组织、病灶组织。有效工作长度为8cm，刀头设计超精细，带有清洁接口，见图 3-99。

12. 微型耳剪 用于剪切病变黏膜、肉芽组织。有效工作长度为8cm，刀头设计超精细，工作直径分为 2mm 和 3mm 两种规格。根据材质不同分为不锈钢微型耳剪和抗放射涂层微型耳剪，见图 3-100。

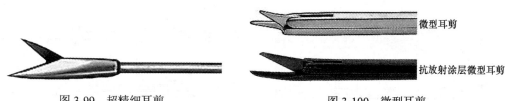

图 3-99 超精细耳剪　　　　　图 3-100 微型耳剪

13. FISCH 剪 用于镫骨底切除术中剪切腔内软组织、病灶组织。有效工作长度为 7.5cm，刀头设计分为右弯和左弯两种规格，见图 3-101。

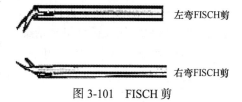

图 3-101 FISCH 剪

(二)钳类

1. 乳突咬骨钳 用于咬除乳突部骨质。有效工作长度为 11cm，见图 3-102。

2. 锤骨咬骨钳 用于开放锤骨。有效工作长度为 8cm，咬切方向设计分为向上和向下两种规格，工作直径为 0.8mm，见图 3-103。

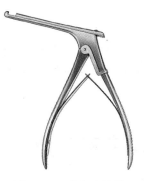

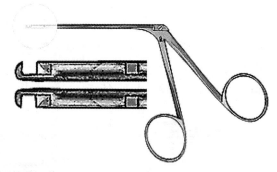

图 3-102 乳突咬骨钳　　　　　图 3-103 锤骨咬骨钳

3. 抓钳　用于夹持、咬切病变黏膜或肉芽组织。有效工作长度为 8cm，钳口设计呈锯齿状，见图 3-104。

4. 耳钳　用于夹持、咬切病变黏膜或肉芽组织。有效工作长度为 8cm，钳口设计为平滑状，工作大小分为 0.4mm×3.5mm、1mm×4mm 和 1mm×4.5mm 三种规格。根据材质不同分为不锈钢耳钳和抗放射涂层耳钳，见图 3-105。

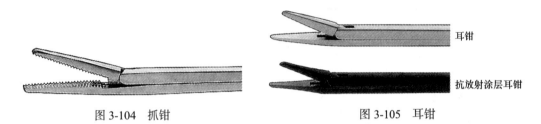

图 3-104　抓钳　　　　　　　　　　图 3-105　耳钳

5. FISCH 耳钳　用于夹持、咬切病变黏膜或肉芽组织。有效工作长度为 8cm，钳口设计呈精细锯齿状，头端设计分为 0°、上弯、左弯和右弯四种规格，见图 3-106。

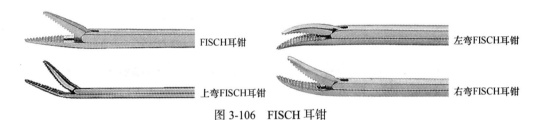

图 3-106　FISCH 耳钳

6. 超精细耳钳　用于夹持、咬切病变黏膜或肉芽组织。有效工作长度分为 8cm 和 10cm 两种规格，钳口设计呈超精细锯齿状，见图 3-107。

7. HARTMANN 耳钳　用于夹持、咬切病变黏膜或肉芽组织。有效工作长度为 12.5cm，钳口设计呈锯齿状，见图 3-108。

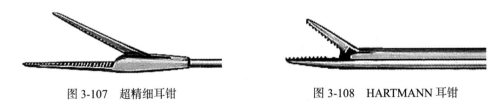

图 3-107　超精细耳钳　　　　　　　图 3-108　HARTMANN 耳钳

8. 耳息肉钳　用于夹持、咬切病变黏膜或息肉组织。有效工作长度为 8cm，钳口设计呈圆杯状和椭圆杯状，工作直径分为 0.6mm 和 0.9mm 两种规格，头端设计分为 0°、上弯、左弯和右弯四种规格。根据材质不同分为不锈钢耳息肉钳和抗放射涂层耳息肉钳，见图 3-109。

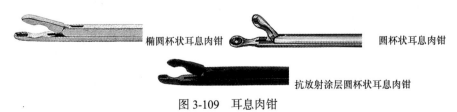

图 3-109　耳息肉钳

9. 精细耳息肉钳　用于夹持、咬切病变黏膜或息肉组织。有效工作长度为 12.5cm，钳口设计呈圆形杯状,咬切宽度分为 1mm 和 3mm 两种规格，见图 3-110。

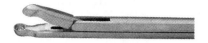

图 3-110　精细耳息肉钳

10. 耳咬切钳　用于贯通咬切病变黏膜或息肉组织。有效工作长度为 8cm，钳口设计呈圆形杯状，工作直径分为 1mm 和 3mm 两种规格，见图 3-111。

11. 耳敷料钳　用于夹持敷料及耳内软组织。有效工作长度为 6cm，钳口设计分为标准型和精细型两种规格，见图 3-112。

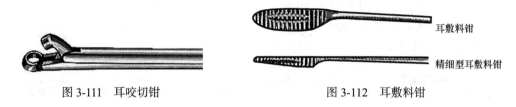

耳敷料钳

精细型耳敷料钳

图 3-111　耳咬切钳　　　　　　　图 3-112　耳敷料钳

12. 耳息肉圈套器　用于切除耳息肉组织。需配备金属线共同作用，见图 3-113。

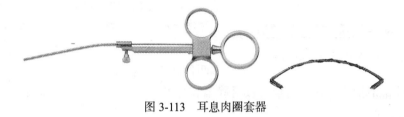

图 3-113　耳息肉圈套器

（三）分离器械

1. 耳探针　用于暴露、探查或拨动组织结构和病灶等。有效工作长度为16cm，前端设计分为钩形和球形两种规格，头端设计分为 25°、45°和90°三种规格，见图 3-114。

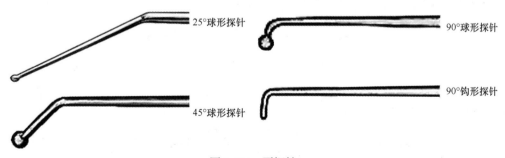

25°球形探针

90°球形探针

45°球形探针

90°钩形探针

图 3-114　耳探针

2. STACKE 探针　用于暴露、探查或拨动组织结构和病灶等。有效工作长度为10.5cm，银制材质可根据手术需求进行弯曲使用，见图 3-115。

3. 耳钩　用于分离黏膜组织。有效工作长度为16cm，钳杆设计分为直形和枪形两种规格，工作外径分为 0.5mm、1mm、1.5mm 和 2.0mm 四种型号规格，头端设计分为 45°和90°两种规格，见图 3-116。

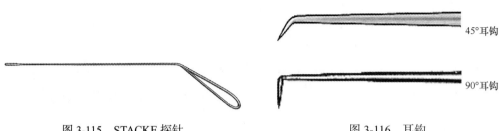

图 3-115　STACKE 探针　　　　　　　　　　图 3-116　耳钩

4. FISCH 剥离子　用于分离黏膜骨膜瓣和骨膜。有效工作长度分为 16cm 和 21cm，头端设计呈钝圆形，工作宽度为 10mm，见图 3-117。

5. PLESTER 剥离子　用于分离黏膜骨膜瓣和骨膜。有效工作长度为 18cm，头端设计呈钝圆形，工作直径为 8mm，见图 3-118。

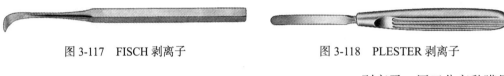

图 3-117　FISCH 剥离子　　　　　　　　图 3-118　PLESTER 剥离子

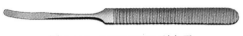

图 3-119　WILLIGER 剥离子

6. WILLIGER 剥离子　用于分离黏膜骨膜瓣和骨膜。有效工作长度为 16cm，头端设计呈钝圆形，工作宽度分为 3.5mm 和 5mm 两种规格，见图 3-119。

7. 鼻中隔剥离子　用于分离黏膜骨膜瓣和骨膜。有效工作长度为20cm，头端设计呈双头圆钝形，见图 3-120。

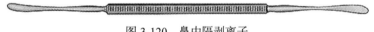

图 3-120　鼻中隔剥离子

8. THOMASSIN 剥离子　用于分离黏膜骨膜瓣和粘连组织。有效工作长度为 18cm，头端设计双头右弯或左弯和单侧右弯或左弯，见图 3-121。

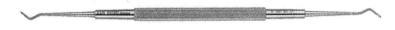

图 3-121　THOMASSIN 剥离子

9. LEMPERT 剥离子　用于分离黏膜骨膜瓣。有效工作长度为 19cm，工作直径分为 3mm 和 4mm 两种规格，见图 3-122。

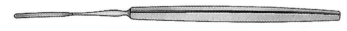

图 3-122　LEMPERT 剥离子

10. FISCH 双头器械　用于切开和分离黏膜骨膜瓣与骨膜。有效工作长度为 16cm，双头器械头端一侧为剥离子，另一侧为 7 号手术刀柄设计，减少使用过程中不断更换器械，见图 3-123。

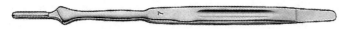

图 3-123　FISCH 双头器械

11. ROSEN 剥离子　用于分离黏膜组织。有效工作长度为 16cm，工作直径分为 1mm 和 1.5mm 两种规格，头端设计分为 0°和 15°弯曲两种规格，见图 3-124。

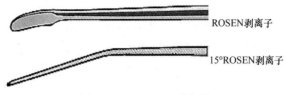

图 3-124　ROSEN 剥离子

12. 耳锉　用于锉削腔内骨组织。有效工作长度为 18cm，工作直径为 4mm，见图 3-125。

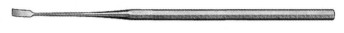

图 3-125　耳锉

13. 显微耳锉　用于锉削骨组织。有效工作长度为 20cm，钳杆设计呈枪形，头端设计分为 90°上/下弯、圆形上/下弯和 S 形上/下弯六种规格，见图 3-126。

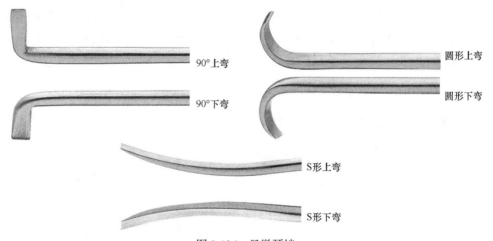

图 3-126　显微耳锉

14. 乳突刮匙　用于清理外耳道骨质。有效工作长度分为 16.5cm、17cm 和 21cm，见图 3-127。

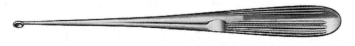

图 3-127　乳突刮匙

15. 双头刮匙　用于刮除外耳道骨质。有效工作长度分为 15cm、16cm 和 17cm 三种规格，钳杆设计呈直形和弯角状，头端设计有不同尺寸规格，见图3-128。

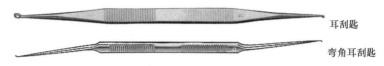

耳刮匙

弯角耳刮匙

图 3-128　双头刮匙

16. 耳刮匙　用于剥离肿瘤病灶组织。有效工作长度为 14.5cm，工作内径分为 00 号、0 号、1 号、2 号和 3 号五种型号规格，见图 3-129。

17. 耳刮圈　用于剥离肿瘤病灶组织。有效工作长度为 16cm，工作内径分为 1 号、2 号和 3 号三种型号规格，见图 3-130。

图 3-129　耳刮匙

图 3-130　耳刮圈

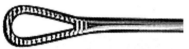

图 3-131　WEBER-LOCH 耳刮圈

18. WEBER-LOCH 耳刮圈　用于剥离肿瘤病灶组织。有效工作长度为 14.5cm，工作内径分为 0 号、1 号和 2 号三种型号规格，见图 3-131。

19. 卷棉器　用于旋转卷裹棉片，擦拭术野或钝性分离粘连。有效工作长度分为 13cm 和 17.5cm 两种规格，头端设计分为标准三棱形锯齿状和螺纹状两种型号规格，工作直径分为 0.7mm、0.9mm、1.1mm 和 1.3mm 四种规格，见图 3-132。

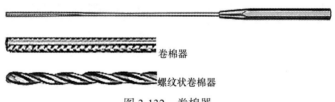

卷棉器

螺纹状卷棉器

图 3-132　卷棉器

20. JOBSON-HORNE 双头器械　用于分离、剥离粘连或病灶组织。有效工作长度为 18cm，双头器械头端设计一侧为刮匙，另一侧为卷棉器，减少使用过程中不断更换器械，见图 3-133。

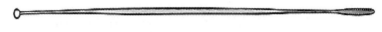

图 3-133　JOBSON-HORNE 双头器械

21. 吸引头　用于使手术野清晰，显露术区。有效工作长度分为 7cm、8cm、9cm、11cm 和 13cm 五种规格，顶端设计圆柱状，工作外径分为多种型号规格，见图 3-134。

22. FISCH 吸引头　用于使手术野清晰，显露术区。有效工作长度分为 9cm 和 10cm 两种规格，顶端设计呈圆锥状，工作外径分为 1.2mm、1.5mm、2mm、2.2mm 和 3mm

五种型号规格，见图 3-135。

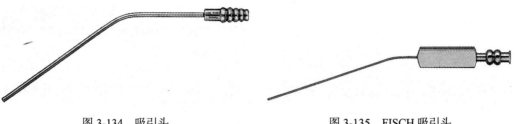

图 3-134 吸引头   图 3-135 FISCH 吸引头

23. BARNES 吸引头 用于使手术野清晰，显露术区。有效工作长度为 5cm，顶端设计呈圆柱状，工作外径分为 1.5mm、1.7mm 和 2mm 三种型号规格，见图 3-136。

24. FERGUSON 吸引头 用于使手术野清晰，显露术区。有效工作长度为 11cm，顶端设计呈圆柱状，工作外径分为 6F、8F、9F、10F、12F 和 15F 六种型号规格，见图 3-137。

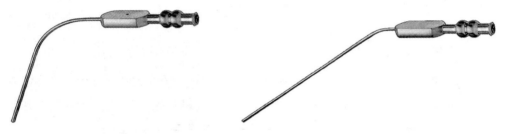

图 3-136 BARNES 吸引头   图 3-137 FERGUSON 吸引头

25. PLESTER 吸引头 用于使深部手术野清晰，显露术区。有效工作长度为 20cm，工作外径分为 5F、6F、7F、8F 和 9F 五种型号规格，见图 3-138。

26. 分体式成角吸引头 用于使手术野清晰，显露术区。有效工作长度分为 6cm 和 7cm 两种规格，吸引头需与带控制孔的吸引手柄连接配合使用，工作外径分为 0.5mm、0.7mm、0.8mm、1mm、1.3mm、1.5mm、2mm 和 2.5mm 八种型号规格，见图 3-139。

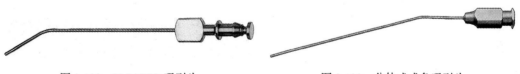

图 3-138 PLESTER 吸引头   图 3-139 分体式成角吸引头

27. 分体式吸引头 用于使手术野清晰，显露术区。有效工作长度为 10cm，吸引头需与带控制孔的吸引手柄连接配合使用，杆部设计柔韧可弯，工作外径分为 0.5mm、0.7mm、1mm、1.3mm、1.5mm、2mm、2.5mm 和 3mm 八种型号规格，见图 3-140。

28. 吸引手柄 用于配合分体式吸引头使用。有效工作长度分为 5.5cm 和 10cm 两种规格，带有控制孔，见图 3-141。

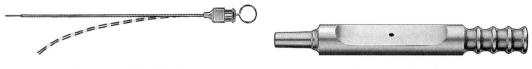

图 3-140　分体式吸引头　　　　　　　　　图 3-141　吸引手柄

29. 冲洗吸引头　用于使手术野清晰，显露术区。有效工作长度为 9.5cm，顶端设计呈圆锥状和圆柱形，杆鞘设计包括吸引管和冲洗管两条管路，见图 3-142。

30. 钛制吸引头　用于使深部手术野清晰，显露术区。有效工作长度为 18cm，顶端设计为钛制材质，工作内径分为 1.5mm 和 3mm 两种规格，见图 3-143。

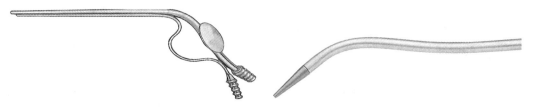

图 3-142　冲洗吸引头　　　　　　　　　图 3-143　钛制吸引头

31. 银制冲洗/吸引头　用于使手术野清晰，显露术区。有效工作长度为 13cm 和 15cm 两种规格，顶端设计银制材质，工作外径分为 1mm、1.5mm 和 2mm 三种型号规格，见图 3-144。

图 3-144　银制冲洗/吸引头

(四)特殊专用器械

1. 基础手术器械　用于协助显露手术视野，见图 3-145。

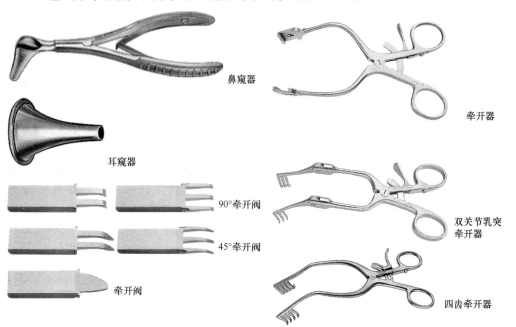

鼻窥器

牵开器

耳窥器

90°牵开阀

45°牵开阀

牵开阀

双关节乳突牵开器

四齿牵开器

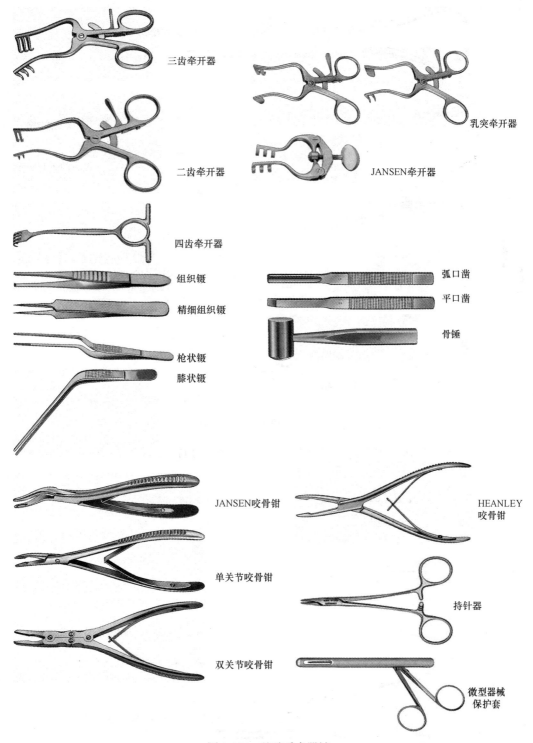

三齿牵开器

乳突牵开器

二齿牵开器

JANSEN牵开器

四齿牵开器

组织镊

精细组织镊

枪状镊

膝状镊

弧口凿

平口凿

骨锤

JANSEN咬骨钳

HEANLEY
咬骨钳

单关节咬骨钳

持针器

双关节咬骨钳

微型器械
保护套

图 3-145 基础手术器械

2. 微型骨折手术器械 用于锉磨、修正骨骼组织，见图 3-146。

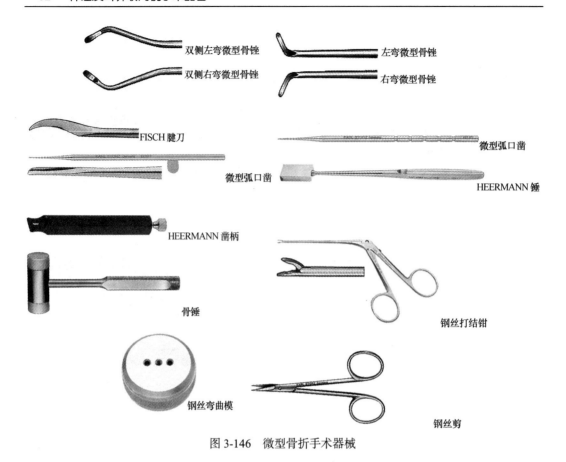

图 3-146 微型骨折手术器械

3. 镫骨手术器械 用于人工镫骨安装手术，见图 3-147。

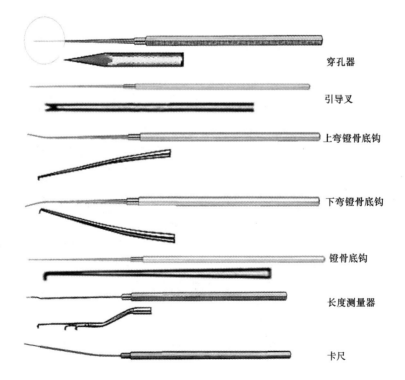

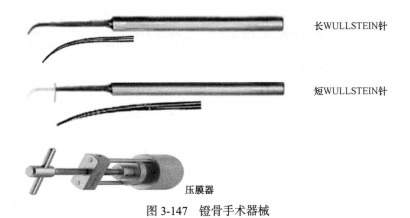

长WULLSTEIN针

短WULLSTEIN针

压膜器

图 3-147 镫骨手术器械

三、电外科器械

1. **双极电凝镊** 用于腔内双极电凝止血。有效工作长度为 19cm，钳杆设计呈枪形，顶端设计分为直形和成角形两种规格，工作宽度分为 7mm 和 1.2mm 两种规格，见图 3-148。

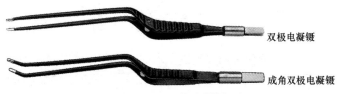

双极电凝镊

成角双极电凝镊

图 3-148 双极电凝镊

2. **双极吸引镊** 用于腔内双极电凝止血，兼顾电凝止血和吸除血液、分泌物等功能，同时完成两种操作。有效工作长度分为 18cm 和 19cm 两种规格，镊杆设计分为枪状、45°弯角和 90°弯角三种规格，内置吸引通道，见图 3-149。

3. **电凝吸引头** 用于腔内电凝止血和吸除血液、分泌物，同时完成两种操作。有效工作长度分为 10cm、15cm 和 17cm 三种规格，头端球形设计分为直形和成角形两种规格，见图 3-150。

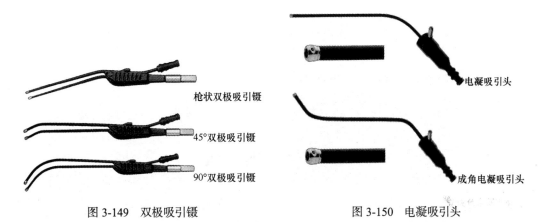

枪状双极吸引镊

45°双极吸引镊

90°双极吸引镊

电凝吸引头

成角电凝吸引头

图 3-149 双极吸引镊　　　　图 3-150 电凝吸引头

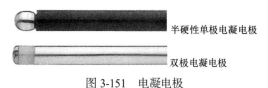

图 3-151 电凝电极

4. 电凝电极 用于腔内电凝止血。有效工作长度分为 10cm、15cm 和 17cm 三种规格，根据结构和工作原理不同分为单极电凝电极和双极电凝电极，见图 3-151。

四、动 力 器 械

耳内镜手术中动力器械主要是应用磨削系列，分为一次性使用和可重复使用两种。

磨削系列：用于快速磨除骨质或形成锁形骨窗。磨削系列规格多样，由一系列不同形状与不同设计的磨钻或钻头组成。磨钻材质有粗砂和细砂两种，前者有利于多量磨除骨质，后者有利于精细磨除，见图 3-152。

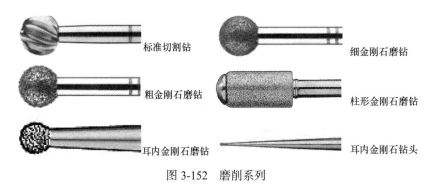

图 3-152 磨削系列

五、等离子射频器械

耳腔等离子手术电极：用于耳内镜下增生组织射频消融手术。在提供多方向切除角度的基础上同时具备吸引功能，吸出汽化融切过程中产生的气泡，增加组织切割、消融效果和能见度，见图 3-153。

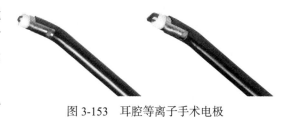

图 3-153 耳腔等离子手术电极

第三节 鼻内镜器械

一、鼻 内 镜

根据鼻腔腔隙的内部解剖结构，目前临床多应用硬性直视内镜完成鼻内镜手术操作。鼻内镜的相关内容同本章第一节"神经内镜器械"。

（一）刀剪类

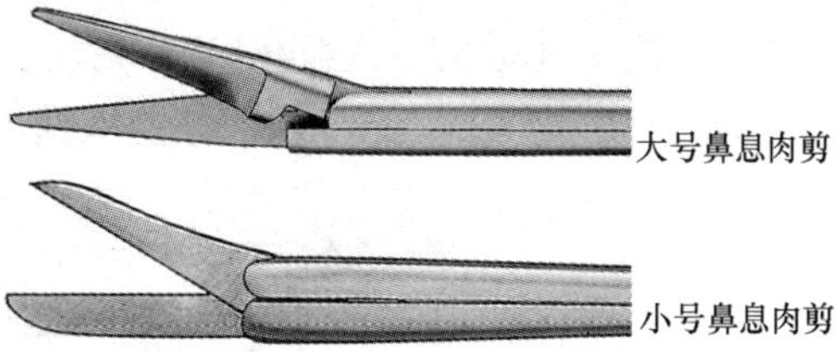

1. 镰状刀　同本章第一节"神经内镜器械"。

2. 硬膜刀　同本章第一节"神经内镜器械"。

3. 细鼻剪　同本章第一节"神经内镜器械"。

4. 鼻剪　同本章第一节"神经内镜器械"。

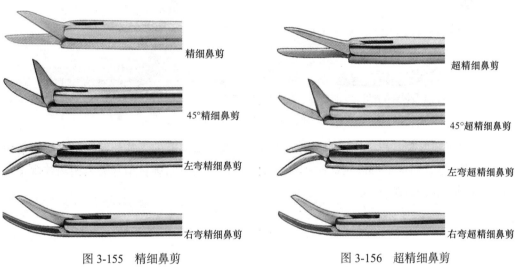

大号鼻息肉剪

小号鼻息肉剪

图 3-154　鼻息肉剪

5. 鼻息肉剪　用于分离、剪切腔内病灶组织。大号鼻息肉剪有效工作长度为 14cm，工作直径为 18mm；小号鼻息肉剪有效工作长度为 12cm，工作直径为 12mm，见图 3-154。

6. RHINOFORCE 剪　同本章第一节"神经内镜器械"。

7. 精细鼻剪　用于分离、剪切腔内病灶组织。有效工作长度为15cm，刀头设计分为0°、45°、左弯和右弯四种规格，见图 3-155。

8. 超精细鼻剪　用于分离、剪切腔内病灶组织。有效工作长度为18cm，刀头设计分为 0°、45°、左弯和右弯四种规格，切刃长度为 10mm，见图 3-156。

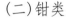

精细鼻剪

45°精细鼻剪

左弯精细鼻剪

右弯精细鼻剪

图 3-155　精细鼻剪

超精细鼻剪

45°超精细鼻剪

左弯超精细鼻剪

右弯超精细鼻剪

图 3-156　超精细鼻剪

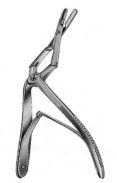

图 3-157　鼻中隔咬骨钳

（二）钳类

1. 咬骨钳　同本章第一节"神经内镜器械"。

2. 鼻中隔咬骨钳　用于咬除鼻中隔软骨，见图 3-157。

3. 环形咬骨钳　同本章第一节"神经内镜器械"。

4. 蝶骨咬骨钳　同本章第一节"神经内镜器械"。

5. HAJEK-KOFLER 咬骨钳　同本章第一节"神经内镜器械"。

6. 上颌窦咬骨钳　同本章第一节"神经内镜器械"。

7. STAMMBERGER 咬骨钳　用于由远端上方向近端下方环状咬切筛房和蝶窦。有效工作长度为 18cm，头端设计为卵形头，鞘杆设计分为直型和 65° 上弯两种规格，咬切方向设计分为 60°、90° 和 120° 三种规格，见图 3-158。

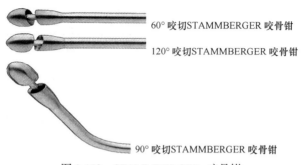

图 3-158　STAMMBERGER 咬骨钳

8. 额窦咬骨钳　用于向后咬切额窦软骨组织，扩大额窦开口。有效工作长度为13cm，钳杆设计为 70° 上弯，工作大小分为小号（2.5mm×2mm）、中号（3mm×3.5mm）和大号（5.5mm×5mm）三种规格，见图 3-159。

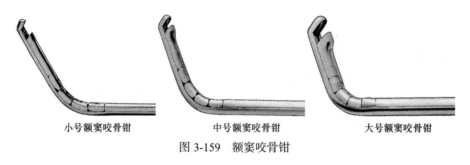

图 3-159　额窦咬骨钳

9. 额窦环形咬骨钳　用于非贯通咬切额窦软骨组织。有效工作长度为13cm，钳杆设计为 70° 上弯，钳头前部固定，后部可前推，工作大小分为细长型和强力型两种规格，带有冲洗通道，见图 3-160。

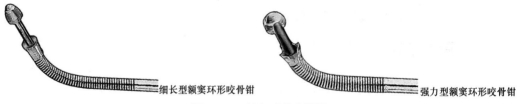

图 3-160　额窦环形咬骨钳

10. 活检抓钳　同本章第一节"神经内镜器械"。

11. 取瘤钳　同本章第一节"神经内镜器械"。

12. 鼻黏膜钳　用于贯通咬切黏膜组织，切割面平整光滑，保留其余组织，有利于组织保护。有效工作长度为 13cm，工作直径为 3mm，头端设计分为 0° 和 45° 两种规格，见图 3-161。

13. 鼻黏膜咬切钳 用于贯通咬切、夹取黏膜组织。有效工作长度分为 11cm 和 13cm 两种规格，钳口设计有孔椭圆形杯状，工作直径分为 2.5mm、3.5mm、4.2mm 和 4.8mm 四种规格，头端设计分为 0°、45°和右弯三种规格，见图 3-162。

14. MACKAY 咬切钳 用于贯通咬切、夹取病灶组织。有效工作长度为 13cm，钳口设计为椭圆形杯状，工作大小分为 1 号（8mm×3mm）和 2 号（11.5mm×3.5mm）两种规格，头端设计分为 0°和 45°两种规格，见图 3-163。

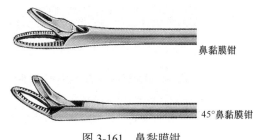

图 3-161 鼻黏膜钳

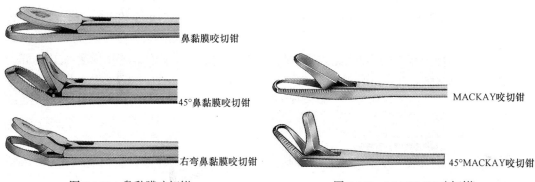

图 3-162 鼻黏膜咬切钳　　　　　　　图 3-163 MACKAY 咬切钳

15. 鼻息肉钳 用于非贯穿切割、咬切病灶组织。有效工作长度为 11cm、13cm、15cm 和 16cm 4 种规格，钳口设计有孔圆形杯状，工作直径分为 00 号、0 号、1 号、2 号和 3 号五种型号规格，头端设计分为 0°、45°、90°、左弯和右弯五种规格，见图 3-164。

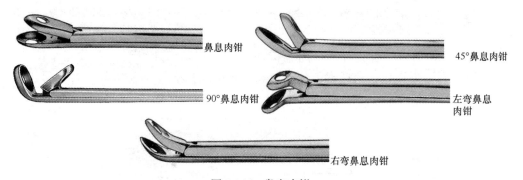

图 3-164 鼻息肉钳

16. 细长鼻息肉钳 用于非贯穿切割、咬切息肉及腺样组织。有效工作长度为 11cm，钳口设计为细长有孔椭圆形杯状，工作大小分为 3.5mm×12mm 和 6mm×12mm 两种规格，头端设计分为 60°和 90°两种规格，见图 3-165。

17. SilCut 鼻息肉钳 用于超强力非贯通抓取或咬切病灶组织、软骨及骨片。有效工作长度为 13cm，工作直径分为 0 号和 1 号两种规格，头端设计分为 0°和 45°两种规格，带有清洁接口，见图 3-166。

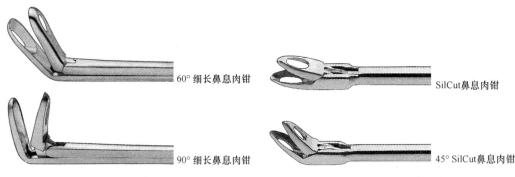

图 3-165　细长鼻息肉钳　　　　　图 3-166　SilCut 鼻息肉钳

18. SilCut 鼻咬切钳　用于超强力贯通剪穿、咬切病灶组织。有效工作长度为 13cm，头端设计分为 0°和 15°两种规格，工作直径分为 1.5 mm、2.7 mm 和 3.4mm 三种规格，带清洁接口，见图 3-167。

19. 强力鼻咬切钳　用于强力贯通剪穿、咬切病灶组织。有效工作长度为 10.5cm，头端设计为 45°上弯，工作大小分为小号（2.5mm×6.5mm）、中号（2.75mm×6.5mm）和大号（3mm×8mm）三种规格，见图 3-168。

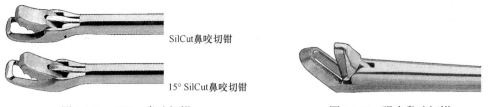

图 3-167　SilCut 鼻咬切钳　　　　　图 3-168　强力鼻咬切钳

20. HARTMANN 鼻咬切钳　用于贯通剪穿、咬切病灶组织。有效工作长度为 11cm，钳口设计为有孔圆形状，工作大小分为 1 号、2 号、3 号和 4 号四种型号规格，见图 3-169。

21. SCHMEDEN 鼻咬切钳　用于贯通剪穿、咬切病灶组织。有效工作长度为 11cm，钳口设计为有孔三角形锯齿状，工作大小分为 1 号、2 号和 3 号三种型号规格，见图 3-170。

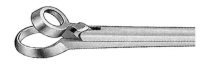
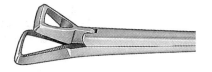

图 3-169　HARTMANN 鼻咬切钳　　　　图 3-170　SCHMEDEN 鼻咬切钳

22. 微型鼻钳　用于贯通咬切、夹取病灶组织。有效工作长度为 13cm，钳口设计超纤细扁平状，工作直径为 1.5mm，钳鞘末端设计分为 0°和 30°上弯两种规格，钳杆设计分为 0°和 45°上弯两种规格，见图 3-171。

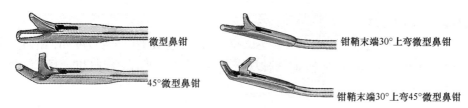

图 3-171　微型鼻钳

23. 微型取瘤钳　同本章第一节"神经内镜器械"。

24. 微型咬切钳　同本章第一节"神经内镜器械"。

25. 抓钳　同本章第一节"神经内镜器械"。

26. 微型抓钳　同本章第一节"神经内镜器械"。

27. 前向咬切钳　同本章第一节"神经内镜器械"。

28. 侧向咬切钳　用于侧向贯通咬切下钩突部分组织。有效工作长度为 10cm，切割柔和可控，咬切开口方向设计分为左侧向和右侧向两种规格，见图 3-172。

29. 鼻窦反咬钳　用于上沿后切口咬切黏膜瓣。有效工作长度为 10cm，反咬设计分为向上、向左和向右三种规格，鞘杆可旋转 360°，带有清洗通道，见图 3-173。

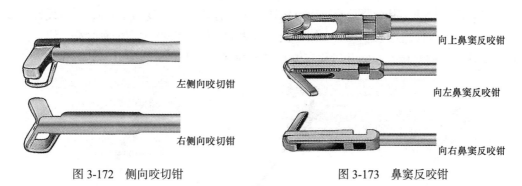

图 3-172　侧向咬切钳　　　　图 3-173　鼻窦反咬钳

30. 儿童鼻窦反咬钳　用于上沿后切口咬切黏膜瓣。有效工作长度为 10cm，反咬设计分为向上、向下、向左和向右四种规格，鞘杆可旋转 360°，带有清洗通道，见图 3-174。

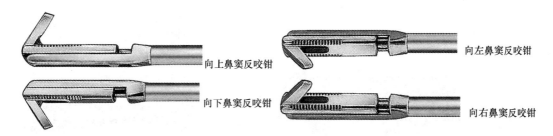

图 3-174　儿童鼻窦反咬钳

31. OSTRUM 反咬钳　同本章第一节"神经内镜器械"。

32. 钩突反咬钳　用于上沿后切口咬切钩突。有效工作长度为 10cm，钳口设计呈圆形可转动，工作直径为 2.5mm，反咬设计分为向上、向下、向左和向右四种规格，带有清洗通道，见图 3-175。

33. 儿童钩突反咬钳　用于上沿后切口咬切钩突。有效工作长度为9cm，钳口大小分为2.3mm×4mm 和 3.5mm×4.5mm 两种规格，钳鞘设计分为向上弯曲和向下弯曲两种规格，见图 3-176。

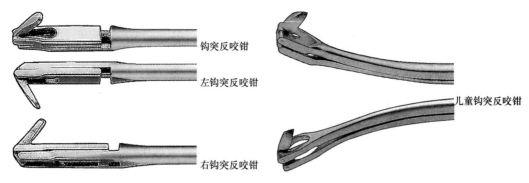

钩突反咬钳

左钩突反咬钳

右钩突反咬钳

图 3-175　钩突反咬钳

儿童钩突反咬钳

图 3-176　儿童钩突反咬钳

34. LASKAWI 反咬剪　同本章第一节"神经内镜器械"。

35. 额窦咬钳　用于贯通咬切额窦病灶组织。有效工作长度为 13cm，钳口设计为超纤细扁平状，工作直径为 1.5mm，钳杆设计分为 60°上弯和 90°上弯两种规格，钳口倒向开口设计分为后开口、左侧开口和右侧开口三种规格，带有清洁接口，见图 3-177。

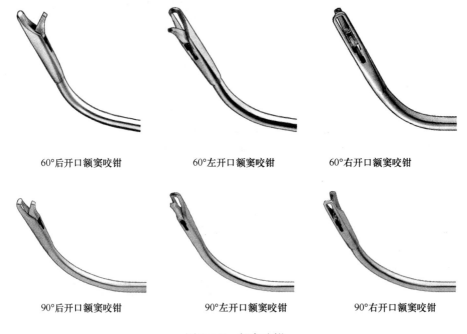

60°后开口额窦咬钳　　　　　60°左开口额窦咬钳　　　　　60°右开口额窦咬钳

90°后开口额窦咬钳　　　　　90°左开口额窦咬钳　　　　　90°右开口额窦咬钳

图 3-177　额窦咬钳

36. 额窦咬切钳　用于贯通咬切额窦病灶组织。有效工作长度为 14cm，钳口设计为一侧可动粗锯齿形，钳杆设计为 65°上弯，切割宽度为 2mm，钳口倒向开口设计分为后开口、左侧开口和右侧开口三种规格，带有清洁接口，见图 3-178。

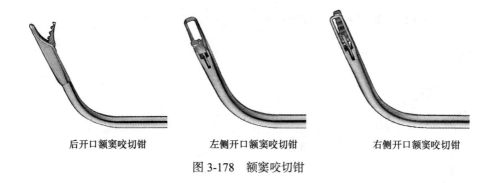

后开口额窦咬切钳　　　　左侧开口额窦咬切钳　　　　右侧开口额窦咬切钳

图 3-178　额窦咬切钳

37. 杯口息肉钳　用于切割、咬切息肉等病灶组织。有效工作长度为 12cm，钳口设计呈杯口状，工作直径分为 3mm 和 4mm 两种规格，钳杆设计分为 65°上弯、70°上弯和110°倒向弯曲三种规格，头端设计分为水平开口和垂直开口两种规格，带有冲洗通道，见图 3-179。

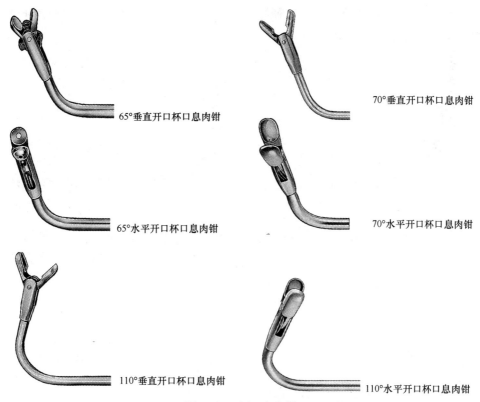

65°垂直开口杯口息肉钳　　　　　　　　　70°垂直开口杯口息肉钳

65°水平开口杯口息肉钳　　　　　　　　　70°水平开口杯口息肉钳

110°垂直开口杯口息肉钳　　　　　　　　110°水平开口杯口息肉钳

图 3-179　杯口息肉钳

38. 梨口息肉钳　用于切割、咬切息肉等病灶组织。有效工作长度为 12cm，钳口设计呈梨形杯口状，钳杆水平张开设计分为 45°上弯和 80°上弯两种规格，带有冲洗通道，见图 3-180。

39. KUHN-BOLGER 息肉钳　用于非贯穿切割病灶组织。有效工作长度为 13 cm，钳口设计呈杯口状，钳杆设计为 55°上弯，工作直径分为 2mm 和 3mm 两种规格，头端设计分为水平开口和垂直开口两种规格，带有冲洗通道，见图 3-181。

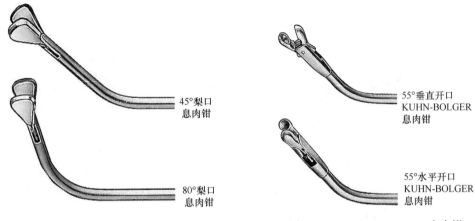

图 3-180　梨口息肉钳　　　　　图 3-181　KUHN-BOLGER 息肉钳

40. 长颈息肉钳　用于非贯穿切割病灶组织。有效工作长度为 13cm，钳口设计呈杯口状，钳杆设计为 90°上弯，工作直径为 2mm，头端设计分为水平开口和垂直开口两种规格，带有冲洗通道，见图 3-182。

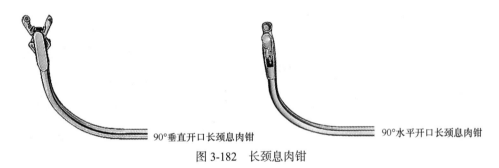

图 3-182　长颈息肉钳

41. 上颌窦抓钳　用于前窦隐窝抓取病灶组织。有效工作长度为 10cm，钳口固定一侧 90°弯曲，钳口活动一侧可 120°倒向张开，头端钳口设计分为上弯、下弯、左弯和右弯四种规格，带有清洁接口，见图 3-183。

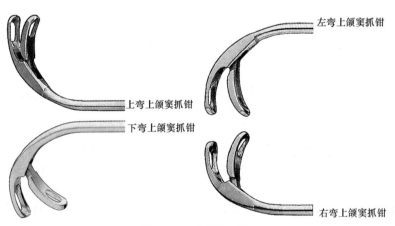

图 3-183　上颌窦抓钳

42. 超长上颌窦抓钳 用于前窦隐窝抓取病灶组织。有效工作长度为 10cm，头端下弯设计分为 115°和 140°两种规格：钳口固定一侧 115°向下弯曲，钳口活动一侧可 140°倒向张开；钳口固定一侧 140°向下弯曲，钳口活动一侧可 155°倒向张开，见图 3-184。

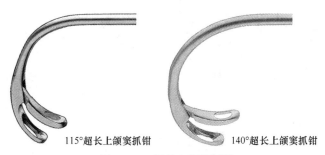

115°超长上颌窦抓钳　　　　140°超长上颌窦抓钳

图 3-184　超长上颌窦抓钳

43. HEUWIESER 上颌窦抓钳 用于前窦隐窝抓取病灶组织。有效工作长度为 10cm，钳口两侧可调整至倒向位置，钳口上端可 120°弯曲，钳口下端至 180°倒向张开，见图 3-185。

44. STAMMBERGER 活检钳 用于夹取病灶组织。有效工作长度为 10cm，头端设计分为0°和上弯两种规格，钳鞘内置中央吸引通道，带有清洁接口，见图 3-186。

45. KENNEDY 活检钳 用于夹取病灶组织。有效工作长度为 13cm，头端设计分为 0°和 45°上弯两种规格，钳鞘内置中央吸引通道，带有清洁接口，见图 3-187。

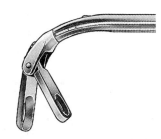

图 3-185　HEUWIESER 上颌窦抓钳

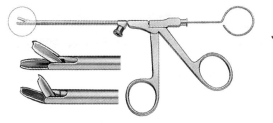
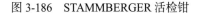

图 3-186　STAMMBERGER 活检钳

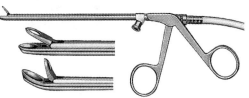

图 3-187　KENNEDY 活检钳

46. 儿童 KENNEDY 活检钳 用于夹取病灶组织。有效工作长度为 12.5cm，头端设计分为 0°和 45°上弯两种规格，钳鞘内置中央吸引通道，带有清洁接口，见图 3-188。

47. 光学活检抓钳 用于夹取病灶组织。有效工作长度为 18cm，钳鞘内置中央内镜通道，头端可伸缩设计分为起始位置和最终位置两种规格，见图 3-189。

48. KRAUSE 鼻息肉圈套器 用于切除鼻息肉组织。有效工作长度为 25cm，需配备金属线共同使用，见图 3-190。

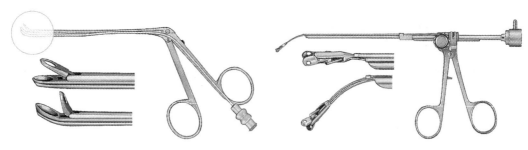

图 3-188　儿童 KENNEDY 活检钳　　　　　图 3-189　光学活检抓钳

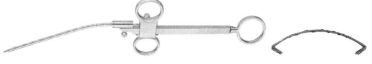

图 3-190　KRAUSE 鼻息肉圈套器

49. LANGE 鼻息肉圈套器　用于切除鼻息肉组织。有效工作长度为 24cm，需配备金属线共同作用，见图 3-191。

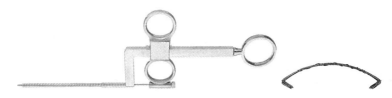

图 3-191　LANGE 鼻息肉圈套器

50. 钛夹钳　用于鼻内镜术中蝶腭动脉结扎。有效工作长度为 13cm，与钛夹配套使用，头端设计分为 0°、左弯和右弯三种规格，带有清洁接口，见图 3-192。

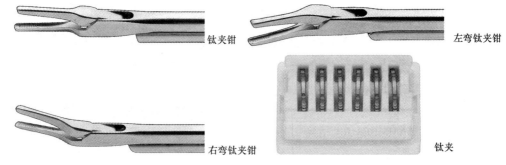

钛夹钳　　　　　　　　　　　　　　　　　　左弯钛夹钳

右弯钛夹钳　　　　　　　　　　　钛夹

图 3-192　钛夹钳及钛夹

51. 激光导向器　用于鼻内激光手术。有效工作长度为 10cm，导向鞘远端可在 −5°～+45°自由转动及锁定，手柄带锁齿设计，内置排烟吸引管，见图 3-193。

（三）分离器械

1. 双头探针　用于暴露、探查或拨动组织结构和病灶等。有效工作长度为 19cm，球头直径分为 1.2mm 和 3mm 两种规格，见图 3-194。

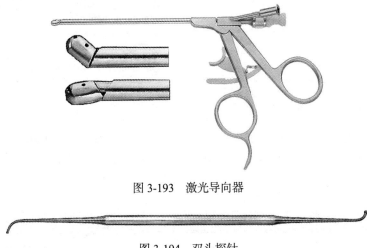

图 3-193　激光导向器

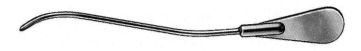

图 3-194　双头探针

2. 额窦探针　用于暴露、探查窦口。有效工作长度分为 14.5cm 和 16.5cm 两种规格，针杆设计为 S 形弯曲，工作外径分为 2.5mm、3mm、4mm 和 5mm 四种规格，见图 3-195。

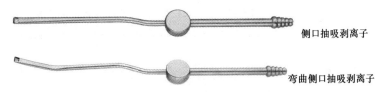

图 3-195　额窦探针

3. 额窦双头探针　同本章第一节"神经内镜器械"。

4. 鼻中隔剥离子　同本章第一节"神经内镜器械"。

5. 抽吸剥离子　同本章第一节"神经内镜器械"。

6. CASTELNUOVO 抽吸剥离子　同本章第一节"神经内镜器械"。

7. 侧口抽吸剥离子　用于分离病灶组织。有效工作长度为 21cm，头端设计呈扁平状，工作大小分为 3mm×1.8mm 和 5mm×1.8mm 两种规格，杆部设计分为枪状标准型和 2 次弯曲两种规格；吸引口设计在侧面，同时带有吸引功能，可减少不断更换器械引起的黏膜损伤，见图 3-196。

侧口抽吸剥离子

弯曲侧口抽吸剥离子

图 3-196　侧口抽吸剥离子

8. 鼻翼扩张器　用于鼻翼软骨的手术准备和处理。有效工作长度为 9.5cm，工作直径为 5mm×8mm，带有刻度，见图 3-197。

9. 刮匙　用于刮除或切割软骨、纤维肉芽等组织。有效工作长度为 19cm，头端设计分为圆形和椭圆形两种规格，工作直径分为小号、中号和大号三种规格，见图 3-198。

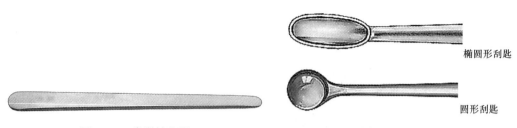

图 3-197　鼻翼扩张器　　　　　　　　图 3-198　刮匙

10. 窦腔刮匙　用于刮除或切割软骨、纤维肉芽等组织。有效工作长度分为 16.5cm 和 19cm 两种规格，头端设计分为 15°、55° 和 90° 三种规格，见图 3-199。

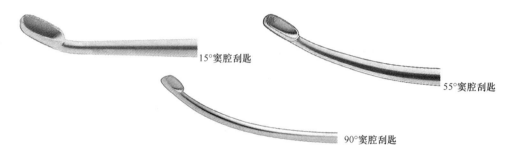

图 3-199　窦腔刮匙

11. 上颌窦刮匙　同本章第一节"神经内镜器械"。

12. 鼻窦刮圈　同本章第一节"神经内镜器械"。

13. 上颌窦刮圈　用于刮除或切割软骨、纤维肉芽等组织。有效工作长度为 24.5cm，头端双侧为 35°端和 65°端，见图 3-200。

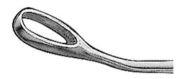

图 3-200　上颌窦刮圈

14. 抽吸刮匙　同本章第一节"神经内镜器械"。

15. McKENTY 骨锉　用于锉削腔内骨组织。有效工作长度为 14.5cm，工作宽度分为 3mm、4mm 和 5mm 三种规格，见图 3-201。

16. 双头 McKENTY 骨锉　用于锉削腔内骨组织。有效工作长度为 19cm，两侧工作宽度为 4.5mm 和 5mm，见图 3-202。

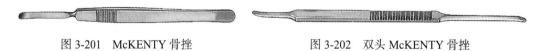

图 3-201　McKENTY 骨挫　　　　　　图 3-202　双头 McKENTY 骨挫

17. 骨锉　用于锉削腔内骨组织。有效工作长度为 17.5cm，头端设计为轻微弯曲，见图 3-203。

18. 抽吸骨凿　用于清除、锉削骨质组织。有效工作长度为 19.5cm，同时带有吸引功能，减少不断更换器械引起的黏膜损伤，见图 3-204。

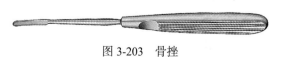

图 3-203　骨挫

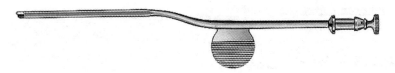

图 3-204　抽吸骨凿

19. 鼻腔吸引头　同本章第一节"神经内镜器械"。

20. FRAZIER 吸引头　用于使手术野清晰，显露术区。有效工作长度为 10cm，杆鞘设计时在 5～9cm 处有距离标记，工作外径分为 5F、7F 和 9F 三种型号规格，见图 3-205。

21. 窦腔吸引头　同本章第一节"神经内镜器械"。

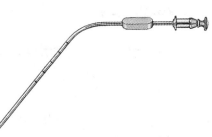

图 3-205　FRAZIER 吸引头

22. S 形窦腔吸引头　用于使窦腔手术野清晰，显露术区。有效工作长度为 12.5cm，杆鞘设计分为轻微弯曲标准型和强烈弯曲加强型两种规格，工作外径为 2.5mm，见图 3-206。

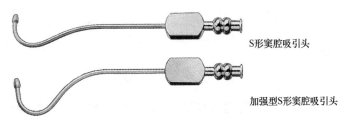

S形窦腔吸引头

加强型S形窦腔吸引头

图 3-206　S 形窦腔吸引头

23. 弯角吸引头　用于使窦腔手术野清晰，显露术区。有效工作长度分为 10cm 和 13cm 两种规格，杆鞘设计弯角状，工作直径为 2mm，见图 3-207。

24. 窦腔成角吸引头　同本章第一节"神经内镜器械"。

25. 吸引头　同本章第一节"神经内镜器械"。

26. 成角吸引头　同本章第一节"神经内镜器械"。

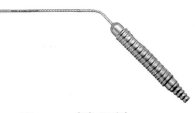

图 3-207　弯角吸引头

27. 分体式窦腔吸引头　同本章第一节"神经内镜器械"。

28. 吸引手柄　同本章第一节"神经内镜器械"。

(四)特殊专用器械

1. 基础手术器械　用于协助暴露手术视野，见图 3-208。

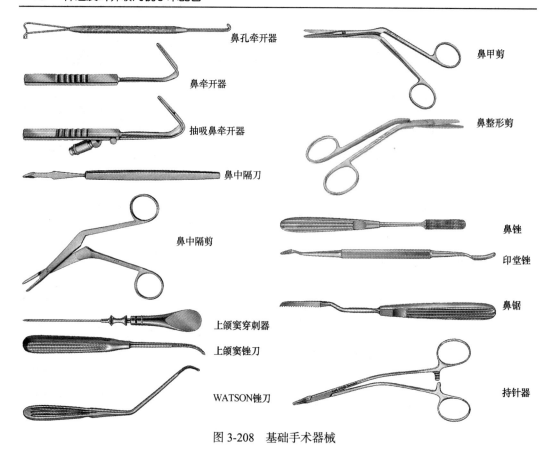

鼻孔牵开器

鼻牵开器

抽吸鼻牵开器

鼻中隔刀

鼻中隔剪

上颌窦穿刺器

上颌窦锉刀

WATSON锉刀

鼻甲剪

鼻整形剪

鼻锉

印堂锉

鼻锯

持针器

图 3-208　基础手术器械

2. 骨开窗手术器械　用于凿切鼻腔和鼻中隔骨质组织，见图 3-209。

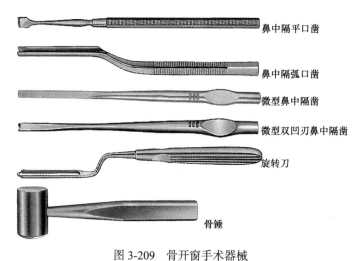

鼻中隔平口凿

鼻中隔弧口凿

微型鼻中隔凿

微型双凹刃鼻中隔凿

旋转刀

骨锤

图 3-209　骨开窗手术器械

二、电外科器械

1. 双极电凝钳　同本章第一节"神经内镜器械"。
2. 双极吸引钳　同本章第一节"神经内镜器械"。

3. 双极电凝镊 同本章第一节"神经内镜器械"。

4. 膝状双极电凝镊 用于鼻咽部双极电凝止血。有效工作长度分为 16cm 和 18cm 两种规格，镊杆设计分为标准型弯角状和60°弯角两种规格，见图 3-210。

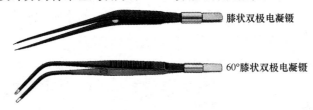

膝状双极电凝镊

60°膝状双极电凝镊

图 3-210 膝状双极电凝镊

5. 双极吸引镊 同本章第一节"神经内镜器械"。

6. 电凝吸引头 用于腔内电凝止血和吸除血液、分泌物，同时完成两种操作。有效工作长度分为 10cm、15cm 和 17cm 三种规格，头端球形设计分为直形和成角形两种规格，见图 3-211。

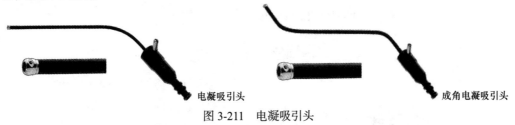

电凝吸引头

成角电凝吸引头

图 3-211 电凝吸引头

7. 电凝电极 同本章第一节"神经内镜器械"。

8. 单极针 用于下鼻甲黏膜热透法。有效工作长度为 9cm，见图 3-212。

9. 双极针 用于收缩肥大鼻甲黏膜。有效工作长度为 10cm，见图 3-213。

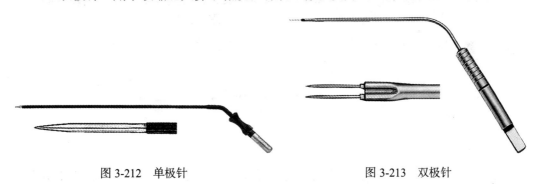

图 3-212 单极针　　　　　　　　图 3-213 双极针

三、动 力 器 械

动力器械同本章第一节"神经内镜器械"。

四、等离子射频器械

1. 鼻窦等离子手术电极 用于鼻内镜下鼻窦、鼻腔增生组织射频消融手术。同本章

第一节"神经内镜器械"。

2. 收缩等离子手术电极 用于鼻内镜下鼻甲减容手术。收缩电极提供一定的热度使肥大处鼻甲黏膜收缩，见图 3-214。

3. 双极等离子手术电极 用于鼻内镜局部精确部位的止血、消融和凝固。刀头设计分为左右极和内外极两种规格，见图 3-215。

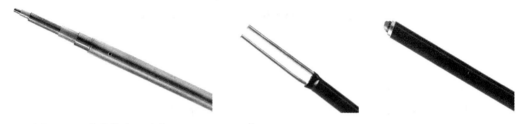

图 3-214 收缩等离子手术电极　　　图 3-215 双极等离子手术电极

第四节 喉内镜器械

一、喉 内 镜

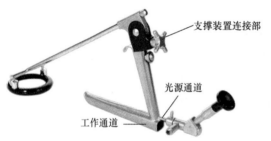

图 3-216 支撑喉内镜侧面观结构示意图

内镜根据镜体的结构和形状，分为硬性内镜和软性内镜两种类型。

1. 硬性内镜 又称支撑喉内镜。基础设计包括光源通道、工作通道和支撑装置连接部，见图3-216。需要利用放在胸部的支撑装置，将支撑喉内镜伸入咽喉部并固定，显露喉内结构。

2. 软性内镜 同本章第一节"神经内镜器械"。

二、手 动 器 械

(一)刀剪类

1. 喉刀 用于分离腔内粘连或黏膜组织。有效工作长度为23cm，刀头设计呈椭圆形，头端设计分为 0°和 45°两种规格，需配合手柄使用，见图 3-217。

2. 镰状刀 用于分离、切断腔内粘连或病灶组织。有效工作长度为23cm，刀头设计呈尖锐镰刀形，刀头设计分为 0°和 45°两种规格，需配合手柄使用，见图 3-218。

3. 圆刀 用于分离腔内粘连或黏膜组织。有效工作长度为23cm，刀头设计分为钝圆形和高尔夫球棒形两种规格，需配合手柄使用，见图 3-219。

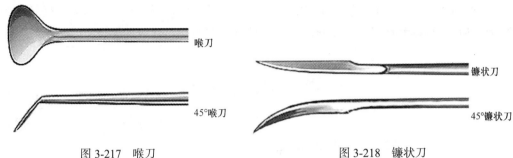

图 3-217　喉刀

图 3-218　镰状刀

4. 柳叶刀　用于分离、切断腔内粘连或黏膜组织。有效工作长度为23cm，刀头设计呈柳叶形，需配合手柄使用，见图 3-220。

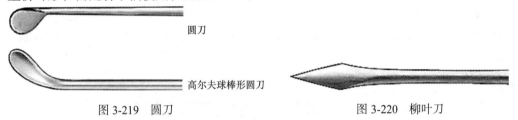

图 3-219　圆刀

图 3-220　柳叶刀

5. 强力型喉剪　用于剪切腔内巨大病灶组织。有效工作长度为23cm，刀刃设计呈锯齿形，工作大小 3mm×10mm，带有清洁接口，见图 3-221。

6. 喉剪　用于分离、剪切腔内软组织或病灶组织。有效工作长度分为 18cm、21cm和 23cm 三种规格，刀头设计分为 0°、15°、45°、左弯和右弯五种规格，带有清洁接口，见图 3-222。

7. 微型喉剪　用于分离、剪切腔内软组织或病灶组织。有效工作长度为 23cm，刀头设计分为 0°、45°、左弯和右弯四种规格，带有清洁接口，见图 3-223。

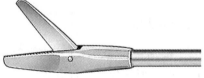

图 3-221　强力型喉剪

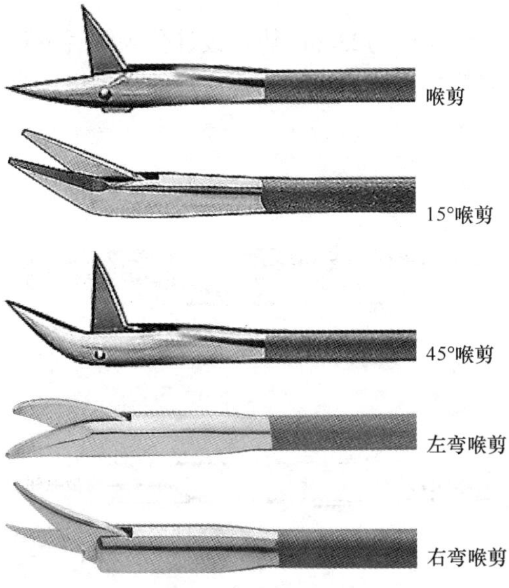

图 3-222　喉剪

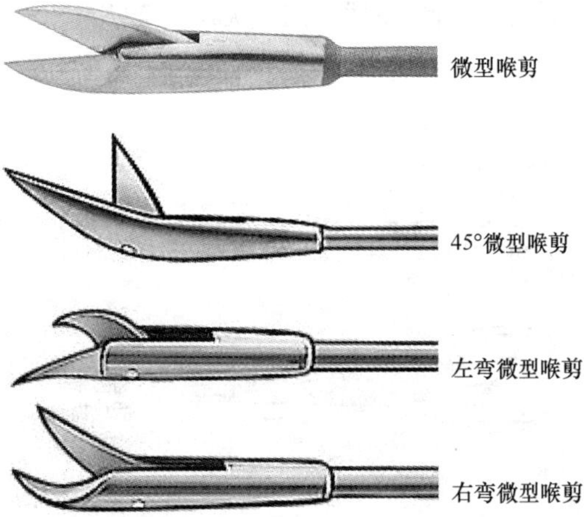

图 3-223　微型喉剪

8. FISCH-BELLUCCI 剪　用于剪切腔内前联合软组织、病灶组织。有效工作长度为23cm，剪刃口远端设计为15°成角，刀头设计分为左弯和右弯两种规格，见图3-224。

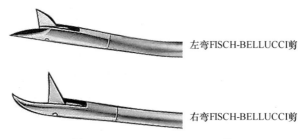

图 3-224　FISCH-BELLUCCI 剪

9. KLEINSASSER 剪　用于剪切腔内软组织、病灶组织。有效工作长度分为 21cm 和 18cm 两种规格，刀头设计分为 0°、45°、左弯和右弯四种规格，带有冲洗通道，见图 3-225。

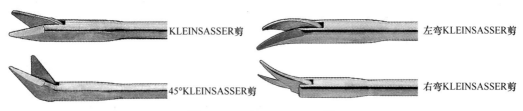

图 3-225　KLEINSASSER 剪

（二）钳类

1. 活检抓钳　用于垂直夹取病灶组织。有效工作长度分为23cm，钳口设计分为孔圆形和椭圆形杯状，带有清洁接口。带关节的钳头端可塑形，常在突出物不在内镜前方或虽然可见但无法直接钳夹时使用，见图3-226。

2. 抓钳　用于夹持或取出病灶组织。有效工作长度为23cm，钳口设计分为椭圆形杯状和鳄齿状，钳口一侧可动，带有清洁接口。多数抓钳赋有棘齿闭合，规律突齿设计将组织牢固固定在齿板内，见图3-227。

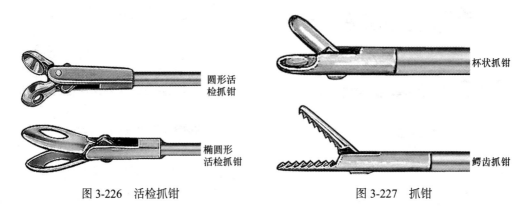

图 3-226　活检抓钳　　　　　　　　　图 3-227　抓钳

3. 骨抓钳　用于夹持或取出杓状软骨。有效工作长度为 20cm，钳口设计呈锯齿状，工作直径为 5mm，带有清洁接口，见图3-228。

4. 微型抓钳　用于夹持、咬切病变黏膜或肉芽组织。有效工作长度分为 20cm 和 23cm 两种规格，钳口设计为锯齿状，头端设计分为 0°、上弯、左弯和右弯四种规格，带有清洁接口，见图 3-229。

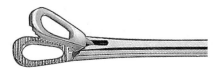

图 3-228　骨抓钳

5. 分离钳　用于牵引、分离病灶周围组织。有效工作长度为 23cm，钳口设计呈锯齿状，鞘体绝缘，头端设计分为 0°、左弯和右弯三种规格，带有清洁接口，见图 3-230。

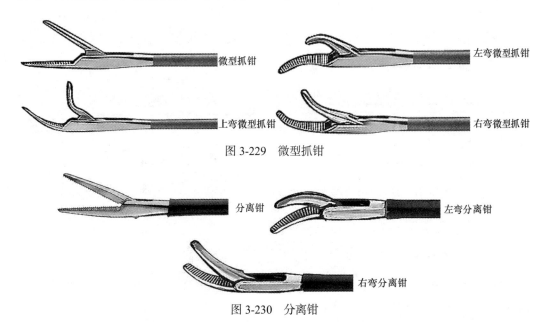

图 3-229　微型抓钳

图 3-230　分离钳

6. 喉钳　用于正向夹持、咬切声带边缘息肉。有效工作长度为23cm，钳口设计呈带孔三角形锯齿状，头端设计分为左上弯和右上弯两种规格，带有清洁接口，见图 3-231。

7. 微型喉钳　用于正向夹持、咬切声带边缘息肉。有效工作长度为 23cm，钳口设计呈带孔三角形精细锯齿状，头端设计分为左上弯和右上弯两种规格，带有清洁接口，见图 3-232。

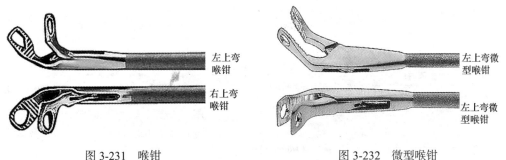

图 3-231　喉钳

图 3-232　微型喉钳

8. KLEINSASSER 喉钳　用于正向夹持、咬切声带边缘息肉。有效工作长度为 18cm 和 20cm，钳口设计呈带孔三角形锯齿状，头端设计分为左上弯和右上弯两种规格，带有锁齿和清洁接口，见图 3-233。

9. 取瘤钳　用于咬切、夹取病灶组织。有效工作长度分为 18cm、21cm 和 23cm 三

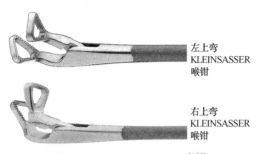

左上弯
KLEINSASSER
喉钳

右上弯
KLEINSASSER
喉钳

图 3-233　KLEINSASSER 喉钳

种规格，钳口设计呈圆形杯状孔，工作直径为 2mm，头端设计分为 0°、上弯、左弯和右弯四种规格，带有清洁接口，见图 3-234。

10. 强力取瘤钳　用于强力咬切、夹取病灶组织。有效工作长度分为 23cm，钳口设计呈圆形杯状孔，钳口一侧可动，工作直径为 4mm，头端设计分为 0°、上弯、左弯和右弯四种规格，带有清洁接口，见图 3-235。

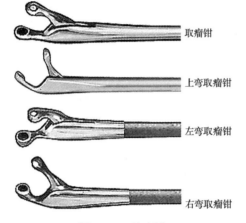

取瘤钳

上弯取瘤钳

左弯取瘤钳

右弯取瘤钳

图 3-234　取瘤钳

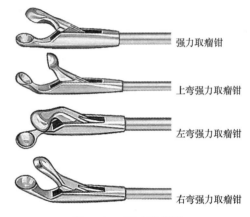

强力取瘤钳

上弯强力取瘤钳

左弯强力取瘤钳

右弯强力取瘤钳

图 3-235　强力取瘤钳

11. 微型取瘤钳　用于咬切、夹取病灶组织。有效工作长度为 21cm 和 23cm 两种规格，钳口设计呈圆形杯状孔，工作直径为 1mm，头端设计分为 0°、45°、左弯、右弯、左上弯和右上弯六种规格，带有清洁接口，见图 3-236。

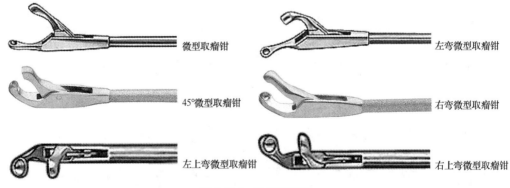

微型取瘤钳

45°微型取瘤钳

左上弯微型取瘤钳

左弯微型取瘤钳

右弯微型取瘤钳

右上弯微型取瘤钳

图 3-236　微型取瘤钳

12. 钛夹钳　同本章第三节"鼻内镜器械"。

13. 持针器　用于夹持缝针缝合组织。有效工作长度为 23cm，钳口设计呈精细锯齿状，工作规格为 1.8mm×3.5mm，带有锁齿和清洁接口，见图 3-237。

14. 90º 持针器　用于狭窄管腔内夹持缝针缝合组织。大号 90º 持针器有效工作长度为 23cm，钳口大小为 3mm×5.8mm；小号 90º 持针器有效工作长度为 20cm，钳口大小为 2mm×4mm，头端设计分为左弯和右弯两种规格，带有锁齿和清洁接口，见图 3-238。

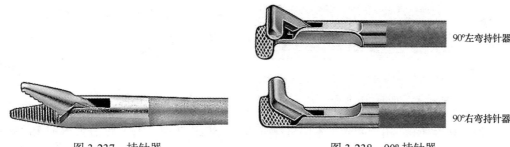

图 3-237　持针器　　　　　　　　　　　　图 3-238　90° 持针器

15. FEHLAND-NAWKA 持针器　用于狭窄管腔内夹持缝针或蝴蝶注射针。有效工作长度为 23cm，钳口设计呈十字形凹槽，头端 90° 设计分为左弯和右弯两种规格，带有锁齿和清洁接口，见图 3-239。

16. 微型持针器　用于狭窄管腔内夹持缝针缝合组织。有效工作长度为 23cm，钳口设计呈上弯圆形，工作直径为 1.5mm，带有锁齿和清洁接口，见图 3-240。

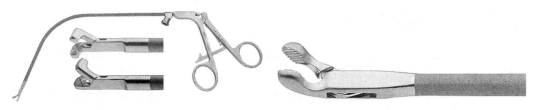

图 3-239　FEHLAND-NAWKA 持针器　　　　图 3-240　微型持针器

17. 声带扩张钳　用于无创伤扩张声带和假声带。有效工作长度为 24cm，钳口设计为弯曲叶片，可自行固定，带有锁齿和清洁接口，见图 3-241。

18. 激光抓钳　用于激光手术中贯穿夹持、咬切病灶组织。有效工作长度为 22cm，钳口锯齿状设计分为标准型和强力型两种规格，特殊亚光处理散掉激光光束，带有清洁接口，见图 3-242。

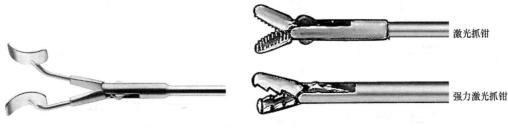

图 3-241　声带扩张钳　　　　　　　　　　图 3-242　激光抓钳

19. 微型激光抓钳　用于夹持、咬切病变黏膜或肉芽组织。有效工作长度为 20cm，钳口设计呈鳄齿状，钳口两侧均可垂直张开，内置吸引管道，吸收激光灼烧时产生的烟雾，见图 3-243。

20. LARYNGOFORCE 抓钳　用于激光手术中贯穿咬切病灶组织。有效工作长度为 22cm，钳口设计为有孔三角鳄齿状，特殊亚光处理散掉激光光束，带有清洁接口，内置吸引管道，吸收激光灼烧时产生的烟雾，见图 3-244。

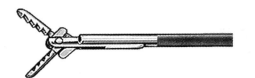

图 3-243　微型活检抓钳

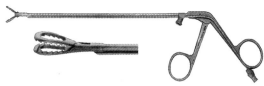

图 3-244　LARYNGOFORCE 抓钳

21. 激光勺钳　用于激光手术中贯穿咬切病灶组织。有效工作长度分为18cm 和23cm两种规格，钳口设计呈勺口状，工作直径为 2mm，头端设计分为 0°、45°、左弯和右弯四种规格，特殊亚光处理散掉激光光束，带有清洁接口，内置吸引管道，吸收激光灼烧时产生的烟雾，见图3-245。

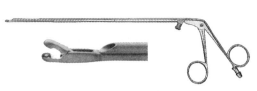

图 3-245　激光勺钳

（三）分离器械

1. 探针　用于暴露、探查或拨动组织结构和病灶。有效工作长度为23cm，鞘体弯曲，见图 3-246。

2. 剥离子　用于分离腔内粘连或病灶组织。有效工作长度为23cm，头端设计分为轻微弯曲和 90°弯曲两种规格，需配合手柄使用，见图 3-247。

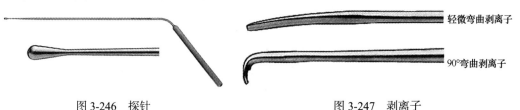

图 3-246　探针　　　　　　　　　　　　　　　图 3-247　剥离子

3. 喉钩　分离或切开组织结构和病灶。有效工作长度为23cm，头端设计分为锋利型和钝型两种规格，需配合手柄使用，见图 3-248。

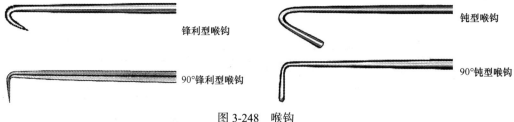

图 3-248　喉钩

4. 卷棉器　用于旋转卷裹棉片，擦拭术野或钝性分离粘连。有效工作长度分为18cm、21cm 和25cm 三种规格，头端设计分为标准三棱形锯齿状和螺纹状两种型号规格，工作直径分为 0.7mm、0.9mm、1.1mm 和 1.3mm 四种规格，见图 3-249。

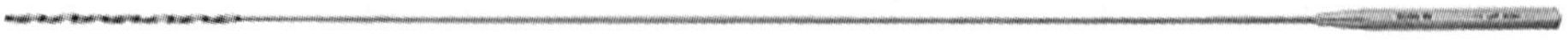

图 3-249　卷棉器

5. 抽吸剥离子 用于分离病灶组织。有效工作长度为 21cm，头端设计分为左弯和右弯两种规格，同时带有吸引功能，减少不断更换器械引起的黏膜损伤，见图 3-250。

6. 抽吸牵开器 用于分离及牵开组织。有效工作长度为 23cm，头端设计为带有 18mm×5mm 剥离子，特殊亚光处理散掉激光光束，同时带有吸引功能，减少不断更换器械引起的黏膜损伤，见图 3-251。

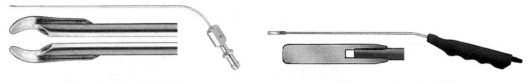

图 3-250 抽吸剥离子　　　　　　　　　　图 3-251 抽吸牵开器

7. 吸引头 用于使手术野清晰，显露术区。有效工作长度为 23cm，根据需要工作外径分为 1.2mm、1.5mm、2mm 和 2.2mm 四种规格，见图 3-252。

8. KLEINSASSER 吸引头 用于使手术野清晰，显露术区。有效工作长度为 23cm，顶端设计呈圆柱形，工作外径分为 2.5mm、3mm 和 4mm 三种型号规格，见图 3-253。

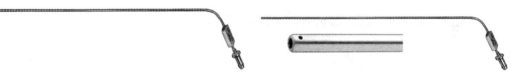

图 3-252 吸引头　　　　　　　　　　图 3-253 KLEINSASSER 吸引头

9. KLEINSASSER 球形吸引头 用于使手术野清晰，显露术区。有效工作长度分为 18cm 和 23cm 两种规格，顶端球形设计分为直形和 15°两种规格，工作外径分为 2mm 和 3mm 两种型号规格，见图 3-254。

10. 绝缘吸引头 用于使手术野清晰，显露术区。有效工作长度为 23cm，吸引管有绝缘保护作用，工作外径分为 2.5mm 和 3mm 两种型号规格，见图 3-255。

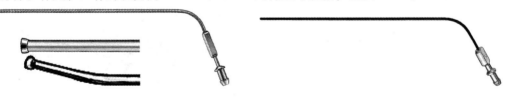

图 3-254 KLEINSASSER 球形吸引头　　　　　　图 3-255 绝缘吸引头

11. 插入式吸引头 用于使手术野清晰，显露术区，见图 3-256。

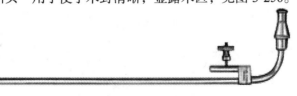

图 3-256 插入式吸引头

（四）特殊专用器械

1. 基础手术器械 用于辅助各项内镜下手术操作，见图 3-257。

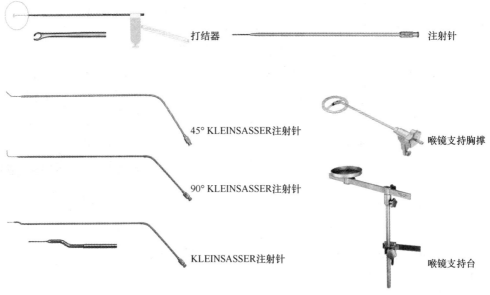

图 3-257 基础手术器械

2. 激光手术器械 用于激光喉内镜手术，见图 3-258。

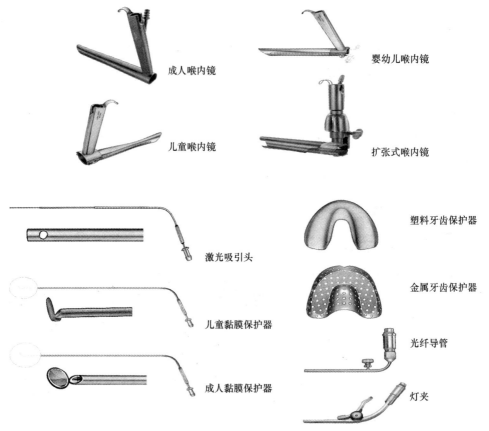

图 3-258 激光手术器械

三、电外科器械

1. 双极电凝钳　用于双极电凝止血和解剖分离。双极电凝钳以指控手柄的运动带动钳尖开合打开、提抓、牵引肿瘤组织，分离血管。有效工作长度为 23cm，钳端设计为45°弯曲，见图 3-259。

2. 双极吸引钳　用于腔内双极电凝止血和解剖分离，兼顾电凝止血和吸除血液、分泌物等功能，同时完成两种操作。有效工作长度为 23cm，钳端设计为 45°向上翘，见图 3-260。

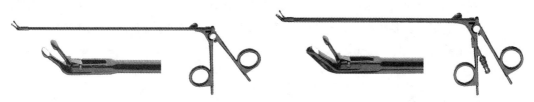

图 3-259　双极电凝钳　　　　　　　图 3-260　双极吸引钳

3. 单极电凝吸引头　用于腔内单极电凝止血和吸除血液、分泌物，同时完成两种操作。有效工作长度为 26cm，手柄分为普通手柄和人体工学手柄两种规格，见图 3-261。

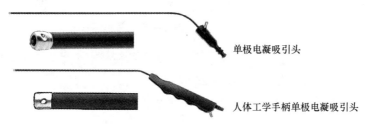

单极电凝吸引头

人体工学手柄单极电凝吸引头

图 3-261　单极电凝吸引头

4. 双极电凝吸引头　用于腔内双极电凝止血和吸除血液、分泌物，同时完成两种操作。有效工作长度为 26cm，见图 3-262。

5. 弯角双极电凝吸引头　用于腔内双极电凝止血和吸除血液、分泌物，同时完成两种操作。有效工作长度为 11cm，电极长度为 3.5mm，工作外径为 4.5mm，见图 3-263。

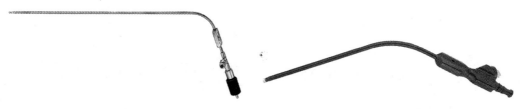

图 3-262　双极电凝吸引头　　　　　图 3-263　弯角双极电凝吸引头

6. 球形电凝电极　用于腔内电凝止血。有效工作长度为 23cm，工作直径分为 1mm和 2mm 两种规格，见图 3-264。

7. 切割电极 用于腔内狭窄部分切割病灶组织。有效工作长度为23cm，工作直径为0.45mm，见图3-265。

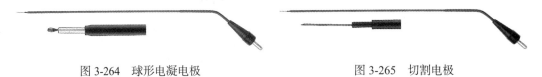

图 3-264 球形电凝电极　　　　　　　　图 3-265 切割电极

四、等离子射频器械

1. 喉部等离子手术电极 用于喉内镜下增生组织射频消融手术。在提供多方向切除角度的基础上同时具备吸引功能，吸出汽化融切过程中产生的气泡，增加组织切割、消融效果和能见度，见图3-266。

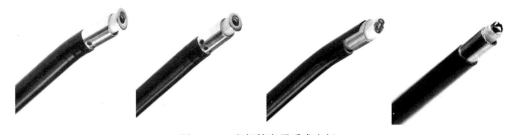

图 3-266 喉部等离子手术电极

2. 收缩等离子手术电极 用于喉内镜下组织、黏膜减容手术。收缩电极提供一定的热度使肥大处组织、黏膜收缩，见图3-267。

3. 消融等离子手术电极 用于喉内镜下扁桃体、腺样体术中精确消融，见图3-268。

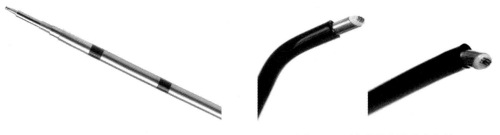

图 3-267 收缩等离子手术电极　　　　　图 3-268 消融等离子手术电极

第五节　导　航　器　械

影像导航技术与内镜手术技术相结合，通过精准提供手术解剖结构"路线图"及手术工具位置，极大提高了内镜微创手术的安全性和准确性。目前临床常用影像导航系统主要是电磁感应型导航系统和光感应型导航系统，配合其专用的手术器械使用。

1. 电磁感应型导航系统器械 用于配合电磁感应型导航系统使用，见图3-269。

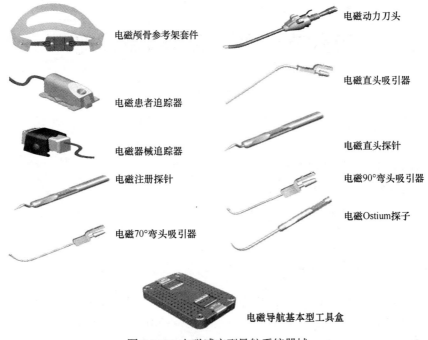

图 3-269 电磁感应型导航系统器械

2. 光感应型导航系统器械 用于配合光感应型导航系统使用,见图 3-270。

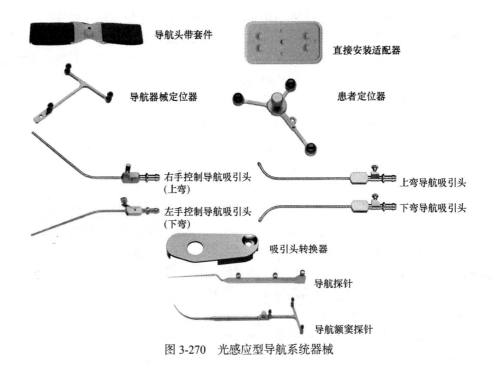

图 3-270 光感应型导航系统器械

第六节　内镜手术器械管理

一、内镜器械清洗

（一）内镜器械特点

1. 结构复杂，部件种类繁多。
2. 工艺精细，轴节关节咬合灵活。
3. 管腔纤细，清洗难度大。
4. 价格昂贵，维修成本高。

（二）内镜器械清洗规范

内镜器械清洗遵照《内镜清洗消毒技术操作规范（2004 年版）》《医疗机构消毒技术规范（2012 年版）》和《软式内镜清洗消毒技术规范（2017 年版）》执行。

1. 硬式内镜清洗　根据产品说明书选用手工清洗或专用内镜器械清洗架及设备进行机械清洗。

（1）手工清洗

1）光学目镜的清洗：①单独清洗。轻放于胶垫上，防止划伤光学目镜镜面。②流动水下冲洗。③使用含医用清洗剂的海绵或软布进行洗涤。④流动水下漂洗。⑤软水、纯化水或蒸馏水终末漂洗。⑥采用 75%乙醇进行擦拭消毒。⑦不应采用超声清洗。

2）导光束及连接线的清洗：①清水擦拭导光束及连接线的两端，中间导线部分按标准手工清洗流程进行冲洗；②使用含医用清洗剂的海绵或软布擦拭导光束及连接线的两端，中间导线部分按标准手工清洗流程进行洗涤；③清水漂洗，方法同①；④软水、纯化水或蒸馏水终末漂洗，方法同①；⑤采用 75%乙醇进行擦拭消毒。

3）硬式内镜及附件的清洗：①预处理，流动水初步冲洗，除去血液、黏液等污染物。管腔器械采用压力水枪进行管腔冲洗。②硬式内镜拆卸，可拆卸部分应拆开至最小单位。③冲洗，拆卸后进行流动水冲洗。细小、精密硬式内镜附件应放在专用的密纹清洗筐中清洗。④洗涤，应用医用清洗剂进行硬式内镜及附件洗涤，应在水面下刷洗。硬式内镜的轴节部、弯曲部、管腔内使用软毛刷进行彻底刷洗。⑤超声清洗，可超声清洗的硬式内镜及附件用超声清洗机清洗 5～10min。超声清洗方法遵循附录 B 中相关规定。⑥漂洗，流动水下冲洗硬式内镜及附件。管腔硬式内镜应用压力水枪进行管腔冲洗，要求管腔水流通畅，喷射的水柱成直线、无分叉。⑦终末漂洗，应用软水、纯化水或蒸馏水彻底冲洗硬式内镜及附件。⑧采用湿热消毒法或 75%乙醇进行消毒。

4）硬式内镜的其他附件的清洗。

根据产品使用说明书的要求，遵循附录 B 手工清洗的要求进行清洗。

（2）机械清洗

1）手工预处理：用流动水初步冲洗，去除血液、黏液等污染物。管腔器械使用压力水枪进行管腔冲洗。硬式内镜可拆卸部分应拆卸至最小单位,细小配件使用小型带盖密纹清洗筐妥善放置。

2)硬式内镜清洗架装载操作:根据产品使用说明书,采用正确方法将硬式内镜及其附件上架装载。①管腔器械阀门处于打开状态,管腔连接至型号相匹配的灌注装置上。②可拆卸的操作钳、剪类器械完成拆卸,内芯固定放置在器械架上或篮筐中并确保轴节、钳口充分张开;器械外套管连接相匹配的灌注套管并妥善固定;器械手柄与灌注口连接并固定。③不可拆卸的操作器械,将灌注管与器械的冲洗口连接并固定。④小型配件如螺帽等,放置在带盖密纹清洗筐中。⑤气腹针拆卸后外套管和内芯分别选择相匹配的灌注口连接并妥善固定。⑥适用于机械清洗的光学镜头,独立放置并固定在专用篮筐中进行清洗。⑦软管或适用于机械清洗的导光束,盘绕固定于专用清洗架上,中空软管(如气腹管或冲洗管)连接灌注接口。

3)选择并启动清洗消毒程序,包括预洗、主洗(加医用清洗剂)、漂洗(若用碱性清洗剂,则需中和)、终末漂洗、消毒和干燥。终末漂洗、消毒应使用纯化水。预洗水温应≤45℃,湿热消毒的温度应≥90℃,时间≥1min,或 AO 值≥600。

2. 软式内镜清洗

(1)手工清洗

1)预处理:①内镜光源和视频处理器拆离前,应用含有清洗液的湿巾或湿纱布擦去外表面污物,擦拭用品应一次性使用;②反复送气与送水至少10s;③将内镜头端置入装有清洗液容器中,启动吸引功能,抽吸清洗液直至其流入吸引管;④盖好内镜防水盖;⑤放入运送容器,送至清洗消毒室。

2)测漏:①取下各类按钮和阀门。②连接好测漏装置,注入压力。③内镜全部浸没于水中,使用注射器向各个管道注水,以排出管道内气体。④观察各个方向弯曲内镜先端,有无气泡冒出;观察插入部、操作部、连接部等部分有无气泡冒出。⑤一旦发现渗漏,应及时保修送检。⑥记录测漏情况。⑦或采用其他有效的测漏方法。

3)清洗:①清洗槽内配制清洗液,将内镜、按钮和阀门完全浸泡于清洗液中。②用擦拭布反复擦洗镜身,重点擦洗插入部和操作部。擦拭布应一用一更换。③刷洗软式内镜所有管道。刷洗时保证两端可见软刷刷头,并洗净刷头上的污物;反复刷洗至肉眼确定无污染物。④连接全管道灌流器,使用动力泵或注射器将各管道内充满清洗液。浸泡时间应遵循产品说明书。⑤刷洗按钮和阀门,适合超声清洗的按钮和阀门应遵循生产厂家的使用说明书进行超声清洗。⑥每清洗 1 条内镜,应更换清洗液。⑦将清洗刷清洗干净,高水平消毒后备用。

4)漂洗:①将清洗后的内镜连同全管道灌流器、按钮、阀门移入漂洗槽内;②使用动力泵或压力水枪充分冲洗内镜各管道至无清洗液残留;③用流动水冲洗内镜的外表面、按钮和阀门;④使用动力泵或压力气枪向各管道充气至少 30s,去除管道内的水分;⑤用擦拭布擦干内镜外表面、按钮和阀门,擦拭布应一用一更换。

5)消毒(灭菌):①内镜连同全管道灌流器,以及按钮、阀门移入消毒槽,并全部浸没于消毒液中。②使用动力泵或注射器,将各管道内充满消毒液,消毒方式和时间应遵循产品说明书。③更换手套,向各管道至少充气30s,去除管道内的消毒液。④使用灭菌设备对软式内镜灭菌时，应遵循设备使用说明书。

6)终末漂洗：①内镜连同全管道灌流器及按钮、阀门移入终末漂洗槽；②使用动力泵或压力水枪，用纯化水或无菌水冲洗内镜各管道至少 2min，直至无消毒剂残留；③用纯化水或无菌水冲洗内镜的外表面、按钮和阀门；④采用浸泡灭菌的内镜应在专用终末漂洗槽内使用无菌水进行终末漂洗；⑤取下全管道灌流器。

7)干燥：①将内镜、按钮和阀门置于铺设有无菌巾的专用干燥台上。无菌巾应每 4h 更换 1 次。②用 75%～95%乙醇或异丙醇灌注所有管道。③使用压力气枪，用洁净压缩空气向所有管道充气至少 30s，至其完全干燥。④用无菌擦拭布、压力气枪干燥内镜外表面、按钮和阀门。⑤安装按钮和阀门。

（2）机械清洗

1)使用内镜清洗消毒机前应遵循手工清洗流程中预处理、测漏、清洗漂洗的规定，对内镜进行预处理、测漏、清洗和漂洗。

2)清洗和漂洗可在同一清洗槽内进行。

3)内镜清洗消毒机的使用应遵循产品使用说明。

4)无干燥功能的内镜清洗消毒机应遵循手工清洗流程中干燥的规定进行干燥。

5)复用附件的清洗：①附件使用后应及时浸泡在清洗液里或使用保湿剂保湿，如为管腔类附件应向管腔内注入清洗液。②附件的内外表面及关节处应仔细刷洗，直至无可见污染物。③采用超声清洗的附件，应遵循附件的产品说明书使用医用清洗剂进行超声清洗。清洗后用流动水漂洗干净，然后干燥。

（三）内镜器械清洗注意事项

1. 工作人员严格执行《内镜清洗消毒技术操作规范(2004 年版)》相关规章制度及操作流程。

2. 从事内镜清洗消毒及灭菌工作人员应具备内镜清洗消毒及灭菌知识，接受与岗位相关的医院感染管理知识培训。

3. 工作人员遵循标准预防的原则，穿戴必要的防护用品，如工作服、防渗透围裙、医用外科口罩、帽子、手套、护目镜、面罩等；采取有效措施预防锐器伤。

4. 内镜使用后及时进行预处理，去除血液、黏液等残留物质，按需进行保湿处理。

5. 清点器械数量，注意检查器械是否齐全及功能状态。

6. 朊病毒、气性坏疽及突发原因不明的传染病病原体污染的硬式内镜及附件，使用后应双层封闭包装并标明感染性疾病名称，按照 WS/T367 的相关要求单独处理。

7. 使用专用清洗工具，其长短、型号符合要求。

8. 清洗用具、清洗池等每天清洁与消毒。

9. 确保器械清洗质量，定期生物学监测。

（四）内镜器械清洗质量检测

内镜器械清洗质量检测方法包括目测法、白纱布试验法、白通条检测法和 Endo Check^{TM} 系列法。临床应用较为广泛的是目测法和白纱布试验法。

1. 目测法　肉眼和(或)借助放大镜观察器械管腔、表面、齿槽、轴节的洁净度。成本低，简单易行，但检测结果主观性较强。

2. 白纱布试验法　在器械清洗处理后、未干燥情况下，使用气枪等将管腔内的水吹向洁净的白色纱布，观察纱布颜色变化。若纱布洁净如初，颜色不变，说明清洗质量合格。

3. 白通条检测法　使用白色的棉通条擦拭管腔内壁，反复通过 3 次。白色棉通条颜色不变，说明清洗质量合格。

4. EndoCheck^{TM} 系列法　用于检测内镜活检管道和管腔内壁的清洁度。其具有使用方便、结果可靠和精确度高(可以检测 0.1μg 的血液残留)等特点。但其成本较高，未在临床广泛推广。检测方法如下：

(1)用棉签擦拭内镜活检管道或管腔内壁。

(2)将棉签头端剪断放入绿盖小瓶内与活化剂混合，充分摇匀后等待 20s，察看颜色的变化(蓝色/绿色)。若颜色发生变化，表明管道内有血液残留，必须重新处理。

二、内镜器械包装、灭菌、转运及储存

规范内镜器械的包装、灭菌、转运及储存要配备切割机、封口机、放大镜、等离子灭菌器、转运车和腔镜器械、光学试管装载盒等设备设施。

(一)包装

1. 包装材料

(1)无菌包装定义：是一个闭合和(或)密封的系统，具备基本的阻菌作用，按照 ISO11607-2006 的标准定义即为无菌阻隔系统(sterilization barrier system，SBS)。国际无菌阻隔系统定义：可对其进行灭菌操作，可进行无菌操作，能够提供有效的微生物阻隔，灭菌前、后对产品无任何损坏效果，并且灭菌之后还能在一定期限内维持无菌环境的包装系统。

(2)无菌包装材料要求：功能性要求包括包装的完整性、包装保护性和便捷/洁净开启性。具体内容如下：

1)一般性能要求：在规定条件下，无可溶出物，无异味，不会对其包裹接触的医疗手术器械的性能和安全性产生损坏影响；无破损、无穿孔、无撕裂、无皱褶和无局部或整体厚薄不均。

2)最低物理性能：包括抗张强度、厚薄差异、撕裂度、透气性和耐破度。

3)最低化学性能：特定 pH、氯化物和硫酸盐的含量；材料在灭菌前、中、后不释放危害健康的毒性物质；灭菌要求延伸而来的与灭菌方式的相适应性、材料的微生物阻隔性和无菌性。

(3)常用的腔镜器械包装材料及使用现状

1)全棉布：是最传统、最简单的手术器械包装材料，具有柔软性好、利于穿透等特点，但结构疏松，不属于有效的阻菌屏障。保存必须遵循卫生部最新行业标准(2009)规定：环境的温度、湿度达到 WS310.1 规定时，纺织品材料包装无菌物品有效期为 14d；未达到环境标准时，无菌物品有效期为 7d。

全棉布存在微生物屏障作用差、使用中产生大量的棉絮微粒、无防水性等缺陷，不利于医院感染控制。在临床上，正逐渐被其他材料替代。

2)纸塑包装纸：是由医学级纸与高分子塑料膜经热合作用而制成的专用包装纸。纸塑包装纸袋带有检测灭菌效果的化学指示色标，具有密封性良好、阻隔细菌侵入、灭菌有效期较长、柔韧性极佳的特点，能减少使用时的纤维脱落、降低医疗费用成本和延长器械使用寿命。

3)医用无纺布：又称不织布、非织造布，是由定向的或随机的纺织纤维和(或)无纺纤维联结而成。其具有阻燃、无静电、无毒性、无刺激性、无尘、阻菌效果可靠和疏水性好、不易出现湿包等特点，是一种新型、可替代全棉布的灭菌包装材料。

4)硬质灭菌容器：是最新设计的包装材料，即金属材质灭菌容器。具有非常明显的优点，如包装规范、灭菌彻底、保护精密器械、无菌存储期长、有利于器械的保护、性价比高。目前，硬质灭菌容器已经广泛应用于各类手术器械包装。

2. 包装辅助材料　内镜器械价格昂贵、结构精细，应在包装过程中配备保护套保护器械尖端。

3. 包装方法

(1)准备：根据器械功能特点和灭菌方式选择合适包装材料。确认腔镜及器械功能及清洗洁净度符合规范要求。

(2)包装：双人核对确认。包内放置化学指示卡，包外粘贴器械信息条。使用纸塑包装纸包装，密封度应≥6mm，器械距离袋封口处≥2.5cm。

(3)注意事项

1)需包装进行灭菌的内镜按照 WS310.2 要求进行包装。

2)清洗后的内镜或附件在干燥、检查与保养、装配、包装等过程中，应避免物品再次污染。

3)根据灭菌方式、器械尺寸选择正确的包装材料和规格。

4)纸塑包装封口严密、有效，灭菌指示卡正面朝上，清晰可辨。

5)包外器械信息物品名称、灭菌有效期、灭菌标识等信息清晰可辨。

6)光学目镜需单独装载，避免受压，并在装载篮外粘贴警示标识。

7)硬质容器包装底部应衬垫器械固定装置，防止器械移位，导致损伤。

(二)灭菌

1. 灭菌原则

1)根据内镜及附件的材质和使用要求选择灭菌方法。

A. 耐热、耐湿内镜及其附件：首选压力蒸汽灭菌。

B. 不耐热、不耐湿内镜及其附件：采用低温灭菌或化学灭菌剂浸泡灭菌。

C. 不耐热、耐湿内镜及其附件：首选低温灭菌方法。

2)根据产品使用说明书，选择硬式内镜及其附件的灭菌方法及技术参数。

3)灭菌设备操作技术和方法遵循灭菌设备的使用说明和操作规程，并符合 WS310.2 的规定。

4)不随意更换硬式内镜及其附件的灭菌方式。

5)采用化学灭菌剂浸泡灭菌后，应使用无菌水漂洗干净，干燥后备用。

2. 腔镜器械灭菌生物监测　灭菌质量监测方法同普通器械。除物理监测(灭菌器自动记录灭菌压力、时间、温度)、化学监测(包外指示条和包内指示卡)外，高温灭菌器每周监测，低温灭菌器每天监测，置入物灭菌每锅监测。

1)检查生物测试剂是否在有效期范围内。

2)将生物测试剂放入灭菌袋内，封口。

3)放置于高温、低温灭菌锅灭菌舱下层内角(设备最难灭菌的冷点)。

4)保持不透明面朝上。

5)灭菌循环结束后取出测试剂，压碎后放入 55～60℃的恒温培养箱，另取一未灭菌的生物测试剂做阳性对照，24h 后观察结果并记录。

(三)转运和储存

1. 内镜器械灭菌后密闭转运。精密、脆弱、贵重器械，如光学目镜、导光束、摄像头建议独立转运、储存。

2. 灭菌内镜及其附件存放位置固定，设置标识，专人管理。使用前再次确认包装完好性。

3. 灭菌内镜、附件及相关物品应遵循无菌物品的储存要求进行储存。储存环境标准：24℃以下，湿度 70%以下，机械通风换气次数每小时 4～10 次，无尘、干燥环境。通风口下不得储存。

4. 灭菌器械与库间地面、墙面、顶棚、散热器间保留相应的间距。货架之间及货物与墙壁、顶棚间距不小于 30cm，与库内散热器或供暖管道间距不小于 30cm，与地面的距离不小于 25cm。

5. 库房内墙壁和顶棚应光洁、平整，地面平坦、整洁，门窗结构严密。配备温度测定仪；基建材料要求防虫、防鼠、防霉、防污染、防潮；通风排水设施、照明设施及消防设施符合要求。

三、内镜器械管理

(一)结构层面

1. 建立标准化管理

(1)制定和完善内镜清洗消毒及灭菌的岗位职责、操作规程、清洗与消毒的登记及监测、设备与器械管理、职业安全防护、继续教育和培训管理等制度及突发事件应急预案。

(2)合理配置符合国家相关标准和规定清洗、消毒和灭菌的设备及配套设施。

1)区域布局合理。

2)配备合格的水、电、压缩空气供给。

3)配置腔镜器械清洗所需各种用物。

4)提供充足的防护用品。

5)配备清洗、包装、灭菌、转运及储存的各种设备、设施。

(3)制作器械清洗、包装、灭菌标准流程图，张贴于指定区域。

(4)采取定期监测和不定期抽查相结合的方法进行指导和监督，定期进行检查与评价。

(5)将内镜清洗消毒工作纳入医疗质量管理，建立问题分析及质量控制体系，加强监测和监督。

(6)医院感染管理部门负责内镜清洗消毒与灭菌工作的监督、检查与指导。

(7)建立登记、追溯制度，记录内镜清洗消毒及灭菌参数、操作日期、时间与人员内容。

2. 人员因素

(1)落实岗位培训制度。将内镜清洗消毒专业知识和相关医院感染预防与控制知识纳入内镜诊疗中心(室)人员继续教育计划。

(2)相对固定专人从事内镜清洗消毒工作，数量与本单位工作相匹配。

(3)工作人员接受与其岗位职责相应的岗位培训和继续教育，正确掌握相应知识与技能。

1)内镜与附件的清洗、消毒、灭菌的知识与技能。

2)内镜构造及保养知识。

3)清洗剂、消毒剂及清洗消毒设备的使用方法。

4)标准预防及职业安全防护原则和方法。

5)医院感染预防与控制的相关知识。

(4)清洗、消毒人员接受专业培训，取得相关资质后方可上岗。

(5)指定专人负责质量监测工作。

(二)过程层面

1. 按国家相关标准和规定，落实内镜及器械回收、清洗、包装、灭菌、转运、储存操作规程，确保环节质量。

2. 正确检测内镜及器械结构和功能。落实检查评估要点，如工作端、匣式关节、内侧摩擦接触面、棘齿、锁扣、杆柄、手柄的测试和处理，确保性能完好。

3. 正确完成手术器械的预防性保养。

4. 正确针对问题器械进行专业处理和维护操作。

5. 全程环节追踪，闭环管理。采用条形码跟踪管理，建立内镜器械回收、清洗、检查与打包、灭菌、卸载、入无菌库、发放、使用环节的信息扫描。完善清洗、消毒、灭菌检测记录。

(三)结果层面

1. 落实国家相关标准和规定,加强内镜及附件消毒与灭菌效果监测。
2. 采用全面质量管理 PDCA 方法(计划、实施、处理、检查),持续改进质量问题。
3. 监测内镜清洗、消毒、灭菌管理质量,统计缺陷发生率。

(周 萍 何巧芳 谭 峰)

参 考 文 献

曹敏,王炬,2015. 手术室腔镜使用与手术护理配合. 北京:人民军医出版社.

韩德民,2002. 鼻内镜外科学. 北京:人民卫生出版社.

韩德民,2012. 鼻内镜外科学. 第 2 版. 北京:人民卫生出版社.

贺吉群,2012. 图解内镜手术护理. 长沙:湖南科学技术出版社.

胡志强,2014. 实用神经内镜技术与临床应用. 北京:北京科学技术出版社.

黄定强,梁传余,2013. 咽喉疾病内镜诊断与鉴别诊断. 成都:四川科学技术出版社.

李脊,程华,2015. 图解神经外科手术配合. 北京:科学出版社.

倪晓光,2015. 电子喉镜临床应用. 北京:人民卫生出版社.

施瓦茨,阿南德,王守森,等,2014. 内镜垂体外科学. 北京:人民军医出版社.

王跃建,虞幼军,2009. 耳内镜外科学. 北京:人民卫生出版社.

魏革,2011. 手术室护理学. 第 2 版. 北京:人民军医出版社.

张军花,2016. 腹腔镜手术配合. 北京:科学出版社.

张军花,张春华,周萍,2017. 骨科内镜手术配合. 北京:科学出版社.

张庆泉,2013. 耳鼻咽喉头颈外科影像导航技术. 北京:人民卫生出版社.

张秋航,2013. 内镜颅底外科学. 北京:人民卫生出版社.

张亚卓,2004. 神经内镜手术技术. 北京:北京大学医学出版社.

张亚卓,邸虓,2012. 内镜神经外科学. 北京:人民卫生出版社.

钟玲,陈吉,刘世喜,2015. 图解耳鼻咽喉-头颈外科手术配合. 北京:科学出版社.

周兵,2016. 高级鼻内镜鼻窦手术技术. 北京:中国协和医科大学出版社.

周力,吴欣娟,2011. 安全手术体位图谱. 北京:人民卫生出版社.

第四章　神经内镜、耳鼻喉内镜手术常见体位

第一节　手术体位

手术成功需要一个最佳的术野暴露，有利于手术操作，缩短手术时间。当患者被要求在术中长时间、被动地保持手术所需体位时，如果不能进行安全摆放及恰当保护，会给患者带来不必要的身体损害及并发症。因此，正确、安全、合理的手术体位是手术成功的关键环节之一，是手术患者安全的保障，也是手术团队成员的重要责任。

一、手术体位概述

手术体位是指患者术中的卧位，是根据手术部位及手术方式决定的。其包括患者的体位、体位垫(架)的正确使用、手术床的操纵。正确的手术体位可获得良好的术野显露，防止神经、肢体等意外损伤的发生，缩短手术时间。

我国目前标准手术体位的安置由手术医师、麻醉医师、手术室护士共同确认和执行，根据生理学和解剖学知识，选择正确的体位设备和用品。手术团队的各个成员在体位安置过程中分工协作，各司其职。例如，麻醉医师着重头部及插管部位的保护，手术医师着重手术视野的显露及体位整体的摆放和固定，手术室护士着重人体各个部位的功能位保护。

二、手术体位安置原则

手术体位的选择取决于手术医师，但是决策应该在手术护士、麻醉医师及其有关人员共同合作下做出。体位安置前应评估患者因素、安全问题、手术具体所需的体位及术者的偏好，安置过程中应遵循以下原则。

(一)总则

在减少对患者生理功能影响的前提下，充分显露术野，保护患者隐私。

1. 保持人体正常的生理弯曲及生理轴线，维持各肢体、关节的生理功能体位，防止过度牵拉、扭曲及血管神经损伤。

2. 保持患者呼吸道通畅，循环稳定。

3. 注意分散压力，防止局部长时间受压，保护患者皮肤的完整性。

4. 正确约束患者，松紧度适宜(以能容纳一指为宜)，维持体位稳定，防止术中移位、

坠床。

（二）建议

1. 在患者清醒的状态下，尝试所要摆放的体位，在满足手术野显露的前提下，尽量提高患者的舒适度。

2. 患者麻醉后，对于达到人体极限的特殊体位，要从解剖及人体受力面考虑，减少压力及牵拉。

3. 加强患者体温的管理，有效促进末梢血液循环。

4. 对于手术时间较长，下肢血液回流不畅的患者，可预防性地穿防血栓弹力袜或使用腿部电动防血栓泵。

第二节　手术床及手术体位安置物品

一、手　术　床

手术床的制作经历了180年的发展，材料由木制到铁制，再从镍铬到不锈钢合金；功能从最基本的支撑平台到现在可以完成各种体位的需求；工艺结构从简单的机械到现在的精密液压系统，从手工操作到电动遥控的实现，手术床的发展伴随着现代外科手术的进步，不断为外科手术提供平台。

（一）手术床基本功能及分类

手术床为患者术中使用的支撑面，需具备能摆放各种体位并且安全省力等基本功能。按手术床的基本功能从以下的角度对手术床进行分类：

（1）按移动性分类：移动式手术床、固定式手术床。

（2）按制造原理分类：液压驱动手术床、机械驱动手术床、电动液压驱动手术床、电动机械驱动手术床。

（3）按使用方法分类：手动床、电动床。

（4）按使用功能分类：通用手术床、专用手术床（包括骨科专用床、神经外科专用床、泌尿科专用床、妇产科专用床、眼科五官科专用床等）。

（二）手术床的结构

1. 手术床的基本结构　包括床面、床柱和底座。床面是手术床的主要功能部件，一般由以下部分组成（图4-1）。

（1）头板：包括单关节头板、双关节头板、窄型头板、特殊头板。

（2）背板：可分为单一背板或上、下背板。

（3）座板：多为单一座板。

（4）腿板：可分为整体式腿板和分体式腿板。

对于电动床来说，还需要提供控制器(有线控制器或红外无线控制器、脚踏开关、应急控制面板等)、内置蓄电池及其他相关功能的配件。

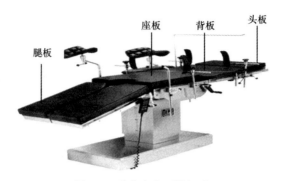

图 4-1 手术床床面的组成

2. 手术床面各部分基本功能

(1)单关节头板：用于固定患者头部，大多数的手术采用此种头板。

(2)双关节头板：用于侧卧位时固定及支撑患者头部。

(3)背板：用于支撑患者身体，上下背板多用于需使用胸桥的手术。

(4)座板：用于支撑患者身体，座板延长板用于支撑患者身体，多用于需使用膀胱截石位的手术。

(5)分体式腿板：用于支撑患者身体，多用于需分腿的手术。

(6)整体式腿板：用于支撑患者身体，多用于无须分腿的手术，特别是五官、颈部等手术。

(三)手术床的增强功能

随着现代医学的进步，手术床的设计也越来越人性化，一些高端手术床在原有功能的基础上，为方便一些特殊手术的需要，具备以下增强功能。

1. 头脚互换功能　手术床的头端和脚端接口一致，只要重置床板的摆放位置，患者的头部可以位于床板的头侧或脚侧。其主要目的是解决一些特殊体位摆放时床柱的阻挡。

2. 水平移动功能　手术床的床板可以在术中向头端和(或)脚端移动，以满足手术中使用 C 形臂，避免床柱对手术部位的遮挡。目前的操作方式主要为人力操作平移、电控锁定人力操作平移、电动平移。

3. 全碳纤维床面的透视功能　随着骨科手术的发展，术中 C 形臂的使用越来越多，对手术床板的透视性要求也越来越高。但目前由于技术的限制，360°全碳纤维手术床板尚不能普及应用，为满足脊柱等手术的术中要求，目前多采用部分全纤维床板，用以延长手术床面，解决术中 C 形臂的使用。对于此种特殊部件，各个制造商采用的材料不同，其透视性也不一样，但目前我国尚没有专门的检测标准来进行判定。

(四)专科手术对手术床的特殊要求

1. 手术床床高　神经内镜、耳鼻喉内镜手术中，医师一般采用坐位进行手术操作，手术床水平高度在 600～1000mm，通过调节至头低位，多数可低至 550mm，而神经外科要求最低的手术床高度需要达到 450mm。

2. 床面下方无障碍空间　神经内镜、耳鼻喉内镜手术设备多，颅钻、等离子系统、双极电凝等都需要使用脚踏操作，术中常联合使用显微镜，术者多采用坐位进行手术操作，床面下方无障碍空间可提升术者的舒适度。

二、多功能头架系统

头架系统是用于头部和颈部手术的支撑机制，使用时间不能超过 24h。先把底座安装在手术台上，再将底座手柄及过渡件安装在底座上。安装好过渡件才能安装万向轴，并将其连接至头夹上，从而固定住头架。该系统能够根据手术需要对患者头部进行定位和固定，见图 4-2。

1. 头架的部件　该头架的部件主要包括以下零件。

(1)头架底座：包括一根带调节扳手的连接管、两个末端可调节支架、带锁定控制杆的底部手柄和过渡件。

(2)万向轴：可连接底座和头架部分。

(3)头架系统：由头架底座、头架伸缩杆、带头钉插孔的旋转螺栓、摇臂(可 360°旋转)组成。

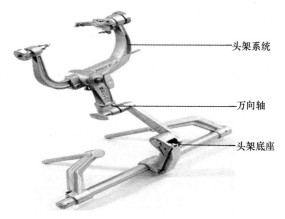

图 4-2　头架的部件

2. 多功能头架作用

(1)满足各种头颈部手术入路的体位要求。

(2)头架固定可靠，不易移动。

(3)术中可按需调节位置。

(4)避免耳郭、头发、颜面部受压。

(5)有利于麻醉医师术中观察。

(6)头架牵引作用增加颈椎手术稳妥性。

3. 多功能头架注意事项

(1)麻醉后，先摆好合适体位后再放置头架，密切关注患者生命体征及管道。

(2)固定头架时应严格执行无菌操作技术。

(3)术前及时评估患者全身情况，对于老年人、小儿、骨质疏松的患者，头钉固定时，用力要适当，以免用力过度造成固定不牢固，使用前必须掌握颅钉的深度。

(4)肥胖患者头钉固定时，应将患者头皮拉紧，以防搓皮和头钉位置偏移，影响术野显露和意外发生。

(5)头钉固定后锁紧所有关节，再次检查固定是否牢靠。

(6)术中头部调节位置时，应密切关注患者生命体征及管道，以防管道牵拉脱落。

(7)手术结束后卸头架时，必须一人扶稳患者头部后，再握紧头架逐次卸下头钉，以防头钉损伤患者皮肤。

三、术中常用减压保护垫及固定架

随着现代化科学技术及手术床配置的发展，提供给临床摆放体位使用的减压保护垫也越来越多、越来越先进。由最初的棉垫、海绵到现在各种形态的硅胶材质的体位垫，以及特制泡沫海绵制品为长时间的手术体位摆放提供了保障。

1. 防压疮垫　均采用硅胶材质的啫喱头圈、长软垫、舒适保护垫等(图 4-3)。

2. 肩臂固定装置或特制托手板　垂肩侧卧时用于健侧下肢的摆放和固定。

3. 可调节托手架　用于患侧上肢的支撑和固定。

4. 侧卧位固定挡板　固定身体维持侧卧，或者选用柱形垫垫于身体两侧进行固定并支撑。

5. 腋下软垫　可增加腋下受力面积，减少压疮风险。

6. 软枕或隧道垫　两腿之间选用软枕或隧道垫，防止两腿之间直接接触，引起电烧伤，同时也避免上肢肢体直接压迫位于下侧的肢体，引起压疮。

7. 固得易约束带　多种型号可供选择，固定牢靠，简洁美观。

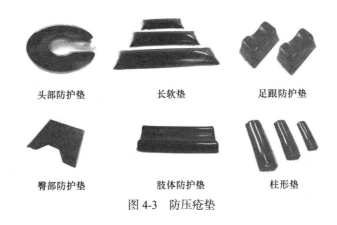

| 头部防护垫 | 长软垫 | 足跟防护垫 |

| 臀部防护垫 | 肢体防护垫 | 柱形垫 |

图 4-3　防压疮垫

第三节　手术体位摆放

一、水平仰卧位

水平仰卧位是指将患者头部放于枕上，两臂置于身体两侧或自然伸开，两腿自然伸直的一种体位。

水平仰卧位摆放方法

1. 摆放前的准备

(1)环境的准备：手术间开启层流洁净系统，温度调节为 22～24℃，湿度为 40%～60%。

(2)体位用物准备：多功能头架系统或啫喱头圈、方形啫喱垫、足跟防护垫、长软垫、固得易约束带，检查手术床各部件功能完好性。

(3)患者准备：评估患者生理状况，再次核查手术部位及标识。

2. 摆放操作法

(1)患者取仰卧位，头偏向右侧(术者侧)约 15°，垫啫喱头圈或支撑多功能头架系统。

(2)颈部垫合适的颈垫，防止颈部悬空。

(3)双臂自然放置于身体两侧，掌心朝向身体，肘部自然略弯，用压手单固定。

(4)两腿自然伸直，分开，腘窝处采用长软垫支撑，足跟采用防压疮保护垫，膝关节处采用约束带固定。

(5)托盘放置于患者大腿部，静脉建立于下肢或左上肢。

3. 摆放关注点

(1)防压疮护理：该体位主要受力点集中在枕部、双侧肩胛、骶尾部、双侧肘部和足跟部，对于手术时间长、体质虚弱、易形成压疮的患者，给予防压疮护理。

(2)头部垫合适的啫喱头圈，防止移动，也可选择多功能头架系统固定头部。

(3)腘窝处垫长软垫有利于放松腹壁，避免双下肢伸直时间过长引起神经损伤，提高患者舒适度。

(4)双腿分开，避免关节相互接触，防止使用电刀时小电流通过而被烧伤。

(5)使用啫喱眼贴，保护患者眼睛。

二、侧头仰卧位

侧头仰卧位是指患者平卧，头部偏向一侧，两臂置于身体两侧或自然伸开，两腿自然伸直的一种体位。

侧头仰卧位摆放方法

1. 摆放前准备

(1)环境的准备：手术间开启层流洁净系统，温度调节为 22～24℃，湿度为 60%。

(2)体位用物准备：多功能头架系统或啫喱头圈、方形啫喱垫、足跟防护垫、长软垫、固得易约束带，检查手术床各部件功能完好性。

(3)患者准备：评估患者生理状况、颈椎功能，再次核查手术部位及标识。

2. 摆放操作法

(1)患者取仰卧位，头偏向健侧，患侧在上，用啫喱头圈或多功能头架系统固定头部。

(2)颈部垫合适的软垫，防止悬空。

(3)双臂自然放置于身体两侧，掌心朝向身体，肘部自然略弯，用压手单固定于体侧。

(4)两腿自然伸直分开，腘窝处采用长软垫支撑，足跟采用防护垫保护，膝关节处采用约束带固定。

(5)托盘放置于胸部，静脉建立于健侧上肢或下肢。

3. 摆放关注点

(1)选择具有一定厚度中部镂空的头圈，防止健侧耳郭受压。

(2)患侧耳部与肩部在同一平面。

(3)使用啫喱眼贴，保护患者眼睛。

三、颈后仰卧位

颈后仰卧位是指患者平卧，头后仰 10°～15°，两臂置于身体两侧或自然伸开，两腿自然伸直的一种体位。

颈后仰卧位摆放方法

1. 摆放前准备

(1)环境的准备：手术间开启层流洁净系统，温度调节为 22～24℃，湿度为 60%。

(2)体位用物准备：多功能头架系统或啫喱头圈、方形啫喱垫、足跟防压疮垫、长软垫、固得易约束带，检查手术床各部件功能完好性。

(3)患者准备：评估患者生理状况、颈椎功能，再次核查手术部位及标识。

2. 摆放操作法

(1)麻醉医师保护头颈部，手术医师抬高肩背部 10°～20°，使头后仰，保持头颈呈中立位，用啫喱头圈固定头部，颈垫保护颈椎。

(2)双臂自然放置于身体两侧，掌心朝向身体，肘部自然略弯，并用压手单将其固定于手术床上。

(3)两腿自然伸直分开，腘窝处采用长软垫支撑，足跟用防压疮垫保护，膝关节处用约束带固定。

(4)托盘放置于患者大腿部，静脉建立于下肢或左上肢。

3. 摆放关注点

(1)选择合适的肩垫、颈垫、啫喱头圈，使患者头后仰，但应注意头部不能悬空，关注患者的颈椎，防止受损。

(2)使用啫喱眼贴，保护患者眼睛。

四、侧 卧 位

侧卧位是指身体向一侧自然侧卧，下肢向前屈曲或伸直，双臂自然向前伸展，髋部向后移，两腿间置体位垫，身体两侧给予支撑的一种体位。

侧卧位摆放方法

1. 摆放前准备

(1)环境的准备：手术间开启层流洁净系统，温度调节为 22～24℃，湿度为 40%～60%。

(2)体位用物准备：多功能头架系统、侧卧位固定挡板、腋下软垫、方形啫喱垫、防压疮垫、小方垫、固得易约束带，检查手术床各部件功能完好性。

(3)患者准备：评估患者生理状况、全身皮肤、脊柱功能，再次核查手术部位及标识，理顺各类管道系统，准备行体位摆放。

2. 摆放操作法

(1)患者上移，腋窝平齐手术床背板前缘，头部垫枕头。

(2)健侧卧位，患侧向上，从仰卧到侧卧时麻醉医师保护头部及气管插管，第二人将一只手臂置于患者颈部下方，另一只手臂置于患者腰部，第三人一手置于患者腰部，与第二人配合，另一手将患者腿部交叉固定，患侧下肢在手臂上，统一口令，轴向 90°翻转呈侧卧位。

(3)齐手术床背板前缘放置腋下软垫，距离健侧腋窝约 10cm，将健侧肩部略向外拉，使患者侧卧的受力点位于肩背部，同时使胸廓舒展，解除肩部及腋窝受压。

(4)于腹侧放置可调节托手架，患侧上肢置于托手架上。

(5)放置侧卧位固定挡板，选择肩胛部、骶尾部和耻骨联合三个点进行支撑，支撑点用软垫保护。

(6)安置下肢时，双下肢自然弯曲，前后放置呈跑步状，两腿间放置软枕或隧道垫。

(7)去掉头板，选择合适的角度充分显露术野，放置多功能头架，上头钉。

(8)健侧上肢软垫保护，采用肩臂固定装置固定于手术床上或采用特制托手板固定于多功能头架底座上。

(9)患侧肩部肩带固定，使肩颈部成 90°～100°角，防止过度牵拉肩部，以免损伤臂丛神经；再次调整和固定托手架、骨盆固定架，约束带固定髋部及膝关节上 1/3 处。

3. 摆放关注点

(1)防压疮护理：侧卧位的受力点分布于耳郭、肩部、髂嵴、膝外侧、外踝，根据需要选择合适的防压疮垫进行保护。

(2)患者安全管理：体位摆放过程中，麻醉医师应全程关注生命体征的变化；体位安置前、后应检查各种管道是否保持通畅，防止导管的脱出；注意评估患者脊柱是否在一条水平线上，保持脊柱的生理弯曲；保持颈椎与身体轴线一致，过高或过低都会影响两侧椎动脉的血流，从而影响患者头部的血供。

(3)双上肢的护理：肩臂固定装置保护和固定健侧上肢，使远端略高于近端。上层托手架应调节至适当高度，使前臂与身体之间角度以90°为宜，过低，使胸廓受压；过高，易牵拉肩关节及背肌。患侧上肢宜远端略低于近端，固定上臂时，应注意避免压迫肘关节鹰嘴部，避免损伤臂丛神经。

(4)侧卧位固定挡板应固定牢固，男性患者应注意避开外阴，避免压伤。

(5)安置下肢时，软垫应放至大腿根部，充分将两腿分开；膝部应注意避免压迫腓骨小头，以免损伤腓神经；下侧肢体膝部、踝部应用软垫保护，防止压疮。

(6)协助医师安置多功能头架系统。

五、侧 俯 卧 位

侧俯卧位是在侧卧位的基础上，身体向腹侧倾斜30°的一种手术体位。

侧俯卧位摆放方法

1. 摆放前准备

(1)环境的准备：手术间开启层流洁净系统，温度调节为22～24℃，湿度为40%～60%。

(2)体位用物准备：多功能头架系统、侧卧位固定挡板、腋下软垫、长软垫、方形啫喱垫、防压疮垫、小方垫、固得易约束带，检查手术床各部件功能完好性。

(3)患者准备：评估患者生理状况、全身皮肤、脊柱功能，再次核查手术部位及标识，理顺各类管道系统，准备行体位摆放。

2. 摆放操作法

(1)麻醉完成后，理顺各类管道，由麻醉医师、2～3名手术医师、巡回护士共同行侧俯卧位摆放。

(2)患者健侧卧位，患侧朝上，身体靠近手术床背侧缘，垫腋下软垫，平手术床背板前缘，距离健侧腋窝约10cm。

(3)将患者60°俯向健侧呈半卧位，长软垫垫于胸腹部，肩胛部、骶尾部用侧卧位固定挡板进行支撑固定，防止患者移动，支撑点用软垫保护。

(4)安置双上肢：健侧自然弯曲，顺着头架间隙垂下来，放置于肩臂固定装置中固定于手术床上，或采用特制托手板固定于多功能头架底座上。将胸前垫一软枕，患侧上肢自然弯曲放于胸前，肩关节置于肩部约束带内，防止肩部松弛向颈部移动，影响手术医师操作。

（5）安置下肢：双下肢自然分开，呈跑步状，健侧膝关节外侧，外踝垫防压疮垫，患侧肢体下垫软枕。

（6）放置多功能头架：去掉头板，安置头架，头架主轴与头部保持垂直，根据手术要求使头部向下倾斜 10°～30°，内向旋转 20°～40°，并展平颈部皮肤，使手术切口位于最高面。

（7）固定肩部约束带、髋部约束带。

3. 摆放关注点

（1）防压疮护理：侧俯卧位的受力点分布于耳郭、肩部、髂嵴、膝外侧、外踝，根据需要选择合适的防压疮垫。

（2）患者安全护理：体位摆放过程中，麻醉医师应全程关注生命体征的变化，防止监护系统及各类导管的脱落；翻身置侧俯卧位时，要有足够的人手去支持患者身体的每一部分，翻身时使患者的头颈部和脊柱同时转动，保持在同一纵轴，否则易发生脊髓损伤。

（3）头颈部固定时，根据颈部和脊柱生理弯曲来调节头架的高度与位置，保持颈椎与身体轴线一致，过高或过低都会影响两侧椎动脉的血流，从而影响患者头部的血供。

（4）上肢的安置方法加大了下颌与胸骨之间的空隙，可降低气道阻力，避免颅内压增高，同时保证患者在麻醉状态下生理和循环的需要。

（5）固定头架时注意头架向上托起头部，以减轻对下侧胸壁的挤压；采用垂肩侧卧位并安装头架后，加大了患者头部的旋转度，扩展了手术操作空间，降低手术操作的难度，提高了手术操作的效果及安全性。

（周　萍　朱小冬　吴　丹）

参 考 文 献

曹敏，王炬，2015. 手术室腔镜使用与手术护理配合. 北京：人民军医出版社.

韩德民，2001. 鼻内镜外科学. 北京：人民卫生出版社.

韩德民，2012. 鼻内镜外科学. 第 2 版. 北京：人民卫生出版社.

贺吉群，2012. 图解内镜手术护理. 长沙：湖南科学技术出版社.

胡志强，2014. 实用神经内镜技术与临床应用. 北京：北京科学技术出版社.

黄定强，梁传余，2013. 咽喉疾病内镜诊断与鉴别诊断. 成都：四川科学技术出版社.

李脊，程华，2015. 图解神经外科手术配合. 北京：科学出版社.

倪晓光，2015. 电子喉镜临床应用. 北京：人民卫生出版社.

施瓦茨，阿南德，王守森，等，2014. 内镜垂体外科学. 北京：人民军医出版社.

王跃建，虞幼军，2009. 耳内镜外科学. 北京：人民卫生出版社.

魏革，2011. 手术室护理学. 第 2 版. 北京：人民军医出版社.

张军花，2016. 腹腔镜手术配合. 北京：科学出版社.

张军花，张春会，周萍，2017. 骨科内镜手术配合. 北京：科学出版社.

张庆泉，2013. 耳鼻咽喉头颈外科影像导航技术. 北京：人民卫生出版社.

张秋航，2013. 内镜颅底外科学. 北京：人民卫生出版社.

张亚卓，2004. 神经内镜手术技术. 北京：北京大学医学出版社.

张亚卓，邸虓，2012. 内镜神经外科学. 北京：人民卫生出版社.

钟玲，陈吉，刘世喜，2015. 图解耳鼻咽喉-头颈外科手术配合. 北京：科学出版社.

周兵，2016. 高级鼻内镜鼻窦手术技术. 北京：中国协和医科大学出版社.

周力，吴欣娟，2011. 安全手术体位图谱. 北京. 人民卫生出版社.

第二篇 各 论

第五章 神经内镜手术护理配合

一、神经内镜经鼻蝶入路

(一)概述

近年来,随着神经影像、手术器械的不断发展,颅底显微解剖的深入研究,显微外科经验的积累,以及与耳鼻喉科、颌面外科、眼科等学科的相互配合,颅底外科成为外科中发展最活跃的领域之一。蝶骨鞍区及枕骨斜坡,亦称颅底中央部,在颅底解剖中组织关系复杂,血管神经丰富,毗邻结构重要,是目前颅底外科研究的重点和热点。蝶骨位于颅底的中央,蝶骨中央为蝶鞍,形似马鞍形,其凹陷的前部有横置的鞍结节,将凹陷分为前方较浅的视交叉沟和后方深凹的垂体窝,视交叉沟前方是蝶骨平台。蝶鞍的下方是蝶窦,蝶鞍后部以鞍背为界接续枕骨斜坡。根据脑神经与斜坡的关系,将斜坡分为三个区:上斜坡区、中斜坡区和下斜坡区。蝶鞍内容纳垂体,垂体前外侧及前上方是视神经、视交叉和视束,两侧是海绵窦,上方及后上方是下丘脑、第三脑室及中脑,后方是斜坡,与椎基底动脉、脑桥、延髓及相应的脑神经毗邻。该区病变病理学特性主要表现为垂体瘤、颅咽管瘤、脑膜瘤、胆脂瘤、脊索瘤、骨软骨瘤等。

决定神经外科颅底手术成功的一个重要因素为手术入路的选择。熟悉不同手术入路的优缺点,对正确选择入路,手术治疗颅底病变,意义非常重大。颅底中央部病变的手术入路有多种,大致可分为三大类:前外侧入路、后外侧入路和前入路。不同的手术入路表现出各自的解剖学特点,用于不同解剖部位的病变。前入路手术治疗颅底中央部病变一直是颅底外科研究的重点和难点之一。

经鼻蝶及扩大经蝶入路以其创伤小、操作简便、显露手术靶区直接等独特优势受到神经外科医师的青睐,尤其是近年来随着内镜手术的兴起,越来越多的医师成功地应用经鼻蝶入路治疗颅底中央区病变,但该入路内镜下的详细解剖资料并不多见。对内镜下经鼻蝶至颅底中央部手术入路的解剖研究,为内镜下经鼻蝶入路治疗该区病变提供了详细的形态学依据和解剖学基础。

(二)入路解剖

1. 蝶窦口在内镜下经鼻蝶入路中的作用 在神经内镜下经蝶入路手术中,准确定位蝶窦和蝶鞍是手术顺利开展的基础。骨性蝶窦口呈边缘不规则的圆形或椭圆形,最大径为 7～8mm,有黏膜覆盖的蝶窦口径为 2～3mm。有研究显示,蝶窦口是内镜下经蝶入路最重要的定位标志,它不但能帮助准确定位蝶窦前下壁,还能提供一个进入蝶窦既安全又方便的初始通道。蝶窦开口处常作为咬除蝶窦前壁的起点，同时蝶窦开口还是蝶窦骨窗上界的极限，扩大骨窗的操作禁止向上咬除骨板，否则易引起脑脊液鼻漏而难以修补。但是，在实际解剖测量中发现的蝶窦口位置和形态存在比较大的变异，有时甚至单侧缺如。我国一些学者测量了蝶窦口到前鼻棘、视神经、颈内动脉隆凸等结构的距离，手术中借助这些解剖参数，结合镜下观察到的蝶窦口与视神经、颈内动脉、鞍结节中点、鞍背中点等结构的方位关系来较为准确地判断具体的操作部位，并结合镜下专用器械的应用，可使内镜下经鼻蝶切除鞍内肿瘤较显微镜下更为可靠，也更容易做到全部切除。

2. **蝶窦的形态与内镜下经鼻蝶手术**　蝶窦形态的变异对经蝶入路垂体腺瘤切除手术的操作具有重要意义。蝶窦腔内有蝶窦中隔将其分为左右两个腔，但可偏后侧或缺如，或形成大小不等的多个间隔使蝶窦腔形成多个小气层。内镜下经蝶手术多采用非中路入路，由于蝶窦间隔的存在，打开蝶窦前壁后，有时会进入蝶窦的一个分腔内，研究发现蝶窦间隔位置多偏离中线，部分还可以出现多房型蝶窦，因此进入蝶窦后如果依靠蝶窦间隔确认中线向前上方显露，常常会误将蝶窦侧壁打开，造成海绵窦、视神经和颈内动脉的意外损伤；所以蝶窦腔内中隔变异较大，绝不可将蝶窦中隔作为中线标志。同时，术中应注意沿蝶窦口向内、下方开发蝶窦，避免向上操作，以免打开筛房后，误以为多房蝶窦继续向上开放，造成颈内动脉和前海绵间窦损伤，建议内镜下经蝶手术前，常规行头颅的 MRI 检查或鞍区的冠状位骨窗扫描检查，确认蝶窦的形态，以免术中操作时由于解剖结构辨认不清，造成副损伤。

3. **蝶窦内的骨性解剖标志与内镜下经鼻蝶手术**　蝶窦是通向颅前窝、颅中窝、颅后窝的窗口，后鼻孔上缘、中鼻甲及犁骨都被用做经鼻-蝶窦手术标志，但是一旦手术进入蝶窦后，蝶窦后壁斜坡骨质及其周围骨性隆起将是最好的手术解剖标志。蝶窦内的骨性解剖标志有斜坡凹陷、球形鞍底、视神经隆突、颈内动脉隆突和视神经颈内动脉隐窝。这些骨质层解剖标志的出现并不恒定，主要取决于蝶窦的气化程度，但通过任意一个或两个标志的确定即可推断其他结构的位置。按照 Alfieri 等的方法，在内镜视野下可将蝶窦腔分为中间区、旁中间区及外侧区等 5 个部分。蝶窦中间腔的骨性解剖相对简单，其中心是鞍底骨性隆起；旁中间腔位于斜坡骨质的侧方，这些骨性标志可引导进入手术区域，同时避免损伤这些重要的解剖结构。在气化良好的鞍形蝶窦中，斜坡凹陷是明显和重要的解剖标志，如果斜坡凹陷能够确认，蝶窦腔的上下左右方向就可确定：凹陷上方是鞍底，两侧是斜坡旁海绵窦区，海绵窦内有垂直走行的紧靠凹陷的斜坡旁颈内动脉。在蝶窦后壁上部两侧，双侧视神经管隆突和颈内动脉隆突也是常见的解剖标志，在视神经管的内下方是鞍底，其下方是鞍旁海绵窦区。如果可辨认球形鞍底，则以鞍底为中心，视神经管在 10：00 和 2：00 位置，颈内动脉隆突分别在 8：00～9：00 和 3：00～4：00 位置。

在经蝶手术中出现严重并发症，最主要的原因是蝶窦外侧壁上颈内动脉、视神经损伤。手术中尤其应注意识别神经管隆起和颈内动脉管隆起。内镜下经蝶入路一般采用经单侧鼻腔，开放蝶窦的偏中线入路，手术中应严格掌握向侧方暴露的范围，内镜下经蝶手术中向外侧切除蝶窦前壁，应限制在距蝶窦开口的侧后下方，但当颈内动脉的位置前移，明显向窦腔内凸出伴有骨壁缺损时，在打开鞍底时可造成其意外损伤。这要求内镜下手术在开放蝶窦后，向上方打开鞍底时，应严格保持沿着中线操作，较难辨认中线时，可部分切除鼻中隔和蝶窦前壁交界处骨质，并以其为标志向上显露。但是在全鞍形蝶窦等气化极其良好者必要时需通过影像导航系统指导手术。

4. 蝶鞍区相关解剖　随着显微和内镜外科技术的迅猛发展，对蝶鞍区的解剖学研究越来越深入，切除垂体瘤等鞍区肿瘤的手术入路也在不断改进，但由于蝶鞍区位置特殊，位于颅底深部，神经血管排列密集，结构复杂，故鞍区病变的手术仍存在较严重的并发症。因此，熟悉蝶鞍区解剖对于减少或避免手术的并发症具有重要意义。

鞍区位于颅中窝中央，以蝶骨体为骨性基础，蝶鞍中部为垂体窝，在成人其前后径为 7～16mm，垂直径为 4～13mm，横径为 9～18mm，垂体窝前方为鞍结节，鞍结节前方为交叉前沟，其两侧端为视神经管，左右视神经间距为 10～22mm。垂体窝后方为鞍背，其下后方与斜坡相连。垂体与蝶鞍之间的蛛网膜下隙很窄，仅 0.3mm，海绵窦上端的高度超出垂体 2.5mm，部分覆盖在垂体上面。鞍隔附着于前、中、后床突及鞍背间，封闭垂体窝，呈四方形，横径为 6～15mm，前后径为 5～13mm，其中央有孔，直径为 2～3mm，可容垂体柄通过。蝶窦位可有中隔。蝶窦横径平均为 22mm，前后径为 22mm，垂直径为 20mm。蝶窦外侧壁与视神经和颈内动脉关系密切，视神经管隆突位于蝶窦外侧壁上部，颈内动脉隆突位于蝶窦外侧壁的鞍底下部。颈内动脉间距为 12～21mm。海绵窦是鞍旁由眶上裂至岩尖的硬膜折叠形成的五面体结构。在蝶鞍区正中矢状面上，可见在鞍结节和垂体之间有前海绵间窦，垂体后方与鞍背平齐。在垂体前、后叶交界处与蝶鞍之间，可见下海绵间窦。左右海绵窦间有前、后海绵间窦相连，在鞍底硬膜间可有下海绵间窦，鞍背后方可有后海绵间窦，其与两侧海绵窦、岩上窦、岩下窦相通。在 10% 的个体中前、下海绵间窦融为片状，覆盖于垂体前面，可造成经蝶手术时进入困难。海绵窦外侧壁两层硬膜之间为动眼神经，滑车神经，三叉神经第 1、2 支。海绵窦内有展神经、颈内动脉。颈内动脉在破裂孔远端上升进入海绵窦，形成"S"形的弯曲，在海绵窦时被远近两个硬膜环包绕。

(三)手术适应证

1. 以鞍内为中心向鞍上和(或)鞍旁生长的病变。
2. 累及中上斜坡的脊索瘤。
3. 尽管肿瘤向鞍上生长为主，但综合判断质地较软，非分叶生长的肿瘤。
4. 侵入海绵窦，但非广泛侵袭生长的病变。
5. 蝶窦气化状态不影响手术方式选择。

二、神经内镜经外侧裂-岛叶入路

(一)概述

经外侧裂入路也可称为经翼点入路，经额颞蝶入路，是神经外科最常用的手术入路之一。经外侧裂-岛叶入路的关键步骤是调整体位，切皮，筋膜间分离，开颅，磨除蝶骨嵴和剪开硬脑膜。打开骨窗之后，分开外侧裂和基底池，线路岛叶等。该入路中涉及的神经和血管结构有岛叶、基底核、侧脑室、大脑中动脉、颞叶盖部、额顶叶盖部、钩回、眼眶、颅前窝、视神经、颈内动脉与分支、终板和脚间窝。

(二)入路解剖

1. 调整体位　患者取仰卧位，头部用头架固定。应避免将头钉置于发际线以外、颞肌上或颞窝内，以免影响美观，导致颞肌血肿和损伤脑组织。头部体位的调整应遵循四条基本原则：①抬高头部，以增加脑静脉回流；②向对侧旋转；③伸展颈部；④向外侧伸展颈部。先将头旋转15°～20°，然后向外侧旋转颈部，外侧裂位于大脑凸面的部分就成了直上直下、平行于术者的视线，分离侧裂就变得相对容易。把侧裂分开之后，就打通了到达病变的通道。过度地向外侧旋转，会导致颞叶覆盖于额叶之上，使分离侧裂变得更困难。

2. 皮肤切口　弧形的皮肤切口起自颧弓的上缘(耳屏前方1cm以内)，向上跨过颞上线，止于发迹后方的中线。切口超过颞上线之后，应切开帽状腱膜，后者应同皮瓣一起翻向前面。在这个步骤中，有必要继续向下解剖颧弓上的软组织，以显露额骨颧突；对于颞前入路而言，应显露整个颧弓。颞下入路的下部是筋膜间分离。这样分离筋膜是为了保护面神经额支。

3. 开颅　标准的翼点入路开颅：需要钻四个孔，第一孔也称为关键孔，位于颞上线的最前面，额颞缝的上方。第二孔位于颅骨上，离关键孔3～4cm，靠近眶上缘。第三孔的位置是变化的，取决于开颅的后界。对于大多数前循环的动脉瘤，第三孔可位于颞上线上、冠状缝上或其前方。第四孔位于颞骨鳞部，即蝶鳞缝的后方，翼点下方1cm。关键孔和第四孔之间用咬骨钳或者高速磨钻打开。翼点入路也可以仅用一个或两个骨孔开颅，尤其是年轻的患者，其硬膜颅骨之间粘连较少。具体到每一个患者，骨窗的大小、骨孔的位置都可以调节。去掉骨瓣后，应将硬脑膜固定于骨窗的边缘，以防术后出现硬膜外血肿。下一步应磨除部分蝶骨嵴和眶顶。为了不损伤眶骨膜，应注意眶顶和蝶骨嵴是由三层构成的。第一层也称为表层，由皮质骨构成，比较硬。第二层也称为中间层，由松质骨构成，比较软，容易磨除。第三层由皮质骨构成，跟第一层的性质相同。磨除眶顶和蝶骨嵴达到第三层时，要格外小心。磨除的内侧边界以眶上裂为标志，后者将蝶骨小翼、前床突和外侧的蝶骨大翼分开。从靠近额骨的骨孔处开始，向蝶骨小翼在硬脑膜上的压迹处延伸。跨过侧裂浅静脉后，沿着蝶骨小翼的压迹向眶上裂的方向切开，将硬脑膜翻向眶顶和骨窗的边缘。

4. 外侧裂　是额颞叶支架的自然间隙，分为浅部和深部。浅部分为"一干，三支"。一干即"主干"起自前床突内侧，沿蝶骨嵴向侧方延伸，终止于大脑凸面。"三支"即前水平支、前升支、后支。前水平支和前升支从前向后将额下回分为眶部、三角部、岛盖部，前水平支分割眶部和三角部，前升支分割三角部和额盖部。后支最长，分离上方的额顶叶和下方的颞叶。深部(脑池部)分为前后两部：蝶骨部、岛叶盖部。蝶骨部起于岛阈，位于前穿质的外侧缘。它是蝶骨嵴后方的狭窄空间，位于额叶和颞叶之间，内侧有颈动脉(MAC)，大脑中静脉(MCV)及其分支。大脑中动脉分为4段，即水平段(M_1段)

或者蝶段，从颈动脉分叉部到岛阈，它首先穿过颈动脉池，然后进入外侧裂池的蝶部。M_1 段的近心段上邻前穿质，下面是颞叶的颞极平台，前面是蝶骨小翼，后面是沟回的前内侧面。M_1 的远心段位于外侧裂池的主干内，上邻岛阈，前面是蝶骨小翼，下面是颞叶的颞极平台，后面也是岛阈。M_1 段有两类分支：豆纹动脉，大多发自 M_1 段的上部或者后上部，进入前穿质；早干，行向颞叶，供应颞极。约 86% 的大脑中动脉分叉部位于岛阈之前。M_2 段或者岛叶段，从岛阈到岛叶的上、下环沟；它走行在外侧裂池的岛部，由上干、下干和分支组成。到达岛叶的上、下环沟之后，M_2 段的分支进入外侧裂池的盖部，称为 M_3 段。M_3 段或者盖部段走行在外侧裂池的盖部内，上面是额叶、顶叶盖部，下面是颞叶盖部，它与盖部的外形相一致。M_4 段为大脑中动脉分出了后动脉，角回动脉和颞后动脉处。

临床中分离解剖外侧裂是在显微镜下来完成操作的，在操作时应注意以下几个问题：①应根据病变位置选择打开外侧裂的前段、后段或是全程；②尽量在侧裂静脉的额侧分离进入，术中需充分游离并剪开蛛网膜，尽量避免切断小血管；③术中注意用脑棉片保护好侧裂血管（M_3 段）及岛叶血管（M_2 段），避免操作过程中误伤造成严重出血。

5. 岛叶 呈三角形岛状，位于外侧裂深面，被额叶、顶叶、颞叶所覆盖。岛叶被其界沟或环沟所包绕，后者由三部分组成，即前界沟，上界沟或上环沟，下界沟或下环沟。前界沟位于岛叶的前面，将额叶的眶面和岛叶分开，其前内侧为侧脑室额角的前部和尾状核。上界沟或者上环沟位于岛叶的上部，由额叶、顶叶的盖部和岛叶形成一个夹角。上界沟的上内侧为侧脑室体部，后者位于基底核上面。下界沟位于岛叶下部和颞叶盖部之间，下面为侧脑室颞角。

6. 基底核区 是大脑的中心灰质核团，包括杏仁核、纹状体和屏状核。纹状体又分为尾状核和豆状核，豆状核又可分为壳核和苍白球。壳核和尾状核合称为新纹状体，苍白球为旧纹状体。壳核是高血压脑出血好发部位。基底核区位于岛叶皮质下方，由外向内依次是屏状核、外囊、壳核、苍白球、内囊和丘脑。由此可见，经外侧裂-岛叶入路是到达基底核区的最短手术路径，对控制出血源（如豆纹动脉）较为有利，而且能避免对皮质，特别是功能区的牵拉和损伤，充分体现了微侵袭的特点。

神经内镜在处理岛叶和基底核区病变时有其优势，因为岛叶和基底核区位置相对深在，神经内镜可抵近观察，能更清晰地显示岛叶血管（M_2 段）及岛叶钩回等重要解剖结构，便于术中判断。此外，通过制作"胶片卷"内镜工作通道，还可避免术中过度牵拉额叶、颞叶。术中还应注意岛叶皮质显露范围应尽量大（约 2cm），并用脑棉保护好侧裂及岛叶血管，以便于手术操作。

（三）手术适应证

1. 神经内镜下基底核区脑出血清除术。
2. 神经内镜下岛叶及丘脑胶质瘤切除术。
3. 神经内镜下外侧裂蛛网膜囊肿切除+脑池穿通造瘘术。
4. 神经内镜辅助动脉瘤夹闭术。

三、神经内镜经桥小脑角区入路

(一)概述

神经内镜治疗颅后窝病变是近年日益兴起的研究特点，属于颅底微侵袭神经外科的重要部分。目前，显微手术治疗颅后窝病变存在一定的不足，如颅后窝病变可向 Meckel 腔、内听道、颈静脉孔及脑干腹侧蔓延。颞骨形态独特，显微镜下观察存在盲区。桥小脑角区神经血管交错复杂，操作时容易损伤细小的穿支血管和神经根丝。手术时为了获得良好照明和显露，过度牵拉脑组织或者磨除岩骨可出现并发症，神经内镜的应用恰好能够弥补这些不足。

(二)入路解剖

1. 桥小脑角区解剖　桥小脑角区是位于小脑、脑桥和颞骨岩部之间的不规则间隙，包括：①神经，三叉神经(Ⅴ)、展神经(Ⅵ)、前庭蜗神经(Ⅶ、Ⅷ)和后组脑神经(Ⅸ、Ⅹ、Ⅺ、Ⅻ)在硬脑膜下走行的区域；②血管，是小脑上动脉(SCA)、小脑下前动脉(AICA)及小脑下后动脉(PICA)、岩上静脉和岩下静脉及其分支走行的区域；③前界为颞骨岩部、岩上窦(SPS)，外侧界为颞骨、横窦、乙状窦，上方是小脑幕，内面为脑桥和小脑半球的外侧面，下方为舌咽神经、迷走神经、副神经和 PICA 分支。

RHOTOH 将桥小脑角区(CPA)神经和血管划分为上神经血管复合体、中神经血管复合体和下神经血管复合体。上神经血管复合体包括小脑上动脉，中脑，第Ⅲ、Ⅳ、Ⅴ对脑神经，小脑中脑裂，小脑上脚，小脑天幕面。中神经血管复合体包括小脑前下动脉，脑桥，第Ⅵ、Ⅶ、Ⅷ对脑神经，小脑中脚，小脑脑桥裂，小脑岩面。下神经血管复合体包括小脑后下动脉，延髓，第Ⅸ、Ⅹ、Ⅺ、Ⅻ对脑神经，小脑延髓裂，小脑下脚。

2. 神经内镜经 CPA 入路解剖

(1)切口：乳突后发迹内直切口，由上项线上 5cm、下至下颌角水平，切开皮肤、皮下组织和肌层，直达枕骨鳞部表面，用颅后窝撑开器牵开切口，显露同侧乳突后缘、枕鳞、上项线、顶切迹和"星点"，并确认人字缝、顶乳缝和枕乳缝。"星点"前下方约 1cm 处钻孔可以显露横窦和乙状窦的交界，此为关键孔。内镜手术由于骨窗小，选择适当的骨窗和手术切口位置对于术中显露 CPA 区非常关键。骨窗位置的确定：利用体表标志确定横窦和乙状窦交界处。Artz 报道的方法为可先作颧弓根与枕外隆突的连线，再沿乳突后沟作第二条线，两线交点对应于横窦和乙状窦的交点。Miyazaki 则提出通过 Frankfurt 平面线(由外眦连接于外耳道上缘并向后延长)与乳突后缘平行线的交点定位横窦与乙状窦的交点。"星点"标记交界处："星点"(相当于外耳门上缘与枕外隆突连线上方 1.5cm，外耳道中心后约 3.5cm 处)至乳突尖连线可作为乙状窦后缘的定位；颧弓-外耳道上缘-星点-枕外粗隆的连线(上项线)为横窦的定位标志。三叉神经痛手术时骨窗的前上界位于该点，面肌神经痉挛手术时骨窗的位置要下移 1cm，切口可顺应下移 1cm。磨钻骨瓣成形，上方暴露横窦下缘，外侧暴露乙状窦内侧缘，暴露的重点为横窦与乙状窦交界，"Y"字形切开硬脑膜。脑压板牵拉小脑外侧缘，在神经内镜下，打开暴露桥小脑角池，观察此入路的解剖结构与关系。

（2）在内镜下将 CPA 区的全部蛛网膜剪断。将 0°内镜沿着小脑和岩骨之间缓缓推进，首先能看到的是听神经，然后以听神经为标志改变内镜进入角度，沿着该神经向外上可以看到内听道口，上方可看到岩静脉和小脑幕，再向深部推进，可以清楚看到三叉神经、小脑上动脉、Meckel 囊及展神经。

（3）继续改变内镜进入角度，将镜头指向外下侧，可看到后组脑神经。换用 30°内镜垂直进入，并可在不改变神经和血管位置的情况下，显示位于听神经后上方的面神经、小脑前下动脉、内听动脉、基底动脉。

（4）通过调整 30°内镜的进入角度，旋转镜身可更广泛地观察到桥小脑角区脑池内三叉神经的感觉根与运动根并行进入 Meckel 囊、面神经和听神经出颅部位的内听道及在脑干发出的起始部，以及颈静脉孔和后组脑神经。

（三）手术适应证

1. 神经内镜下三叉神经痛微血管减压术。
2. 神经内镜下听神经瘤切除术。
3. 神经内镜下桥小脑角区胆脂瘤切除术。

四、神经内镜脑室入路

（一）概述

随着科学合理的内镜设计，镜身材料及成像技术等方面的巨大突破，神经内镜技术在近十年获得了飞速发展。神经内镜可以在最小的显露术野、最小的创伤下观察深部结构并进行操作。显微神经外科手术中常常有结构处于显微镜观察的死角之内，在神经内镜的帮助下，经相应的手术间隙能清楚地观察各个角度的解剖结构。神经内镜的引入，在手术中既可充分利用脑室的自然解剖空间，又可充分利用神经内镜的直视性，为安全可靠的脑室内肿瘤切除揭开了新的一页。充分利用神经内镜的优点，同时弥补其不足，需要重新认识神经内镜下脑室入路的手术解剖。侧脑室、第三脑室等容纳脑脊液的腔隙结构为神经内镜的应用提供了天然的空间。

内镜显示图像与显微镜显示有明显差异，内镜下图像为近景放大图像，仅能看见镜前解剖结构，要求术者对镜前及镜周的解剖结构都要熟悉掌握，才能安全有效地进行神经内镜操作。内镜下解剖对指导神经内镜操作具有十分重要的意义。

（二）入路解剖

相关的解剖结构包括正中矢状线、冠状缝、额骨、顶骨、颞上线、额上回、额中回、额上沟、纵裂、室管膜、侧脑室额角、侧脑室体部、透明隔、尾状核头部、透明隔静脉、丘纹静脉、脉络丛、室间孔、穹窿柱。

　　经额角穿刺进入侧脑室：常规选择病变侧，以冠状缝前 1cm，中线旁 2.5～3.0cm 为中心的 "U" 形切口，取一个直径约 2cm 的小骨窗。置入神经内镜观察，侧脑室由额角、体部、颞角、枕角组成，额角和体部的内侧壁为透明隔。胼胝体和额角密切相关，胼胝体的下方和膝部形成了侧脑室前角的顶部与侧壁，室间孔为前角的后界。底部及外侧壁是尾状核头的中间区。应用神经内镜经额角进入侧脑室可清楚地显示侧脑室额角、体部、枕角及脑室壁上的结构特征。

　　硬质神经内镜进入侧脑室后可看到前角的内外侧壁、顶部及狭窄的底，内侧壁透明隔上可看到透明隔静脉由前向后走向室间孔，多绕过穹窿柱在室间孔上方进入第三脑室，侧脑室前角外壁可见明显的尾状核头向脑室内膨起，调整内镜焦距可看到室间孔及侧脑室底部由前向后的脉络丛，并可看到体部由丘脑构成的底，向后慢慢送入内镜，可看到回流侧脑室体部外侧壁静脉血的丘纹静脉走行在丘脑纹状体沟内，并由后外走向室间孔，沿脉络丛的方向向后推进内镜，可看到侧脑室白胼胝体与穹窿汇合处脑室底变宽，且明显行向下外方，此时脑室的冠状面较前部变窄。硬质神经内镜自冠状缝前入脑室后，常直指室间孔方向，可清晰显示室间孔及走向室间孔的脉络丛、丘纹静脉、透明隔静脉。

　　沿侧脑室前角及侧壁可见 2～4 条小静脉汇聚，并形成尾状核前静脉，在室间孔附近加入丘纹静脉。尾状核和丘脑分界为丘纹静脉。侧脑室体部是从室间孔后至透明隔后缘，将穹窿和胼胝体连接起来。下壁是丘脑，顶部是胼胝体，侧壁是尾状核体部，中间内侧壁是透明隔。侧脑室的下壁有脉络裂，脉络丛位于其中，在穹窿和丘脑之间，并位于透明隔的外下方。此处穹窿呈带状，组织学上分为两层结构，由室管膜和脉络膜组成，丘脑穹窿带的直径小于 10mm，脉络丛从室间孔延伸至颞角，长度为 48～58mm，包绕丘脑的上、下后面，双侧脉络裂及脉络丛的下方是第三脑室的顶部。脉络丛在透明隔下方长度为 20～30mm，在体部(穹窿和丘脑枕)为 11～15mm，在侧脑室的体部可见一些重要的血管，有隔后静脉，尾状核后静脉，丘脑纹状体静脉，脉络膜中、后动脉分支。隔后静脉由胼胝体体部的透明隔静脉(常为 2～4 条)汇集而成，在室间孔处加入丘纹静脉，隔后静脉长度多为 10～12mm。尾状核后静脉沿侧脑室壁走行在室间孔附近，汇入丘纹静脉。丘纹静脉可以作为内镜术野的重要标志，它沿着丘脑尾状核沟走行，多在 24～26mm，经室间孔入第三脑室到达前髓帆，汇入大脑前静脉。发自脉络丛的脉络膜后外侧动脉和后内侧动脉的分支多清晰可辨，两支血管均来自环池和脚间池。额角入路的正方下经室间孔可显示第三脑室内的结构和中脑导水管，而侧脑室颞角内的结构常难以获得较满意的观察及实施相应的操作，可采用软性内镜调整角度。经额角进入侧脑室，常可见内侧方的半透明结构，即透明隔，透明隔是位于两侧脑室之间的双层半透明结构，范围从胼胝体膝部、嘴部至穹窿。透明隔上无动脉血管，有数量不等的透明隔静脉，在室间孔后缘有丘纹静脉，多为 1～3 条不等。多数标本和临床病例中可见透明隔前部有不规则的三角形无血管区，周围为下透明隔静脉汇聚的地方，此处透明隔最薄，多数隐约可见对侧脑室。在透明隔后部也有两个小的无血管区，范围很小，绕行周围的小血管为上透明隔静脉。透明隔静脉自前向后逐渐粗大，至室间孔处与丘纹静脉汇合，逆向寻找，即可确定透明隔的位置。

　　进入侧脑室后部，可看到三角部的内外侧壁及呈弓向后方 "C" 字形的前上壁，并可看到三角部向前在丘脑的上方与侧脑室体部相连，在丘脑前下方与颞角相连，三角部向后与侧脑室后角相连，三角部前内侧壁有脉络丛匍匐其上，脉络丛在三角部侧脑室明显较其他部位肥大，并形成一个三角形突起，即脉络丛球，稍微抬起脉络丛后部，内镜下可见到三角部内侧壁上部有胼胝体突起的球形结构和下部由距状裂前部深陷形成的禽距。沿着丘脑和穹窿带表面的脉络丛向前推进内镜可以看到侧脑室体部结构，在侧脑室底的丘脑纹状体沟内可见由后向前的丘纹静脉，在侧脑室比较大的情况下，硬质神经镜也可看到室间孔部位的结构。

内镜经侧脑室前角入路进入侧脑室后，首先可看到的标记性结构为室间孔和由后走向室间孔的脉络丛，经过室间孔将内镜视野推进到第三脑室内，在第三脑室内首先可看到视野正前方的中间块前缘，同时可看到与侧脑室脉络丛相延续的第三脑室顶部的脉络丛结构及前联合，经前联合与中间块间隙推进内镜视野，并结合应用 70°镜可看到终板结构及视交叉隐窝、漏斗隐窝，经中间块上方间隙推进内镜视野，向后可看到中间帆后部，经中间块上下间隙进一步推进内镜视野，可看到松果体隐窝、后联合、导水管上口。到达室间孔可见脉络组织形成的第三脑室顶并向第三脑室内突出，形成第三脑室内的脉络丛。进入第三脑室可见第三脑室底部的结构，最前方为漏斗隐窝，常为淡红色，后方为灰结节，再后方为双侧乳头体。

临床常用的神经内镜工作镜直径在 4mm 以上，因此当室间孔较小时会对神经内镜的通过产生不利影响。在上述情况下，通常采用切断同侧穹窿柱以扩大室间孔的通道，但切断穹窿柱有时会引起记忆障碍。此外，在室间孔较小时还可通过脉络膜裂进入第三脑室，在打开脉络膜裂的过程中，需注意经脉络膜裂的穹窿带，否则容易损伤脉络膜裂的丘脑带及丘脑侧脉络膜带的大静脉，导致严重的并发症。

第三脑室有"三口六壁"，"三口"为两侧的室间孔和导水管上口，两侧室间孔大小相近；"六壁"则为前壁、后壁、顶壁、底壁及两侧壁。大多数情况下，中间有中间块，中间块将第三脑室空间结构分为中间块前、后、上、下四个影响神经内镜操作的部分。如前文所述，神经内镜下进行第三脑室系统手术时可经室间孔等自然通道进行，也可经非自然通道进行，第三脑室的解剖结构决定了不同部位的病变宜采用不同的手术入路。第三脑室前部、中部病变由于接近室间孔，可采用经室间孔入路，如室间孔较小，可通过切断同侧穹窿柱或打开脉络膜裂前部等不同的方法扩大室间孔区后进行进一步手术操作，在扩大室间孔时不可同时切断两侧穹窿柱，避免引起手术后严重的记忆障碍，在打开脉络膜裂时避免损伤丘纹静脉，否则可造成基底核出血性坏死。第三脑室内中、后部病变，由于病变不在室间孔下方，神经内镜下不易暴露和操作，同时考虑到中间块的影响，可采用经脉络膜裂的不同入路进行神经内镜手术。

（三）手术适应证

1. 脑积水。
2. 颅内蛛网膜囊肿。
3. 脑室内肿瘤。

第一节 神经内镜下经鼻蝶垂体瘤切除术

一、应 用 解 剖

垂体是人体最重要的内分泌腺体之一，位于中颅凹底蝶鞍的垂体窝内(图5-1)，外包坚韧的硬脑膜。通过垂体柄、漏斗与下丘脑相连。垂体呈椭圆形，成人垂体大小约为1cm×1.5cm×0.5cm，重0.5～0.6g，青春期和妊娠期可增大(图5-2)。

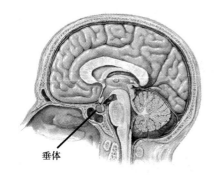

图 5-1 垂体解剖位置

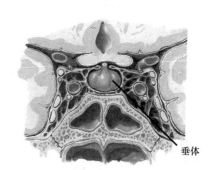

图 5-2 垂体形态

垂体由外胚层原始口腔顶部向上凸起的 Rathke 囊与第三脑室底部间脑向下发展的漏斗小泡结合而成。Rathke 囊下端形成颅咽管，随着颅骨的闭合，颅咽管与口腔顶部隔开。Rathke 囊前壁发育成腺垂体远端部及结节部。漏斗小泡发育成神经垂体、垂体柄和正中隆起。

根据组织来源和功能的不同，垂体可分为前部的腺垂体和后部的神经垂体两大部分。腺垂体包括远侧部、结节部和中间部，可分泌多种激素；神经垂体较小，由神经部和漏斗部组成，无内分泌功能，由第三脑室底向下突出形成。

垂体的血液供应来源于垂体上动脉和垂体下动脉(图5-3)。垂体上动脉从颈内动脉海绵窦段或床突上段发出，部分从基底动脉发出，进入结节部上段，在正中隆起和漏斗柄形成初级毛细血管网，然后汇集成12～15条垂体门静脉，在腺垂体形成次级毛细血管网，次级毛细血管汇集成小静脉，最后汇成垂体下静脉，注入海绵窦。垂体下动脉从颈内动脉海绵窦段后部发出，在中间部和正中隆起处与垂体上动脉可形成吻合，主要供应神经垂体，静脉回流至海绵窦。

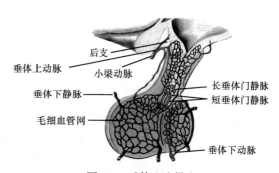

图 5-3 垂体血液供应

二、适 应 证

1. 蝶窦发育良好；垂体瘤局限于鞍内或向蝶窦突出。
2. 有明显向蝶窦侵蚀的 Ⅲ 级、Ⅳ 级肿瘤，无视力视野改变或稍改变者。
3. 向海绵窦侵蚀的 E 级腺瘤而无明显视力、视野改变者。
4. 对有明显鞍上扩展的 A、B 级肿瘤，如无严重视力损害、有蝶鞍及鞍膈孔扩大，示经蝶窦入路可向鞍上操作，且鞍上瘤块严格位于中线，左右对称者。
5. 囊性垂体瘤或垂体卒中。

三、麻 醉 方 式

经口气管插管全身麻醉。

四、手术体位与手术室布局

1. **手术体位** 患者取颈后仰卧位，头部后仰 15°～20°，向术者侧偏转 20°。手术一般通过患者的右侧鼻孔进行。对于鼻中隔有明显偏高、右侧鼻窦有手术史或右侧鼻窦解剖异常的患者，可以使用左侧鼻腔施行手术。

2. **手术室布局** 神经内镜下经鼻蝶垂体瘤切除手术的手术室布局见图 5-4。

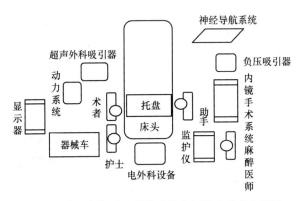

图 5-4 神经内镜下经鼻蝶垂体瘤切除术手术室设置

五、物 品 准 备

1. **设备** 内镜手术系统、电外科设备、动力系统、神经导航系统、超声外科吸引器、负压吸引器。

2. **器械** 经鼻手术器械；长柄双极电凝镊；高速磨钻；内镜支架固定器，内镜手术器械，包括0°内镜、枪状剪刀、枪状剥离子、镰状刀、取瘤钳、不同型号的刮圈和吸引器等。

3. 其他 除常规物品外，另需带导水管贴膜、凡士林油纱条、灌洗器、脑棉片、骨蜡、止血材料(明胶海绵或止血纤维等)、0.1%盐酸肾上腺素、医用生物胶及人工硬膜。

六、手术步骤及配合

手术步骤及配合见表5-1。

表5-1 神经内镜下经鼻蝶垂体瘤切除术手术步骤与配合

手术步骤	手术配合
(1)消毒皮肤，铺手术单	递海绵钳，75%乙醇纱球消毒颜面部；递氯己定棉签消毒双侧鼻腔；按头面部手术常规铺单
(2)连接设备	检查、连接、调节内镜手术系统、光源系统、电外科设备、动力系统、神经导航系统和超声外科吸引器，操作端妥善固定于手术台上
(3)收缩血管	递枪状镊夹持0.01%盐酸肾上腺素盐水棉片向蝶筛隐窝填塞，递头端圆钝吸引器逐步将棉片推入深部以扩张手术通道，收缩鼻腔黏膜血管
(4)探查蝶窦口	递内镜插入鼻腔，辨认蝶窦口
(5)显露蝶窦	递钝圆镰状刀弧形切开鼻黏膜，递枪状剪刀剪开鼻腔黏膜和蝶窦黏膜连接部，递双头剥离子推开骨性鼻中隔，显露犁骨
(6)扩大蝶窦骨窗	递磨钻磨除蝶窦前壁骨质和骨性鼻中隔后部，磨除蝶窦间隔；递额窦咬切钳咬取骨组织，显露鞍底、两侧颈动脉隆起和鞍底-斜坡隐窝；遇蝶窦黏膜出血，递双极电凝镊电凝止血；遇骨质出血，递骨蜡涂抹止血
(7)显露硬膜	递磨钻磨开鞍底骨质，开放直径为1~1.5cm骨窗，显露鞍底硬膜
(8)显露、切除肿瘤	递穿刺针穿刺鞍内；递双极电凝镊烧灼，递尖锐镰状刀切开硬膜，显露肿瘤；递微型取瘤钳夹取肿瘤组织，递环形刮圈和窦腔吸引头分块切除肿瘤
(9)检查术野，彻底止血	递吸引器吸除积血和积液，检查肿瘤切除情况，备双极电凝镊电凝止血
(10)清点用物	共同清点手术用物
(11)封闭鞍底	递枪状镊夹持明胶海绵或止血纤维填塞瘤腔；递医用生物胶及人工硬膜封闭鞍底；清理蝶窦腔，恢复空腔蝶窦功能
(12)鼻腔填塞	递吸引器吸除鼻咽腔内血液；递条状凡士林油纱条填塞鼻腔，压迫止血及鼻中隔还原复位

七、操作注意事项

1. 设备操作 ①手术开始前开机检查设备状态；摄像系统图像是否清晰，光源灯泡是否处于有效寿命时间内；正确安装、连接内镜附件，再开设备电源开关。②手术中密切观察设备使用情况，摄像头和导光束不使用时放于安全位置防止跌落，根据手术进度及时调整光源亮度。③手术后整理设备及相关配件，光纤和各种导线环绕直径大于15cm，防止曲折。

2. 器械准备　检查内镜手术器械的完整性，电凝器械前端绝缘层有无破损裸露。

3. 手术体位　妥善固定患者，防止因术中体位改变导致患者移位、坠床；患者头部略高于心脏水平，以利于静脉回流，降低颅内压及减轻颜面部肿胀。

4. 护理操作　①术前检查患者鼻腔清洁、消毒情况，观察鼻腔黏膜有无损伤。有鼻腔感染者为手术禁忌证。②使用盐酸肾上腺素棉片时，告知麻醉医师注意血压，且盐酸肾上腺素溶液的浓度不易过高，以免对血压有过大的影响。③严格执行手术物品清点制度，防止异物棉片遗留鼻腔。④上下眼睑闭合粘贴护眼膜，避免损伤角膜。⑤维持静脉管道通畅，加强出入量管理。⑥受压部位垫抗压保护垫，关注患者保暖。⑦妥善保管肿瘤标本，及时送检。⑧严格无菌操作，防止颅内感染。

第二节　神经内镜下经鼻斜坡脊索瘤切除术

一、应 用 解 剖

斜坡是枕骨大孔前方的颅底骨质，由蝶骨体和枕骨基底部构成，二骨在青春期之前以蝶枕结合相连接，至青春期则融合为骨性结合。临床上分为上斜坡、中斜坡、下斜坡。斜坡硬脑膜后方为脑干腹侧面和椎基底动脉等。斜坡两侧有颈内动脉走行。斜坡的上端为双侧颈内动脉入海绵窦处，宽度为18～20mm；下端为枕骨大孔前缘，宽度为28～32mm。斜坡区最常见的肿瘤是脊索瘤和鼻咽癌，由于斜坡病变位置深，毗邻脑干和延髓，周围有重要的血管神经结构，故外科暴露非常困难，多年来一直是外科的禁区。

二、适 应 证

1. 鞍区型　肿瘤累及视路和垂体。
2. 颅中窝型　肿瘤向鞍旁颅中窝发展。
3. 斜坡颅后窝型　肿瘤向后方压迫脑干、脑神经和基底动脉。
4. 鼻咽型　主要位于鼻咽腔。
5. 混合型　肿瘤巨大，范围广泛，症状复杂。

一般各种类型均可通过内镜将肿瘤切除，鞍区型采用单纯的鼻蝶入路，对于向蝶筛发展的肿瘤可通过中鼻道切除筛窦内肿瘤，对于范围更广向鞍旁颅中窝底的肿瘤可通过中鼻道磨除上颌窦内后壁，结合上鼻道入路磨除翼板及翼突，同时可开放视神经管和海绵窦内侧骨质。针对鼻咽下斜坡生长的肿瘤，内镜完全能达到鼻咽腔，同时可于中线纵行切开鼻咽部黏膜，这样可达到枕骨大孔水平，此处注意不损伤两侧耳咽管咽口。

手术中根据需要可采用双侧鼻腔入路，术者在助手的默契配合下，可克服单手操作的局限性。

三、麻 醉 方 式

经口气管插管全身麻醉。

四、手术体位与手术室布局

1. 手术体位　患者取颈后仰卧位，床头抬高 15°～20°，颈部轻度过伸，头部向右旋转。手术一般通过患者的右侧鼻孔进行。对于鼻中隔有明显偏高、右侧鼻窦有手术史或右侧鼻窦解剖异常的患者，可以使用左侧鼻腔施行手术。

2. 手术室布局　神经内镜下经鼻斜坡脊索瘤切除术手术室布局同本章第一节"神经内镜下经鼻蝶垂体瘤切除术"。

五、物 品 准 备

1. 设备　内镜手术系统、电外科设备、动力系统、神经导航系统、超声外科吸引器。

2. 器械　经鼻手术器械；长柄双极电凝镊；高速磨钻；内镜支架固定器，内镜手术器械，包括各角度内镜镜头、枪状剪刀、枪状咬骨钳、髓核钳、枪状剥离子、直镰状刀、取瘤钳、加长电刀头、不同型号的刮匙和吸引器等。

3. 其他　除常规物品外，另需带导水管贴膜、凡士林油纱条、灌洗器、脑棉片、骨蜡、止血材料(明胶海绵或止血纤维等)、0.1%盐酸肾上腺素、医用生物胶及人工硬膜等。

六、手术步骤及配合

手术步骤及配合见表 5-2。

表 5-2　神经内镜下经鼻斜坡脊索瘤切除术手术步骤与配合

手术步骤	手术配合
(1) 消毒皮肤，铺手术单	递海绵钳，75%乙醇纱球消毒颜面部；递氯己定棉签消毒双侧鼻腔；按头面部手术常规铺单；递海绵钳，2%碘酊、75%乙醇纱球消毒大腿手术区域，按四肢手术常规铺单
(2) 连接设备	同本章第一节表 5-1
(3) 收缩血管	同本章第一节表 5-1
(4) 暴露肿瘤	将术野的棉片全部取出，递鼻甲剪剪去中鼻甲。递内镜，使用电凝结扎蝶腭动脉后递电刀弧形切开鼻中隔后端黏膜暴露蝶骨鹰嘴。递枪状咬骨钳及髓核钳，扩大切除蝶窦前壁，暴露蝶骨平台、视神经管、颈内动脉隆起、鞍底及上斜坡凹陷

手术步骤	手术配合
(5)切除肿瘤	递取瘤钳、刮匙及金属吸引器切除鞍区及斜坡肿瘤组织，暴露鞍底及斜坡硬脑膜。如鞍底及斜坡骨质受侵则应用高速磨钻磨除胁迫骨质
(6)检查术野，彻底止血	广角内镜检查硬膜内有无瘤样组织残留后，检查有无活动性出血，使用盐水反复冲洗术腔，有出血处使用明胶海绵及止血纤维止血
(7)取筋膜	递20号刀片、组织剪刀、小弯钳，取大腿肌肉组织及筋膜
(8)清点用物，关闭大腿切口	仔细核对用物，清点及缝合大腿切口
(9)封闭硬膜	将自体筋膜衬入硬膜缺损内侧，用少许耳脑胶粘合固定筋膜，再取捣碎的自体肌肉填充硬膜缺损处，并覆盖裸露的斜坡旁颈内动脉表面，肌肉表面覆盖人工硬膜
(10)清点用物	共同清点手术用物
(11)鼻腔填塞	递吸引器吸除鼻咽腔内血液；递膨胀海绵填塞鼻腔，压迫止血及鼻中隔还原复位

七、操作注意事项

操作注意事项同本章第一节"神经内镜下经鼻蝶垂体瘤切除术"。

第三节　神经内镜下经鼻颅咽管瘤切除术

一、应 用 解 剖

　　颅咽管瘤来源于原始口腔外胚叶形成的颅咽管残余上皮细胞，是较常见的颅内先天性肿瘤，占颅内肿瘤的5%～7%，占鞍区肿瘤的30%。

　　各年龄均可发病，以少年儿童多见。肿瘤多发于鞍上，可向第三脑室、鞍旁、额底及脚间池发展，压迫视神经和垂体，影响脑脊液循环(图5-5)。发生于鞍区者少见。肿瘤早期，压迫垂体移位，肿瘤增大，压迫视交叉，使第三脑室上抬。生长于鞍区、鞍上者可呈哑铃状。个别肿瘤原发于第三脑室，源于异位残留的颅咽管上皮细胞。肿瘤还可以偶发于鼻腔、蝶窦或蝶骨内，然后长入颅内，侵袭颅底。

　　肿瘤多为囊性或者部分囊性，完全实质性者较少。囊壁由肿瘤的结缔组织基质衍化而来。表面光滑，厚薄不等，薄者可呈半透明；厚者较坚韧，呈灰白色。囊壁内面，有许多散在的钙化斑点，为肿瘤的特征。一般囊壁同周围组织粘连不紧，囊内含有黄褐色或者暗褐色囊液，并含有大量胆固醇结晶，常有钙质沉着，形成黄白色扁平斑块(图 5-6)。

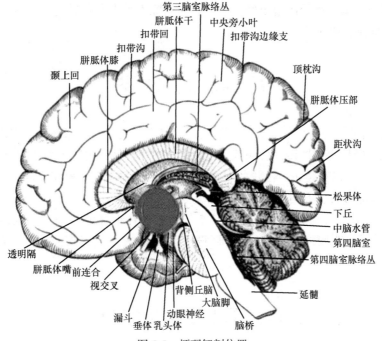

图 5-5　颅咽解剖位置

肿瘤实质部常位于囊的后下方，呈结节状，内有钙化灶，与周围组织粘连较为紧密。肿瘤若为实性，切面呈灰白色，钙质沉积较多，质地较硬。

颅咽管瘤分为三型：①牙釉质型，又称为釉质上皮瘤，较多见。②上皮型，体积较小，不多见。③钙化型，又称为石化型颅咽管瘤，上皮成分较少，钙质沉积多。

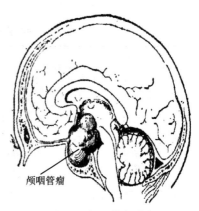

图 5-6　颅咽管瘤形态

二、适 应 证

肿瘤长入第三脑室内，伴有阻塞性脑积水，且第三脑室内的肿瘤大部分为囊性。

三、麻 醉 方 式

经口气管插管全身麻醉。

四、手术体位与手术室布局

1. 手术体位　患者取颈后仰卧位，头部后仰 15°～20°，向术者侧偏转 20°。

2. 手术室布局　神经内镜下经鼻颅咽管瘤切除术手术室布局同本章第一节"神经内镜下经鼻蝶垂体瘤切除术"。

五、物 品 准 备

1. 设备　内镜手术系统、电外科设备、动力系统、神经导航系统、超声外科吸引器。
2. 器械　经鼻手术器械；长柄双极电凝镊；高速磨钻；内镜支架固定器，内镜手术器械，包括各角度内镜镜头、枪状剪刀、枪状咬骨钳、髓核钳、枪状剥离子、直镰状刀、取瘤钳、加长电刀头、不同型号的刮匙和吸引器等。
3. 其他　除常规物品外，另需带导水管贴膜、凡士林油纱条、灌洗器、脑棉片、骨蜡、止血材料(明胶海绵或止血纤维等)、0.1%盐酸肾上腺素、医用生物胶及人工硬膜等。

六、手术步骤及配合

手术步骤及配合见表5-3。

表5-3　神经内镜下经鼻颅咽管瘤切除术手术步骤与配合

手术步骤	手术配合
(1)消毒皮肤，铺手术单	同本章第一节表5-1
(2)连接设备	同本章第一节表5-1
(3)收缩血管	同本章第一节表5-1
(4)暴露肿瘤	同本章第一节表5-1
(5)切除肿瘤	递取瘤钳、刮匙及金属吸引器切除肿瘤组织，暴露鞍底及斜坡硬脑膜。如鞍底及斜坡骨质受侵则应用高速磨钻磨除胁迫骨质
(6)检查术野，彻底止血	广角内镜检查硬膜内有无瘤样组织残留后，检查有无活动性出血，使用盐水反复冲洗术腔，有出血处使用明胶海绵及止血纤维止血
(7)清点用物	共同清点手术用物
(8)封闭鞍底	递取瘤钳夹持明胶海绵或止血纤维填塞瘤腔。使用人工硬膜、组织胶水、医用生物胶封闭鞍底。清理蝶窦腔，恢复空腔蝶窦功能
(9)鼻腔填塞	递吸引器吸除鼻咽腔内血液；递膨胀海绵填塞鼻腔，压迫止血及鼻中隔还原复位

七、操作注意事项

操作注意事项同本章第一节"神经内镜下经鼻蝶垂体瘤切除术"。

第四节　神经内镜下经鼻脑膜瘤切除术

一、应 用 解 剖

内镜下经鼻脑膜瘤切除一般为嗅沟脑膜瘤和鞍结节脑膜瘤的切除，这两种脑膜瘤约占颅内脑膜瘤的 1/10，是前颅底最多见的肿瘤之一。

前颅底由额骨眶板、筛骨水平板、蝶骨小翼与蝶骨平板构成。大脑额叶、嗅神经、嗅球和嗅囊均位于此区。视交叉、垂体及额叶前段与其相邻。该区肿瘤早期常无症状，可有嗅觉减退或丧失，通常不引起患者注意。当肿物增大可出现鼻塞、鼻出血或流血性涕，后逐渐出现面部麻木、疼痛、牙痛等，多见于鼻腔鼻窦的恶性肿瘤。当肿瘤压迫视神经时可引起视力障碍、视野缺损，部分患者出现肿瘤侧原发性视神经萎缩和对侧继发性萎缩，构成 Foster-Kennedy 综合征，则多见于嗅沟脑膜瘤。侵犯额叶可有精神症状，如欣快、躁狂、注意力不集中、记忆力减退、精神淡漠等，少数患者出现癫痫大发作。颅眶沟处的肿瘤可有眼球突出、复视和视力减退或失明，甚至出现颅内压增高症状。颅前窝对应的颅底外侧为前颅底，由额骨眶板、筛骨筛板、蝶骨小翼及蝶骨体的前部构成。

二、适 应 证

1. 颅底受累硬膜局限于两侧眶内壁之间。
2. 肿瘤和附着硬膜向侧方未延伸至眶顶者。
3. 肿瘤未向额窦后壁生长者。
4. 肿瘤包裹血管较少。
5. 嗅觉损害轻或患者保留嗅觉意愿不是特别强烈者。
6. 筛板部位复发性脑膜瘤且向鼻旁窦侵袭者。

三、麻 醉 方 式

经口气管插管全身麻醉。

四、手术体位与手术室布局

1. 手术体位　患者取颈后仰卧位，头部后仰 15°～20°，向术者侧偏转 20°。
2. 手术室布局　神经内镜下经鼻颅咽管瘤切除术手术室布局同本章第一节"神经内镜下经鼻蝶垂体瘤切除术"。

五、物 品 准 备

1. 设备　内镜手术系统、电外科设备、动力系统、神经导航系统、超声外科吸引器。

2. 器械　经鼻手术器械；长柄双极电凝镊；高速磨钻；内镜支架固定器，内镜手术器械，包括各角度内镜镜头、枪状剪刀、枪状咬骨钳、髓核钳、枪状剥离子、直镰状刀、取瘤钳、加长电刀头、不同型号的刮匙和吸引器等。

3. 其他　除常规物品外，另需带导水管贴膜、凡士林油纱条、灌洗器、脑棉片、骨蜡、7 号长针头、止血材料(明胶海绵或止血纤维等)、医用生物胶及人工硬膜等。

六、手术步骤及配合

手术步骤及配合见表 5-4。

表 5-4　神经内镜下经鼻脑膜瘤切除术手术步骤与配合

手术步骤	手术配合
(1) 消毒皮肤，铺手术单	同本章第一节表 5-1
(2) 连接设备	同本章第一节表 5-1
(3) 收缩血管	同本章第一节表 5-1
(4) 暴露肿瘤	将术野的棉片全部取出，递鼻甲剪剪去中鼻甲。将带血管的鼻中隔黏膜瓣储存在鼻咽部，待重建时递电凝镊结扎蝶腭动脉后递电刀弧形切开鼻中隔后端黏膜以暴露蝶骨鹰嘴。递高速磨钻将两侧额窦开口前方的鼻额嘴磨除。处理血管并开放硬膜
(5) 切除肿瘤	递硬膜刀、剥离子、枪状精细剪刀等切开硬脑膜和肿瘤包膜，瘤内切除至大脑镰，至大脑镰完全离段，形成一个肿瘤腔并使肿瘤前方游离
(6) 检查术野，彻底止血	广角内镜检查硬膜内有无瘤样组织残留后，检查有无活动性出血，使用盐水反复冲洗术腔，有出血处使用明胶海绵及止血纤维止血
(7) 清点用物	共同清点手术用物
(8) 颅底重建	使用鼻黏膜瓣进行颅底重建
(9) 封闭硬膜	递手术剪与耳脑胶，使用人工硬脑膜修补硬膜
(10) 鼻腔填塞	递吸引器吸除鼻咽腔内血液；递膨胀海绵填塞鼻腔，压迫止血及鼻中隔还原复位

七、操作注意事项

操作注意事项同本章第一节"神经内镜下经鼻蝶垂体瘤切除术"。

第五节 神经内镜下经鼻海绵窦肿瘤切除术

一、应 用 解 剖

海绵窦位于颅中窝蝶骨体的两旁，其内侧为蝶鞍和垂体，内下侧为蝶骨体和骨膜，前方达前床突和眶上裂，后方至后床突和岩骨尖部，外侧为颞叶内面硬脑膜，外侧下部为三叉神经月半节腔(图 5-7)。

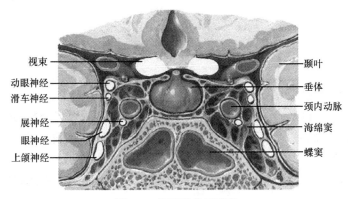

图 5-7 海绵窦位置形态

海绵窦间隙分为前、后、内、外、上、下六组间隙，各组间隙所含内容、毗邻关系及间隙的出现率在不同层面有所不同；在同一层面，两侧也有差异，其中内、外、上组变异较大。内海绵窦侵犯的垂体腺瘤首先入侵海绵窦的内组间隙，而鞍旁脑膜瘤和三叉神经鞘瘤以侵犯海绵窦外下间隙为主，眶内肿瘤首先侵犯前下间隙。颈内动脉海绵窦水平段外下侧有一个大而恒定的静脉间隙，出现率为 100%；水平段与内侧壁之间的内侧间隙出现率为 69%，如果颈内动脉与垂体外侧壁相贴，此间隙消失；在颈内动脉下方与蝶骨之间亦存在有静脉间隙，出现率为 54%。

海绵窦内有颈内动脉分段，颈内动脉海绵窦段一般分为 5 段：后垂直部、后曲、水平部、前曲、前垂直部。平均长度为 18mm，平均直径为 5.85mm。海绵窦内颈内动脉的分支主要有脑膜垂体干、海绵窦下动脉和垂体被膜动脉。

海绵窦是静脉窦腔还是静脉丛，目前仍有争议。但可以肯定它接受许多颅内引流静脉，并与颅外静脉有广泛的交通支。每侧海绵窦在前方与蝶腭窦、眼静脉、大脑浅静脉相通，侧面与脑膜中动脉周围的静脉相连，后方引流到基底窦、岩上窦和岩下窦。基底窦附着在鞍背上，是两侧海绵窦之间最恒定、最大的交通支。两侧海绵窦还通过海绵间窦相通，它位于垂体窝的硬脑膜之间。海绵间窦有前、下、后三个，前间窦的出现率为98.2%，下间窦的出现率为 93.3%，后间窦的出现率为 53.3%(图 5-8)。

与海绵窦密切相关的神经有动眼神经、滑车神经、三叉神经第一支及展神经。动眼神经和滑车神经在动眼神经三角区内穿过海绵窦的顶。此区的三个角分别位于岩尖部、前后床突。而三角形的边则由这三个结构之间的硬脑膜联系折叠而成。

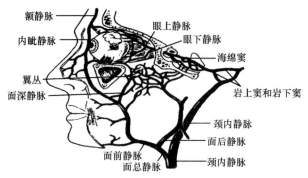

额静脉
内眦静脉
翼丛
面深静脉
眼上静脉
眼下静脉
海绵窦
岩上窦和岩下窦
颈内静脉
面后静脉
颈内静脉
面前静脉
面总静脉

图 5-8　海绵窦血液供应

二、适　应　证

1. 经海绵窦内侧壁入路可处理侵袭性垂体瘤。

2. 经海绵窦下外侧壁入路可处理脑膜瘤和神经鞘瘤，主要经 Mullan 三角。

3. 经海绵窦外侧壁入路可处理脑膜瘤、神经鞘瘤和恶性肿瘤，主要经 Parkinson 三角和 Mullan 三角联合入路。

4. 经海绵窦内-外侧壁联合入路可处理由鞍区侵入海绵窦的垂体腺瘤、脑膜瘤和恶性肿瘤。

三、麻　醉　方　式

经口气管插管全身麻醉。

四、手术体位与手术室布局

1. 手术体位　患者取颈后仰卧位，头部后仰 15°～20°，向术者侧偏转 20°。

2. 手术室布局　神经内镜下经鼻海绵窦肿瘤切除术手术室布局同本章第一节"神经内镜下经鼻蝶垂体瘤切除术"。

五、物　品　准　备

1. 设备　内镜手术系统、电外科设备、动力系统、神经导航系统、超声外科吸引器。

2. 器械　经鼻手术器械；长柄双极电凝镊；高速磨钻；内镜支架固定器，内镜手术器械，包括各角度内镜镜头、枪状剪刀、枪状咬骨钳、髓核钳、枪状剥离子、直镰状刀、取瘤钳、加长电刀头、不同型号的刮匙和吸引器等。

3. 其他　除常规物品外，另需带导水管贴膜、凡士林油纱条、灌洗器、脑棉片、骨蜡、止血材料(明胶海绵或止血纤维等)、0.1%盐酸肾上腺素、医用生物胶及人工硬膜。

六、手术步骤及配合

手术步骤及配合见表5-5。

表 5-5　神经内镜下经鼻海绵窦肿瘤切除术手术步骤与配合

手术步骤	手术配合
(1)消毒皮肤，铺手术单	同本章第一节表5-1
(2)连接设备	同本章第一节表5-1
(3)收缩血管	同本章第一节表5-1
(4)暴露肿瘤	将术野的棉片全部取出，递鼻甲剪剪去中鼻甲。将带血管的鼻中隔黏膜瓣储存在鼻咽部，待重建时递电凝，结扎蝶腭动脉后递弧形电刀切开鼻中隔后端黏膜暴露蝶骨鹰嘴。递高速磨钻将两侧额窦开口前方的鼻额嘴磨除。处理血管开放硬膜
(5)切除肿瘤	递勾刀、剥离子、枪状显微剪刀等切开硬脑膜和肿瘤包膜，瘤内切除至大脑镰，至大脑镰完全离段，形成一个肿瘤腔并使肿瘤前方游离
(6)检查术野，彻底止血	广角内镜检查硬膜内有无瘤样组织残留后，检查有无活动性出血，使用盐水反复冲洗术腔，有出血处使用明胶海绵及止血纤维止血
(7)清点用物	共同清点手术用物
(8)颅底重建	使用鼻黏膜瓣进行颅底重建
(9)封闭硬膜	递剪刀与耳脑胶，使用人工硬脑膜修补硬膜
(10)鼻腔填塞	递吸引器吸除鼻咽腔内血液；递膨胀海绵填塞鼻腔，压迫止血及鼻中隔还原复位

七、操作注意事项

操作注意事项同本章第一节"神经内镜下经鼻蝶垂体瘤切除术"。

第六节　神经内镜下经鼻脑膜脑膨出修补术

一、应　用　解　剖

脑膜脑膨出是指一部分的脑膜、脑组织、脑脊液，通过颅裂疝至颅外形成的一种先天性畸形。脑膨出既可表现为明显的畸形，亦可隐匿发病，出现并发症后再确诊。脑膨出可源于先天性神经管及骨盖发育不全，后天性的脑膨出主要见于外伤后、神经外科手术后或鼻窦术后。

脑膨出可发生在额部、鼻咽部、颞部、顶部或枕骨中线。枕部的脑膨出以欧美多见，而东南亚却以额部的脑膨出更为常见。据文献报道，在脑膨出的患儿中，枕叶膨出者占71%，顶叶膨出者占10%，额叶膨出者占9%，从鼻腔膨出者占9%，从鼻咽部膨出者仅占 1%（图 5-9）。枕部的脑疝以女性多见，其他部位的脑膨出以男性多见。膨出的脑组织常有发育的畸形、扭曲，可有皮质萎缩或脑组织肥厚，局部坏死甚至液化，但组织学所见大多正常，还可见局部脑室扩大并发脑积水等异常改变。根据脑膨出部位分类可分为枕部脑膨出和前位脑膨出，其中前位脑膨出可分为前顶脑膨出和颅底脑膨出。

颅底脑膨出分为五种：①经筛脑膨出，通过筛板疝至鼻腔；②蝶筛脑膨出，通过蝶骨疝至鼻咽部；③经蝶脑膨出，通过眶上裂疝至眼眶；④蝶眶脑膨出，通过眶上裂疝至眼眶；⑤蝶上颌脑膨出，通过翼裂疝至眼眶，然后经框内裂至翼窝。颅底结构解剖，见图 5-10。

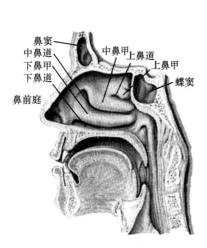

图 5-9　鼻内部结构解剖

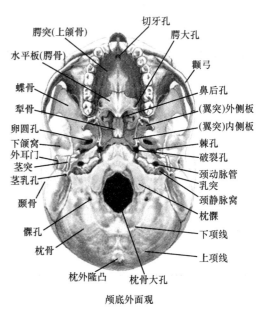

图 5-10　颅底的结构解剖

二、适 应 证

1. 较小的颅底脑膨出时可采用内镜经鼻入路修补颅底。脑膨出一般有较细的囊颈，囊内脑组织多无功能，除非脑膨出的基底较广泛。内镜下仔细辨认膨出的囊壁，切除被覆的黏膜。

2. 若脑膨出的囊壁较大，可切除囊壁，寻找颅底缺损。切除脑膨出，降低颅内感染的发生率，修剪缺损骨缘，形成新鲜的创面，用黏膜修补颅底缺损。

3. 较大的脑膨出需要采用经颅手术，切除或还纳疝出脑组织，进行颅底重建。

三、麻 醉 方 式

经口气管插管全身麻醉。

四、手术体位与手术室布局

1. 手术体位　患者取颈后仰卧位，头部后仰15°～20°，向术者侧偏转20°。
2. 手术室布局　神经内镜下经鼻脑膜膨出修补术手术室布局同本章第一节"神经内镜下经鼻蝶垂体瘤切除术"。

五、物 品 准 备

1. 设备　内镜手术系统、电外科设备、动力系统、神经导航系统、超声外科吸引器。
2. 器械　经鼻手术器械；长柄双极电凝镊；高速磨钻；内镜支架固定器，内镜手术器械，包括0°内镜、枪状剪刀、枪状剥离子、直镰状刀、取瘤钳、不同型号的刮匙和吸引器等。
3. 其他　除常规物品外，另需带导水管贴膜、凡士林油纱条、灌洗器、脑棉片、骨蜡、止血材料(明胶海绵或止血纤维等)、医用生物胶及人工硬膜等。

六、手术步骤及配合

手术步骤及配合见表5-6。

表5-6　神经内镜下经鼻脑膜脑膨出修补术手术步骤与配合

手术步骤	手术配合
(1)消毒皮肤，铺手术单	递海绵钳钳夹5%碘伏纱球消毒颜面部，递0.05%碘伏棉签消毒双侧鼻腔；按头面部手术常规铺单
(2)连接设备	检查、连接、调节内镜手术系统、光源系统、电外科设备、动力系统、神经导航系统和超声外科吸引器，操作端妥善固定于手术台上
(3)收缩血管	递枪状镊夹持0.01%肾上腺素盐水棉片向蝶筛隐窝填塞，递头端圆钝吸引器逐步将棉片推入深部扩张手术通道，收缩鼻腔黏膜血管
(4)探查蝶窦口	递内镜插入鼻腔，辨认蝶窦口
(5)显露蝶窦	递直镰状刀弧形切开鼻黏膜，递枪状剪刀剪开鼻腔黏膜和蝶窦黏膜连接部，递枪状剥离子推开骨性鼻中隔，显露犁骨
(6)扩大蝶窦骨窗	递磨钻磨除蝶窦前壁骨质和骨性鼻中隔后部，磨除蝶窦间隔，显露鞍底、两侧颈动脉隆起和鞍底-斜坡隐窝；遇蝶窦黏膜出血，递双极电凝镊电凝止血；遇骨质出血，递骨蜡涂抹止血
(7)显露硬膜	递磨钻磨开鞍底骨质，开放直径为1～1.5cm骨窗，显露鞍底硬膜
(8)显露、切除肿瘤	递穿刺针穿刺鞍内；递双极电凝烧灼，递直镰状刀切开硬膜，显露肿瘤；递取瘤钳夹取肿瘤组织，递环形刮匙和吸引器分块切除肿瘤
(9)检查术野，彻底止血	递吸引器吸除积血和积液，检查肿瘤切除情况，备双极电凝镊电凝止血
(10)清点用物	共同清点手术用物
(11)封闭鞍底	递枪状镊夹持明胶海绵或止血纤维填塞瘤腔；递医用生物胶及人工硬膜封闭鞍底；清理蝶窦腔，恢复空腔蝶窦功能
(12)鼻腔填塞	递吸引器吸除鼻咽腔内血液；递条状凡士林油纱条填塞鼻腔，压迫止血及鼻中隔还原复位

七、操作注意事项

操作注意事项同本章第一节"神经内镜下经鼻蝶垂体瘤切除术"。

第七节　神经内镜下基底核区脑出血清除术

一、应　用　解　剖

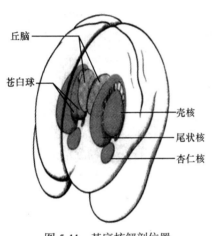

丘脑

苍白球

壳核

尾状核

杏仁核

图 5-11　基底核解剖位置

基底核又称为基底节，是埋藏在两侧大脑半球深部的一些灰质团块，是组成锥体外系的主要结构。它主要包括尾状核、豆状核(壳核和苍白球)、屏状核及杏仁复合体(图 5-11)。

豆状核是由壳核和苍白球组合而成的，因其外形近似板栗状，故称豆状核。苍白球在豆状核的内侧部，借外髓板与豆状核外侧的壳核分开，而其自身又被内髓板分为外侧部与内侧部。其宽阔的底凸向外侧，尖指向内侧。豆状核的外侧借薄薄的一层外囊纤维与屏状核相隔。豆状的内侧邻接内囊，其尖部构成内囊膝部的外界。内囊后肢分隔着豆状核与丘脑，内囊前肢介于壳核与尾状核头部之间。故豆状核的前缘、上缘和后缘都与放射冠(进出大脑皮质的重要传导束所在处)相邻。内囊由传入大脑和由大脑向外传出的神经纤维组成，是人体运动、感觉神经传导束最为集中的部位。

尾状核外形侧面观略呈豆点状，头部膨大，突入侧脑室前角内，构成侧脑室前角的下外侧壁。全长与侧脑室的前角、中央部和后角伴行，分为头、体和尾三部分(图 5-12)。在前穿质的上方，尾状核与壳核融合。尾状头借内囊膝部与后方的丘脑前端相隔；自头端向后逐渐变细称为体；沿丘脑背侧缘并与丘脑背侧之间以终纹为界，至丘脑后端转向腹侧形成尾部。尾部深入颞叶构成侧脑室下角的上壁，并向前终于尾状核头的下外侧、杏仁核的后方。进入中脑的大脑脚的内囊纤维，把尾状核与丘脑分割开；内囊的豆状核下部和外囊将尾状核与豆状核分开。

二、适　应　证

1. 壳核的中小型血肿，基底核出血＞30ml。
2. 基底核区及丘脑出血破入脑室，致脑脊液循环受阻且颅内压增高者。

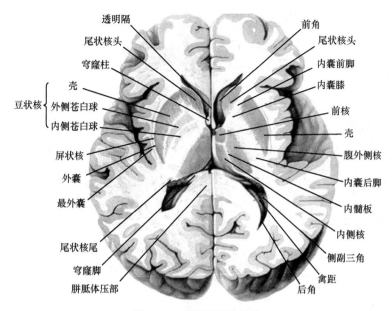

图 5-12　基底核周边结构

3. 脑叶出血＞30ml 或伴有明显颅内压增高、神经功能障碍或意识障碍。

三、麻　醉　方　式

经口气管插管全身麻醉。

四、手术体位与手术室布局

1. **手术体位**　患者取颈后仰卧位，头部后仰 15°～20°，向术者侧偏转 20°。
2. **手术室布局**　神经内镜下基底核区脑出血清除术的手术室布局见图 5-13。

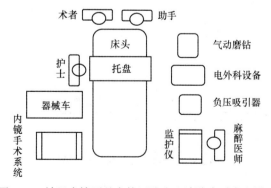

图 5-13　神经内镜下基底核区脑出血清除术手术室设置

五、物品准备

1. 设备 内镜手术系统、电外科设备、负压吸引器、气动磨钻。

2. 器械 经鼻手术器械；长柄双极电凝镊；高速磨钻；内镜支架固定器，内镜手术器械，包括各角度内镜镜头、枪状剪刀、枪状咬骨钳、髓核钳、枪状剥离子、直镰状刀、加长电刀头、不同型号的刮匙和吸引器等。

3. 其他 除常规物品外，另需带导水管贴膜、灌洗器、脑棉片、骨蜡、7 号长针头、止血材料(明胶海绵或止血纤维等)，5ml、20ml 注射器。

六、手术步骤及配合

手术步骤及配合见表 5-7。

表 5-7 神经内镜下基底核区脑出血清除术手术步骤与配合

手术步骤	手术配合
(1)消毒皮肤，铺手术单	递海绵钳钳 2%碘酊纱球消毒头部，递 75%乙醇棉球脱碘，按颅脑手术常规铺单
(2)连接设备	检查、连接、调节内镜手术系统、光源系统、电外科设备、动力系统，操作妥善固定于手术台上
(3)冠状缝前 "U" 形切口	递 20 号刀切开头皮，电凝止血
(4)分离骨膜，钻孔开窗，并于骨缘下方咬去外板棱角，呈沟形	递 20 号刀片切开骨膜，骨膜剥离子剥离骨膜，电动颅骨钻钻孔，尖嘴咬骨钳咬骨窗，骨蜡止血，递乳突牵开器牵开术野
(5)开硬膜	递 11 号刀片切开硬膜，递文式钳与脑膜剪剪开硬膜
(6)定位血肿，清除血肿	递脑棉片及吸收性明胶海绵保护。进内镜，寻找基底核血肿。找到血肿后使用吸引器吸引，使用内镜下可用的电凝钳电凝出血点，清除血肿
(7)彻底检查术野，止血	连续用无菌生理盐水冲洗，直到无新鲜出血
(8)清点用物	清点棉片及术中用的所有物品
(9)缝合硬脑膜	圆针 1 号丝线缝合
(10)缝合帽状腱膜、皮肤，覆盖切口	递圆针 4 号丝线间断缝合帽状腱膜，递角针 1 号丝线间断缝合皮肤。递海绵钳夹持 75%乙醇纱球消毒皮肤，纱布覆盖切口，用胶布固定好纱布

七、操作注意事项

操作注意事项同本章第一节"神经内镜下经鼻蝶垂体瘤切除术"。

第八节 神经内镜下岛叶及丘脑胶质瘤切除术

一、应用解剖

丘脑肿瘤占颅内肿瘤的 1%～5%，以丘脑胶质瘤为主，可发生于任何年龄，以儿童和青年人为主。丘脑胶质瘤多呈膨胀性生长，其周边为脑实质核团，故肿瘤界线比较清晰。其好发部位包括丘脑的前上部（丘脑前核团、腹侧核团及中央核团）和后结节。肿瘤可沿传导束、室管膜下走行或在脑室内播散。丘脑胶质瘤的生长方式可以分为以下三种：①肿瘤局限于丘脑；②肿瘤超出丘脑范围，向上或向外达邻近脑叶白质；③肿瘤向脑室方向生长，不穿破脑室壁。其中，单侧丘脑星形细胞瘤最多见。双侧丘脑胶质瘤多位于两侧丘脑的对称位置（图 5-14）。

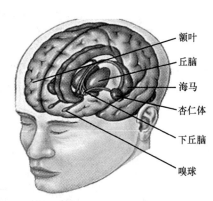

图 5-14 下丘脑解剖结构

额叶
丘脑
海马
杏仁体
下丘脑
嗅球

丘脑胶质瘤根据生长方向和位置可以分为外侧型丘脑胶质瘤和内侧型丘脑胶质瘤。外侧型丘脑胶质瘤定义为肿瘤主体向前方、上方、后方生长突入侧脑室和向侧方生长接近侧裂的丘脑胶质瘤。内侧型丘脑胶质瘤定义为起源于丘脑内侧，向中线生长，突入第三脑室的丘脑胶质瘤（图5-15）。外侧型丘脑肿瘤手术入路包括经皮质（经额、经顶、经颞、经顶枕）经脑室丘脑肿瘤切除术、经胼胝体（胼胝体前部、胼胝体后部）经脑室丘脑肿瘤切除术、经胼胝体穹窿间丘脑肿瘤切除术、经侧裂-岛叶皮质入路丘脑肿瘤切除术和经幕下小脑上丘脑肿瘤切除术。内侧型丘脑肿瘤手术入路包括经胼胝体-室间孔入路和经胼胝体-穹窿间入路。

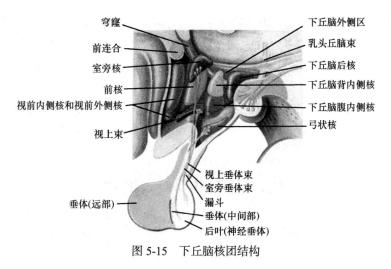

穹窿
前连合
室旁核
前核
视前内侧核和视前外侧核
视上束
垂体（远部）
下丘脑外侧区
乳头丘脑束
下丘脑后核
下丘脑背内侧核
下丘脑腹内侧核
弓状核
视上垂体束
室旁垂体束
漏斗
垂体（中间部）
后叶（神经垂体）

图 5-15 下丘脑核团结构

二、麻 醉 方 式

经口气管插管全身麻醉。

三、手术体位与手术室布局

1. 手术体位　患者取颈后仰卧位，头部后仰 15°～20°，向术者侧偏转 20°。
2. 手术室布局　神经内镜下岛叶及丘脑胶质瘤切除术的手术室布局见图 5-16。

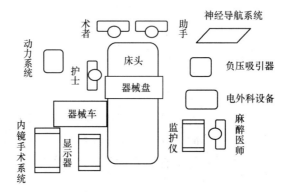

图 5-16　神经内镜下岛叶及丘脑胶质瘤切除术手术室设置

四、物 品 准 备

1. 设备　内镜手术系统、电外科设备、动力系统、神经导航系统、负压吸引器。
2. 器械　经鼻手术器械；长柄双极电凝镊；高速磨钻；内镜支架固定器，内镜手术器械，包括 0°内镜、枪状剪刀、枪状剥离子、直镰状刀、取瘤钳、不同型号的刮匙和吸引器等。
3. 其他　除常规物品外，另需带导水管贴膜、凡士林油纱条、灌洗器、脑棉片、骨蜡、止血材料(明胶海绵或止血纤维等)、医用生物胶及人工硬膜等。

五、手术步骤及配合

手术步骤及配合见表 5-8。

表 5-8 神经内镜下岛叶及丘脑胶质瘤切除术手术步骤与配合

手术步骤	手术配合
(1)消毒皮肤，铺手术单	递海绵钳钳碘伏纱球消毒头部；按头面部手术常规铺单
(2)连接设备	检查、连接、调节内镜手术系统、冷光源系统、电外科设备、动力系统、神经导航系统和超声外科吸引器，操作端妥善固定于手术台上
(3)切皮	根据肿瘤的生长位置选定手术切口，递20号大圆刀片切开头皮，电凝止血
(4)分离骨膜，钻孔开窗，并于骨缘下方咬去外板棱角，呈沟形	递20号刀片切开骨膜，骨膜剥离子剥离骨膜，电动颅骨钻钻孔，尖嘴咬骨钳咬骨窗，骨蜡止血，递乳突牵开器牵开术野
(5)开硬膜	递11号刀片切开硬膜，递文式钳与脑膜剪剪开硬膜，递脑棉片及吸收性明胶海绵保护
(6)进内镜，找到肿瘤位置，切除肿瘤	备内镜下使用双极电凝，辅助止血。递内镜下使用的特殊器械，先行瘤内切除，然后再分离周边
(7)彻底检查术野，止血	在内镜下使用双极电凝、止血纤维，明胶海绵辅助止血
(8)清点用物	共同清点用物
(9)缝合硬脑膜	圆针1号丝线缝合，生理盐水冲洗
(10)缝合帽状腱膜、皮肤，覆盖切口	递圆针4号丝线间断缝合帽状腱膜，递角针1号丝线间断缝合皮肤。递海绵钳夹持75%乙醇纱球消毒皮肤，纱布覆盖切口，使用胶布固定好纱布

六、操作注意事项

操作注意事项同本章第一节"神经内镜下经鼻蝶垂体瘤切除术"。

第九节 神经内镜下外侧裂蛛网膜囊肿切除加脑池穿透造瘘术

一、应 用 解 剖

蛛网膜囊肿属于先天性良性脑囊肿病变，是由发育期蛛网膜分裂异常所致。囊壁多为蛛网膜、神经胶质及软脑膜，囊内有脑脊液样囊液。囊肿位于脑表面、脑裂及脑池部，不累及脑实质。多为单发，少数多发。

侧裂是颅内蛛网膜囊肿最常见的部位。其发生机制目前存在两种学说：①颞叶发育不良导致侧裂池区域蛛网膜下腔扩张，脑脊液被动积聚填充而形成颅中窝蛛网膜囊肿；②在胚胎发育过程中蛛网膜非正常生长如蛛网膜裂开分成两层或重复生长，其内部液体逐渐增多，不断增大，形成囊肿，膨胀挤压颞叶导致颞叶继发性发育不全。

大脑颞叶的外侧面分为颞上回、颞中回和颞下回。

颞叶的内侧面分为海马结构和海马旁回等。颅底解剖，见图5-17。

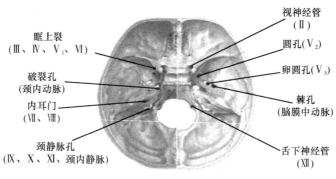

图 5-17　颅底解剖

二、适　应　证

1. 囊肿压迫邻近组织结构导致的局灶性神经功能缺损，如眼球震颤、感觉异常、言语障碍、眼球突出。

2. 颅内高压症状　如头痛、视盘水肿、展神经麻痹。

3. 头尾增大或囊肿侧颞骨隆起、变薄。

4. 癫痫(部分性癫痫发作或继发性全身性癫痫发作)和发育延迟(包括语言发育延迟、对侧肢体无力、共济失调)。

5. 其他症状，如头晕、一过性意识丧失发作、行为异常、注意力不集中或学习困难。

三、麻　醉　方　式

经口气管插管全身麻醉。

四、手术体位与手术室布局

1. 手术体位　患者取颈后仰卧位，头部后仰 15°～20°，向术者侧偏转 20°。

2. 手术室布局　神经内镜下外侧裂蛛网膜囊肿切除加脑池穿透造瘘术的手术室布局见图 5-18。

五、物　品　准　备

1. 设备　内镜手术系统、电外科设备、负压吸引器、气动磨钻、脑电监测设备、神经导航系统、超声外科吸引器。

2. 器械　经鼻手术器械；长柄双极电凝镊；高速磨钻；内镜支架固定器，内镜手术器械，包括 0°内镜、枪状剪刀、枪状剥离子、直镰状刀、取瘤钳、不同型号的刮匙和吸引器等。

3. 其他　除常规物品外，另需带导水管贴膜、凡士林油纱条、灌洗器、脑棉片、骨蜡、止血材料(明胶海绵或止血纤维等)、0.1%盐酸肾上腺素、医用生物胶及人工硬膜等。

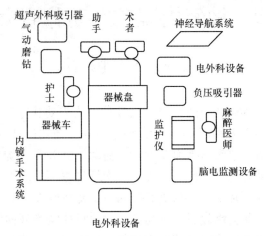

图 5-18　神经内镜下外侧裂蛛网膜囊肿切除加脑池穿透造瘘术手术室设置

六、手术步骤及配合

手术步骤及配合见表 5-9。

表 5-9　神经内镜下外侧裂蛛网膜囊肿切除加脑池穿透造瘘术手术步骤与配合

手术步骤	手术配合
(1)消毒皮肤，铺手术单	递海绵钳，钳碘酊纱布一块消毒头部，换海绵钳，75%乙醇纱布三块脱碘，按头面部手术常规铺单
(2)连接设备	包括内镜手术系统、电外科设备、负压吸引器、脑电监测设备
(3)开颅	递 20 号刀片，根据囊肿位置取颞部弧形切口 3～4cm，乳突拉钩牵开皮肤和软组织，暴露至骨膜下。递气动钻，在横窦和乙状窦交界处开一个直径 3～4cm 大小的骨孔。取下骨瓣，妥善保存
(4)开硬膜	递尖刀片、脑膜剪、文氏钳，弧形切开硬膜并翻向一侧
(5)引入内镜	内镜缓慢进入，找到外侧裂囊肿。使用内镜固定臂，尽可能节省术者体能
(6)看到囊肿后，游离囊肿，尽可能保护周边的血管及神经	显露肿瘤后，游离囊肿周边的血管及神经，尽可能保持囊肿的张力，以便游离，切完囊肿后取出囊肿壁。做脑池穿透造瘘
(7)检查出血	检查术野的出血情况，冲洗直至水清亮
(8)清点用物，关闭切口	器械护士与巡回护士共同清点棉片及台上各用物。递 5×12 圆针 1 号丝线关闭硬膜。协助术者处理骨瓣，递螺丝刀将骨瓣装回。递 8×24 圆针 4 号丝线间断缝合帽状腱膜，递 9×24 角针 1 号线间断缝合皮肤

七、操作注意事项

操作注意事项同本章第一节"神经内镜下经鼻蝶垂体瘤切除术"。

第十节　神经内镜辅助动脉瘤夹闭术

一、应 用 解 剖

　　颅内动脉瘤是指脑动脉内腔的局限性异常扩大造成动脉壁的一种瘤状突出。动脉瘤的形成病因主要包括先天性因素、动脉硬化、感染、创伤。此外一些少见的原因如肿瘤等也能引起动脉瘤，颅底异常血管网症、脑动静脉畸形、颅内血管发育异常及脑动脉闭塞等也可伴发动脉瘤。动脉瘤出血后，病情轻重不一。为了便于判断病情，选择造影和手术时机，评价疗效，国际常用 Hunt 五级分类法：①一级无症状，或有轻微头疼和颈强直；②二级头疼较重，颈强直，除动眼神经等脑神经麻痹外，无其他神经症状；③三级轻度意识障碍，躁动不安和轻度脑症状；④四级半昏迷、偏瘫，早期去脑强直和自主神经障碍；⑤五级深昏迷、去脑强直，濒危状态。先天性动脉瘤好发于颅底动脉环分叉处及其主要分支。约85%的先天性动脉位于 Willis 动脉环前半环颈内动脉系统，即颈内动脉颅内段、大脑前动脉前交通动脉、大脑中动脉、后交通动脉的后半部。其中，以颈内动脉的虹吸部发生最多。大脑前动脉及前交通动脉次之，大脑中动脉再次之。左右两侧半球发病率相近，右侧稍多于左侧，其中大脑动脉占4.3%～9.0%，前交通动脉占 9.6%～28%；椎动脉占 2.3%～4.6%，基底动脉占1.7%～8.9%。

二、适 应 证

　　1. 前交通动脉瘤、后交通动脉瘤、大脑中动脉瘤、颈内动脉分叉部动脉瘤等均适宜。
　　2. 偶然发现的未破裂的动脉瘤。

三、麻 醉 方 式

经口气管插管全身麻醉。

四、手术体位与手术室布局

　　1. 手术体位　患者取仰卧位，头部后仰 15°～20°，向术者侧偏转 20°。
　　2. 手术室布局　神经内镜下动脉瘤夹闭术手术室布局见图 5-19。

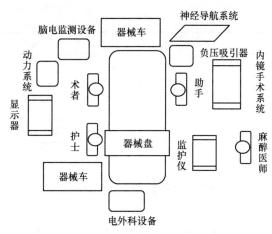

图 5-19　神经内镜下动脉瘤夹闭术手术室设置

五、物品准备

1. 设备　内镜手术系统、电外科设备、负压吸引器、气动磨钻、脑电监测设备、神经导航系统。

2. 器械　经鼻手术器械；长柄双极电凝镊；高速磨钻；内镜支架固定器，内镜手术器械，包括 0°内镜、枪状剪刀、枪状剥离子、直镰状刀、取瘤钳、不同型号的刮匙和吸引器等。

3. 其他　除常规物品外，另需带导水管贴膜、凡士林油纱条、灌洗器、脑棉片、骨蜡、止血材料(明胶海绵或止血纤维等)、0.1%盐酸肾上腺素、医用生物胶及人工硬膜等。

六、手术步骤及配合

手术步骤及配合见表 5-10。

表 5-10　神经内镜下动脉瘤夹闭术手术步骤与配合

手术步骤	手术配合
(1)消毒皮肤，铺手术单	递海绵钳钳 2%碘酊纱球消毒头部，递 75%乙醇棉球脱碘，按颅脑手术常规铺单
(2)连接设备	检查、连接、调节内镜手术系统、光源系统、电外科设备、动力系统，操作妥善固定于手术台上
(3)根据动脉瘤位置选取切口	递 20 号刀切开头皮，电凝止血
(4)分离骨膜，钻孔开窗，并于骨缘下方咬去外板棱角，呈沟形	递 20 号刀片切开骨膜，用骨膜剥离子剥离骨膜，电动颅骨钻钻孔，尖嘴咬骨钳咬骨窗，骨蜡止血，递乳突牵开器牵开术野
(5)开硬膜	递 11 号刀片切开硬膜，递文式钳与脑膜剪剪开硬膜
(6)定位动脉瘤位置，钳夹动脉瘤	通过导航或术前影像片定位肿瘤位置，递内镜下使用枪状瘤夹钳及其他器械，钳夹动脉瘤
(7)彻底检查术野，止血	在内镜下使用双极电凝，辅助止血

续表

手术步骤	手术配合
(8)清点用物	共同清点用物
(9)缝合硬脑膜	5×12圆针1号丝线缝合，用生理盐水冲洗
(10)缝合帽状腱膜、皮肤，覆盖切口	递8×24圆针4号丝线间断缝合帽状腱膜，递9×24角针1号丝线间断缝合皮肤。递海绵钳夹持75%乙醇纱球消毒皮肤，纱布覆盖切口，使用胶布固定好纱布

七、操作注意事项

操作注意事项同本章第一节"神经内镜下经鼻蝶垂体瘤切除术"。

第十一节　神经内镜下三叉神经痛微血管减压术

一、应　用　解　剖

三叉神经痛多表现为严重的面部疼痛，可发生在三叉神经三个分支支配的区域。经典的发作类型为间断突然发作，表现为尖锐疼痛或电击样疼痛。该病最常见的原因是畸形的动脉或静脉结构使三叉神经根部进入区受压变形，而去除这些致病因素后就可以减轻患者的神经性疼痛。有些病例并不能确定责任血管，但只要在神经入脑干前和桥小脑角池内找到异常的血管结构，结合患者的临床表现可进行手术探查。

桥小脑角是位于小脑、脑桥和颞骨岩部之间的不规则间隙，是三叉神经、展神经、前庭窝神经、后组脑神经、副神经和舌下神经在硬脑膜下行走的区域，也是小脑上动脉、小脑下前动脉及小脑下后动脉、岩上静脉和岩下静脉及其分支行走的部位。桥小脑角区的前界为颞骨岩部、岩上窦；外侧界为颞骨、横窦、乙状窦；上方是小脑幕，内面为脑桥和小脑半球的外侧面；下方是舌咽神经、迷走神经、副神经，其中大部分的血管神经浸泡在桥小脑角池的脑脊液中(图5-20)。

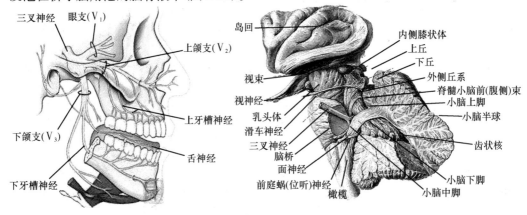

图5-20　三叉神经解剖位置

二、适应证

1. 三叉神经痛微血管减压术适用于经药物、乙醇注射或射频热凝治疗疗效不明显，仍有剧痛的患者。

2. 高龄患者和重要器官有严重疾病患者宜慎重考虑。

三、麻醉方式

经口气管插管全身麻醉。

四、手术体位与手术室布局

1. **手术体位**　患者取侧卧位。

2. **手术室布局**　神经内镜下三叉神经痛微血管减压术的手术室布局见图 5-21。

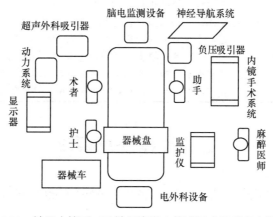

图 5-21　神经内镜下三叉神经痛微血管减压术的手术室设置

五、物品准备

1. **设备**　内镜手术系统、电外科设备、动力系统、神经导航系统、超声外科吸引器、负压吸引器、脑电监测设备。

2. **器械**　经鼻手术器械；长柄双极电凝镊；高速磨钻；内镜支架固定器，内镜手术器械，包括 0° 内镜、枪状剪刀、枪状剥离子、直镰状刀、取瘤钳、不同型号的刮匙和吸引器等。

3. **其他**　除常规物品外，另需带导水管贴膜、凡士林油纱条、灌洗器、脑棉片、骨蜡、止血材料(明胶海绵或止血纤维等)、0.1%盐酸肾上腺素、医用生物胶及人工硬膜等。

六、手术步骤及配合

手术步骤及配合见表 5-11。

表 5-11　神经内镜下三叉神经痛微血管减压术手术步骤与配合

手术步骤	手术配合
(1) 消毒皮肤，铺手术单	递海绵钳，钳碘酊纱布 1 块消毒头部，换海绵钳，钳 75%乙醇纱布 3 块脱碘，按头面部手术常规铺单
(2) 连接设备	包括内镜手术系统、电外科设备、负压吸引器、脑电监测设备
(3) 开颅	递 20 号刀片，取耳后纵行约 3cm 皮肤切口，乳突拉钩牵开皮肤和软组织，显露至骨膜下。递气动钻，在横窦和乙状窦交界处开一个直径 3～4cm 大小的骨孔。取下骨瓣，妥善保存
(4) 开硬膜	递尖刀片、脑膜剪、文氏钳，弧形切开硬膜并翻向一侧，缓慢释放桥小脑角池脑脊液
(5) 引入内镜	调整患者体位，使用甘露醇使小脑自动退缩后递内镜，内镜缓慢进入桥小脑角区
(6) 显露三叉神经，游离压迫三叉神经的血管	递双极电凝镊、神经剥离子及显微剪刀等，显露三叉神经后，游离压迫三叉神经的血管。若为动脉则在血管及神经之间加入 Teflon 棉团。若为静脉则直接切断，使用双极电凝
(7) 检查出血，监测神经功能	检查术野的出血情况，递止血纤维、明胶海绵等协助止血。递监测神经电生理功能的设备以监测功能
(8) 清点用物，关闭切口	共同清点棉片及台上各用物。递 5×12 圆针 1 号丝线关闭硬膜。协助术者处理骨瓣，递螺丝刀将骨瓣装回。递 8×24 圆针 4 号丝线间断缝合帽状腱膜，递 9×24 角针 1 号线间断缝合皮肤

七、操作注意事项

操作注意事项同本章第一节"神经内镜下经鼻蝶垂体瘤切除术"。

第十二节　神经内镜下听神经瘤切除术

一、应　用　解　剖

　　前庭神经鞘瘤常称作听神经瘤，是第Ⅷ对脑神经鞘的施万细胞过度增殖形成的良性肿瘤，MRI 检查是诊断该肿瘤的金标准。听神经瘤按大小分为小型(直径＜1.5cm)、中型(直径为 1.5～2.5cm)和大型(直径＞2.5cm)。小型听神经瘤位于骨性内听道内，中型肿瘤向内听道外桥小脑角池扩展，但不压迫脑组织，大型听神经瘤常压迫周围脑组织。

　　听神经瘤时内听道呈不同程度的"漏斗形"或"锥形"扩大。内听道的细长蒂和岩骨外的较大部分呈蘑菇样外形。肿瘤表面光滑，可呈大小不等的结节状，分叶。实质性肿瘤质地硬、坚韧，有光泽，呈淡黄色，较大的肿瘤存在退行性变，为亮黄色到黄褐色，切面较混浊。

听神经瘤的内侧面为脑桥和延髓，后内侧面为小脑半球，前外侧为内耳孔。三叉神经和滑车神经均位于肿瘤的前上方或上级，第Ⅸ、Ⅺ对脑神经位于肿瘤的下极或下外侧（图5-22、图5-23）。

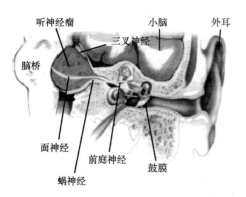

图 5-22　听神经瘤解剖位置

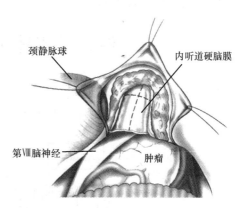

图 5-23　听神经瘤形态

肿瘤的供血：小脑前下动脉分支均参与听神经瘤供血，是听神经瘤的主要供血来源，其分支内听动脉参与内听道处肿瘤的血液供应。脑膜动脉分支及基底动脉亦可发出脑桥动脉分支参与肿瘤供血(图5-24)。

肿瘤的静脉回流：听神经瘤后外侧常绕行一粗大的引流静脉，静脉主要是经岩静脉回流至岩上窦，也有直接回流至天幕。汇聚于岩静脉的静脉弓形向后移位，岩静脉也被拉长而位于肿瘤的上极。

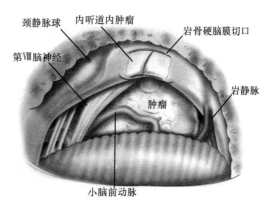

图 5-24　听神经瘤血液供应

二、适应证

1. 内镜能够提供良好的照明和放大的图像，有利于辨别神经、血管的位置及肿瘤的关系。

2. 配合使用不同角度的内镜，可以对深部的结构和显微镜下观察不到的死角区域进行观察，减少了对脑干、基底动脉及分支、脑神经的损伤，避免肿瘤残余。

3. 处理内听道内的肿瘤时，由于在内镜下能够很好地观察内听道的结构，无须过多磨除岩骨，避免对面神经、听神经的损伤，有利于保存听力。

4. 对于向岩尖和斜坡生长的肿瘤，往往需要通过联合入路切除，但在内镜下通过乙状窦后入路可以达到满意切除。

5. 内镜下易于发现开放的乳突、岩骨气房，避免术后脑脊液漏的发生。

三、麻 醉 方 式

经口气管插管全身麻醉。

四、手术体位与手术室布局

1. 手术体位　患者取侧卧位。
2. 手术室布局　神经内镜下听神经瘤切除术的手术室布局见图 5-25。

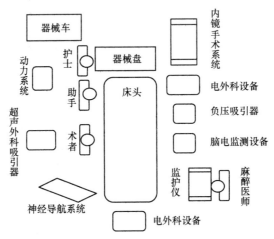

图 5-25　神经内镜下听神经瘤切除术的手术室设置

五、物 品 准 备

1. 设备　内镜手术系统、电外科设备、动力系统、神经导航系统、超声外科吸引器、负压吸引器、脑电监测设备。

2. 器械　经鼻手术器械；长柄双极电凝镊；高速磨钻；内镜支架固定器，内镜手术器械，包括 0°内镜、枪状剪刀、枪状剥离子、直镰状刀、取瘤钳、不同型号的刮匙和吸引器等。

3. 其他　除常规物品外，另需带导水管贴膜、凡士林油纱、灌洗器、脑棉片、骨蜡、止血材料（明胶海绵或止血纤维等）、0.1%盐酸肾上腺素、医用生物胶及人工硬膜。

六、手术步骤及配合

手术步骤及配合见表 5-12。

表 5-12　神经内镜下听神经瘤切除术手术步骤与配合

手术步骤	手术配合
(1) 消毒皮肤，铺手术单	递海绵钳，钳碘酊纱布 1 块消毒头部，换海绵钳，钳 75% 乙醇纱布 3 块脱碘，按头面部手术常规铺单
(2) 连接设备	包括内镜手术系统、电外科设备、负压吸引器、脑电监测设备
(3) 开颅	递 20 号刀片，取耳后约 3cm 纵行皮肤切口，乳突拉钩牵开皮肤和软组织，暴露至骨膜下。递气动钻，在横窦和乙状窦交界处开一个直径为 3～4cm 大小的骨孔。取下骨瓣，妥善保存
(4) 开硬膜	递尖刀片、脑膜剪、文氏钳，弧形切开硬膜翻向一侧，缓慢释放桥小脑角池脑脊液
(5) 引入内镜	调整患者体位，使用甘露醇在小脑自动退缩后递内镜，内镜缓慢进入桥小脑角区。使用内镜固定臂，尽可能节省术者体能
(6) 看到肿瘤后，游离肿瘤，尽可能保护周边的血管及神经	递双极电凝镊、神经剥离子及显微剪刀等，显露肿瘤后，游离肿瘤周边的血管及神经，尽可能不损伤。若为静脉直接切断，使用双极电凝。使用脑棉片尽可能地保护脑不受损伤。肿瘤切除后递 30° 及 75° 镜检查术野，确保无肿瘤残余
(7) 检查出血，监测神经功能	检查术野的出血情况，递止血纤维、明胶海绵等协助止血。递监测神经电生理功能的设备，监测功能
(8) 清点用物，关闭切口	共同清点棉片及台上各用物。递 5×12 圆针 1 号丝线关闭硬膜。协助术者处理骨瓣，递螺丝刀将骨瓣装回。递 8×24 圆针 4 号丝线间断缝合帽状腱膜，递 9×24 角针 1 号线间断缝合皮肤

七、操作注意事项

操作注意事项同本章第一节"神经内镜下经鼻蝶垂体瘤切除术"。

第十三节　神经内镜下桥小脑角区胆脂瘤切除术

一、应　用　解　剖

颅内胆脂瘤又称为珍珠瘤或表皮样囊肿，是一种生长缓慢的先天性肿瘤，占颅内全部肿瘤的近 1%。肿瘤好发于桥小脑角区、鞍区、脑室内和脑内，呈缓慢扩展性生长，常沿颅底向蛛网膜下腔和裂隙部位扩展。多数肿瘤生长持续数年，无临床表现；肿瘤长大时，才出现临床症状。因此，一旦出现临床症状而检查发现肿瘤时，肿瘤已侵及脑沟、脑池和深部的腔隙，造成脑组织的移位，包裹神经和血管，手术的治疗很困难，第一次手术常不能全切肿瘤。为了达到全切肿瘤，术中常需要牵拉脑组织，探查和显露残余肿瘤。

桥小脑角是位于小脑、脑桥和颞骨岩部之间的不规则间隙，是三叉神经、展神经、前庭窝神经、后组脑神经、副神经和舌下神经在硬脑膜下行走的区域，也是小脑上动脉、小脑下前动脉及小脑下后动脉、岩上静脉和岩下静脉及其分支行走的部位(图 5-26)。桥小脑角区的前界为颞骨岩部、岩上窦，外侧界为颞骨和横窦、乙状窦，上方是小脑幕，内面为脑桥和小脑半球的外侧面，下方是舌咽神经、迷走神经、副神经，其中大部分的血管神经浸泡在桥小脑角池的脑脊液中。

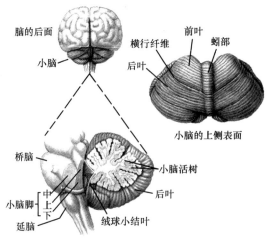

图 5-26　桥小脑角瘤解剖位置

二、适 应 证

内镜切除胆脂瘤适用于肿瘤局限于桥小脑角区域，可采用乙状窦入路。乙状窦入路适用于治疗 CPA、岩斜、枕骨大孔区病变，包括累及颅底该区域第Ⅴ～Ⅻ对脑神经的神经鞘瘤、脑膜瘤及神经、血管疾病。

三、麻 醉 方 式

经口气管插管全身麻醉。

四、手术体位与手术室布局

1. 手术体位　患者取仰卧位，头部后仰 15°～20°，向术者侧偏转 20°。
2. 手术室布局　神经内镜下桥小脑角区胆脂瘤切除术的手术室布局同本章第十一节"神经内镜下三叉神经痛微血管减压术"图 5-21。

五、物 品 准 备

1. 设备　内镜手术系统、负压吸引器、电外科设备、动力系统、神经导航系统、超声外科吸引器、脑电监测设备。
2. 器械　经鼻手术器械；长柄双极电凝镊；高速磨钻；内镜支架固定器，内镜手术器械，包括 0°内镜、枪状剪刀、枪状剥离子、直镰状刀、取瘤钳、不同型号的刮匙和吸引器等。

3. 其他　除常规物品外，另需带导水管贴膜、凡士林油纱、灌洗器、脑棉片、骨蜡、止血材料(明胶海绵或止血纤维等)、0.1%盐酸肾上腺素、医用生物胶及人工硬膜等。

六、手术步骤及配合

手术步骤及配合见表 5-13。

表 5-13　神经内镜下桥小脑角区胆脂瘤切除术手术步骤与配合

手术步骤	手术配合
(1) 消毒皮肤，铺手术单	递海绵钳，钳碘酊纱布 1 块消毒头部，换海绵钳，钳 75%乙醇纱布 3 块脱碘，按头面部手术常规铺单
(2) 连接设备	连接设备，包括内镜手术系统、电外科设备、负压吸引器、脑电监测设备
(3) 开颅	递 20 号刀片，取耳后约 3cm 行纵行皮肤切口，乳突拉钩牵开皮肤和软组织，显露至骨膜下。递气动钻，在横窦和乙状窦交界处开一个直径为 1.5cm 左右大小的骨孔。取下骨瓣，妥善保存待术后放回
(4) 显露硬膜	递尖刀片、脑膜剪、文氏钳，弧形切开硬膜并翻向一侧，缓慢释放桥小脑角池脑脊液
(5) 引入内镜	调整患者体位，使用甘露醇使小脑自动退缩后递内镜，内镜缓慢进入桥小脑角区
(6) 切除肿瘤	协助术者将内镜固定于支撑臂。递显微剪协助离断肿瘤，递滴水双极镊、止血纤维、明胶海绵及棉片协助术者止血。递取瘤镊、取瘤钳，协助术者取出肿瘤
(7) 检查出血及肿瘤残留	协助术者更换广角内镜，彻底检查术野，取出残余肿瘤
(8) 监测神经功能	递电生理监测设备，帮助术者监测患者神经功能
(9) 清点用物	共同清点棉片及台上各用物
(10) 关闭切口	递 5×12 圆针 1 号丝线关闭硬膜。协助术者处理骨瓣，递螺丝刀将骨瓣装回。递 8×24 圆针 4 号丝线间断缝合帽状腱膜，递 9×24 角针 1 号线间断缝合皮肤

七、操作注意事项

操作注意事项同本章第一节"神经内镜下经鼻蝶垂体瘤切除术"。

第十四节　神经内镜下颅内血肿清除术

一、应 用 解 剖

自发性颅内血肿可分为两类：原发性高血压性脑出血和由其他病变诱发的继发性脑出血。70%的颅内血肿是由高血压引起的，其他为脑血管畸形等原因引起的继发性出血。

自发性颅内血肿的死亡率大约是80%。对大量颅内血肿，采取手术还是保守治疗仍有争议。清除颅内血肿的传统方法是开颅，切开脑组织，清除血肿。手术清除血肿可在出血的原发破坏基础上，再增加新的损伤。近年来人们对不同类型的微侵袭技术逐渐关注，并强调立体定向内镜脑血肿吸除术。

内镜手术清除颅内血肿只进行颅骨钻孔，手术目的：①降低颅内压；②避免继发性脑组织损伤；③使脑脊液通路恢复通畅；④缩短恢复期。

颅内血肿的常见部位为额叶、颞叶、脑深部、颞顶部（图5-27）。

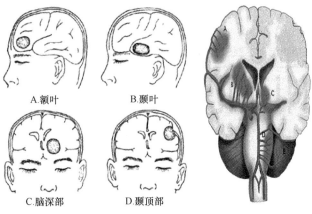

A.额叶　　　B.颞叶

C.脑深部　　D.颞顶部

A.皮质动脉穿通支——脑叶出血

B.外侧纹状体动脉——壳核出血

C.丘脑穿通动脉——丘脑出血

D.旁正中动脉——脑桥出血

E.SCA和AICA的分支——小脑出血(齿状核)

图5-27　颅内血肿常见部位

二、适 应 证

1. 出血部位浅，脑叶血肿，外囊或小脑血肿。
2. 脑室内血肿阻塞脑脊液通路，或脑室内血肿产生占位效应。
3. 幕上血肿40～60ml，幕下血肿10～20ml或引起脑干压迫症状。
4. 血肿量不大，经保守治疗后病情加重。
5. 出血后患者意识为清醒、嗜睡或浅昏迷状态，未出现脑疝。
6. 血肿已经开始液化为液态血肿。

三、麻 醉 方 式

经口插管全身麻醉。

四、手术体位与手术室布局

1. 手术体位　患者取侧卧位。
2. 手术室布局　神经内镜下脑内血肿清除术的手术室布局同本章第十一节"神经内镜下三叉神经痛微血管减压术"图5-21。

五、物 品 准 备

1. 设备　内镜手术系统、电外科设备、动力系统、神经导航系统、超声外科吸引器、负压吸引器、脑电监测设备。

2. 器械　经鼻手术器械；长柄双极电凝镊；高速磨钻；内镜支架固定器，内镜手术器械，包括 0°内镜、枪状剪刀、枪状剥离子、直镰状刀、取瘤钳、不同型号的刮匙和吸引器等。

3. 其他　除常规物品外，另需带导水管贴膜、凡士林油纱、灌洗器、脑棉片、骨蜡、止血材料(明胶海绵或止血纤维等)、0.1%盐酸肾上腺素、医用生物胶及人工硬膜等。

六、手术步骤及配合

手术步骤及配合见表 5-14。

表 5-14　神经内镜下颅内血肿清除术手术步骤与配合

手术步骤	手术配合
(1)消毒皮肤，铺手术单	递海绵钳，钳碘酊纱布 1 块消毒头部，换海绵钳，钳 75%乙醇纱布 3 块脱碘。按头面部手术常规铺单
(2)连接设备	连接设备，包括内镜手术系统、电外科设备、负压吸引器、脑电监测设备
(3)开颅	递 20 号刀片，取耳后约 3cm 行纵行皮肤切口，乳突拉钩牵开皮肤和软组织，暴露至骨膜下。递气动钻，在横窦和乙状窦交界处开一个直径 1.5cm 左右大小的骨孔。取下骨瓣，妥善保存待术后放回
(4)显露硬膜	递尖刀片、脑膜剪、文氏钳，弧形切开硬膜并翻向一侧，缓慢释放桥小脑角池脑脊液
(5)引入内镜	调整患者体位，使用甘露醇使小脑自动退缩后递内镜，内镜缓慢进入桥小脑角区
(6)切除肿瘤	协助术者将内镜固定于支撑臂。递显微剪协助离断肿瘤，递滴水双极镊、止血纤维、明胶海绵及棉片协助术者止血。递取瘤镊、取瘤钳以协助术者取出肿瘤
(7)检查出血及肿瘤残留	协助术者更换广角内镜，彻底检查术野，取出残余肿瘤
(8)监测神经功能	递电生理监测设备，帮助术者监测患者神经功能
(9)清点用物	共同清点棉片及台上各用物
(10)关闭切口	递 5×12 圆针 1 号丝线关闭硬膜。协助术者处理骨瓣，递螺丝刀将骨瓣装回。递 8×24 圆针 4 号丝线间断缝合帽状腱膜，递 9×24 角针 1 号线间断缝合皮肤

七、操作注意事项

操作注意事项同本章第一节"神经内镜下经鼻蝶垂体瘤切除术"。

第十五节　神经内镜下蛛网膜囊肿切除术

一、应　用　解　剖

大脑颞叶的外侧面分为颞上回、颞中回和颞下回。

颞叶的内侧面分为海马结构和海马旁回等(图 5-28)。

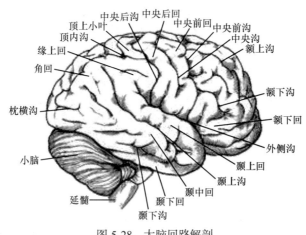

图 5-28　大脑回路解剖

二、适　应　证

颅内囊性病变很少引起严重的症状及神经功能缺失,适当掌握手术适应证极为重要。综合患者的病史、症状和体征及辅助检查,认真分析,对有恒定症状和神经功能缺失者,以及病变引起明显或进行性影像学改变者,应手术治疗。常见的症状有头痛、头晕、癫痫、复视、智力差、轻瘫等。

三、麻　醉　方　式

经口气管插管全身麻醉。

四、手术体位与手术室布局

1. **手术体位** 根据病变的部位决定患者的体位，额部及额颞部病变采用颈后仰卧位，颞部、顶部及枕部病变采用侧卧位，颅后窝病变采用侧俯卧位。

2. **手术室布局**

(1) 颈后仰卧位：此体位的神经内镜下蛛网膜囊肿切除术的手术室布局见图 5-29。

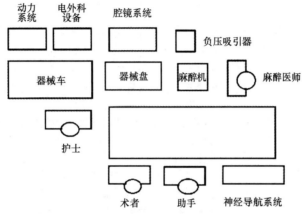

图 5-29 神经内镜下蛛网膜囊肿切除术手术室设置(颈后仰卧位)

(2) 侧卧位、侧俯卧位：此体位的神经内镜下蛛网膜囊肿切除术的手术室布局，见图 5-30。

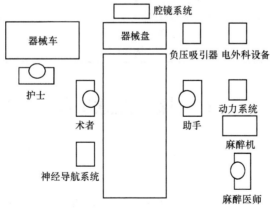

图 5-30 神经内镜下蛛网膜囊肿切除术手术室设置(侧卧位、侧俯卧位)

五、物 品 准 备

1. **设备** 腔镜系统、电外科设备、动力系统、神经导航系统、负压吸引器。

2. **器械** 经鼻手术器械；长柄双极电凝镊；高速磨钻；内镜支架固定器，腔镜器械，包括 0°内镜、枪状剪刀、枪状剥离子、直镰状刀、取瘤钳、不同型号的刮匙和吸引器等。

3. 其他 除常规物品外，另需带导水管贴膜、凡士林油纱、灌洗器、脑棉片、骨蜡、止血材料（明胶海绵或止血纤维等）、0.1%盐酸肾上腺素、医用生物胶及人工硬膜等。

六、手术步骤及配合

手术步骤及配合见表 5-15。

表 5-15 神经内镜下蛛网膜囊肿切除术手术步骤与配合

手术步骤	手术配合
(1) 定位，消毒皮肤，铺手术单	递马克笔，颞部蛛网膜囊肿采用颞部小弧形切口，枕大池蛛网膜囊肿采用枕部正中切口。递海绵钳，钳碘酊纱布 1 块消毒头部，换海绵钳，钳75%乙醇纱布 3 块脱碘，按头面部手术常规铺单
(2) 连接设备	连接设备，包括内镜手术系统、电外科设备、负压吸引器、脑电监测设备
(3) 开颅	递 20 号刀片，乳突拉钩牵开皮肤和软组织，显露至骨膜下。递气动钻，开一个直径 1.5cm 左右大小的骨孔。取下骨瓣，妥善保存待术后放回
(4) 显露硬膜	递尖刀片、脑膜剪、文氏钳，弧形切开硬膜翻向一侧
(5) 引入内镜	调整患者体位，引入内镜
(6) 切除囊肿	协助术者将内镜固定于支撑臂。递显微剪协助离断囊肿，递滴水双极镊、止血纤维、明胶海绵及棉片协助术者止血。递取瘤镊、取瘤钳协助主刀取出囊肿
(7) 检查出血及肿瘤残留	彻底检查术野，递止血纤维，止血
(8) 清点用物	共同清点棉片及台上各用物
(9) 关闭切口	递 5×12 圆针 1 号丝线关闭硬膜。协助术者处理骨瓣，递螺丝刀将骨瓣装回。递8×24圆针4号丝线间断缝合帽状腱膜，递9×24角针 1 号线间断缝合皮肤

七、操作注意事项

操作注意事项同本章第一节"神经内镜下经鼻蝶垂体瘤切除术"。

第十六节 神经内镜下第三脑室底造瘘术

一、应 用 解 剖

第三脑室（third ventricle）是位于中线上的狭长窄腔，居于侧脑室的下方。一般形状不规则，由顶壁、后壁、外侧壁、前壁和底壁构成（图 5-31）。

顶壁：由几层不同的组织构成，主要为两侧髓纹之间的薄层脉络组织，还有穹窿、海马连合、大脑内静脉、脉络膜后内动脉和脉络丛。

后壁：非常狭小，由松果体上隐窝、缰连合、松果体隐窝，后连合与导水管开口组成。

外侧壁：主要为丘脑，前下部为下丘脑，外侧壁的上界为丘脑髓纹。约 75%的个体由丘脑间连合，又称中间块。

前壁：从室间孔至视交叉，由前连合与终板构成。

底壁：从视交叉到导水管开口，前部为下丘脑结构，后部为中脑结构。

导水管（aqueduct）：沟通第三脑室和第四脑室，为长约 16.0mm 的管腔。在第三脑室的开口直径约 1.0mm，其内径略大于 1.0mm。

第四脑室（fourth ventricle）呈菱形。

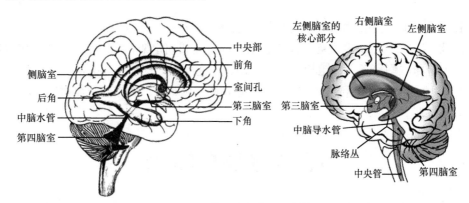

图 5-31　第三脑室位置及结构

二、适 应 证

1. 非交通性脑积水

（1）中脑导水管狭窄伴脑积水，中脑导水管狭窄包括原发性中脑导水管狭窄和继发性中脑导水管狭窄。原发性中脑导水管狭窄导致的脑积水是三脑室造瘘术（EVA）最常见的适应证。

（2）颅后窝肿瘤伴脑积水。

（3）第四脑室出口梗阻导致脑积水。

（4）脑室内肿瘤合并脑积水。

2. 交通性脑积水　目前把交通性脑积水作为第三脑室造瘘术的手术指征仍然存在很大的争议。

（1）正常颅压性脑积水。

（2）继发性出血感染后交通性脑积水。

三、麻 醉 方 式

经口气管插管全身麻醉。

四、手术体位与手术室布局

1. 手术体位　患者取颈后仰卧位。

2. 手术室布局　神经内镜下第三脑室底造瘘术手术室布局同本章第七节"神经内镜下基底核区脑出血清除术"图 5-13。

五、物品准备

1. 设备　内镜手术系统、动力系统、电外科设备、负压吸引器。

2. 器械　长柄双极电凝镊，高速磨钻，内镜支架固定架，内镜手术器械，0°内镜、枪状剪刀，枪状剥离子、直镰状刀、取瘤镊、不同型号的刮匙和吸引器等。

3. 其他　除常规物品外，另需带导水管贴膜、脑棉片、骨蜡、止血材料、医用生物胶及人工硬膜。

六、手术步骤及配合

手术步骤及配合见表 5-16。

表 5-16　神经内镜下第三脑室底造瘘术手术步骤与配合

手术步骤	手术配合
(1) 消毒皮肤，铺手术单	递海绵钳，钳 2% 碘酒纱球消毒头部，递 75% 乙醇棉球脱碘，按颅脑手术常规铺单
(2) 连接设备	检查、连接、调节内镜手术系统、光源系统、电外科设备、动力系统，操作端妥善固定于手术台上
(3) 冠状缝前 U 形切口，长 2.5～3cm	递 20 号刀切开头皮，电凝止血
(4) 分离骨膜，钻孔开窗，并于骨缘下方咬去外板棱角，呈沟形	递 20 号刀片切开骨膜，用骨膜剥离子剥离骨膜，电动颅骨钻钻孔，尖嘴咬骨钳咬骨窗，骨蜡止血，递乳突牵开器牵开术野
(5) 开硬膜	递 11 号刀片切开硬膜，递文式钳与脑膜剪剪开硬膜
(6) 显露造瘘口，造瘘	递脑棉片及吸收性明胶海绵保护，递 1ml 注射器及球囊扩张导管，用 1ml 注射器打球囊
(7) 彻底检查术野，止血	在内镜下使用双极电凝，辅助止血
(8) 清点用物	共同清点用物
(9) 缝合硬脑膜	5×12 圆针 1 号丝线缝合，用生理盐水冲洗
(10) 缝合帽状腱膜、皮肤，覆盖切口	递 8×24 圆针 4 号丝线间断缝合帽状腱膜，递 9×24 角针 1 号丝线间断缝合皮肤。递海绵钳夹持 75% 乙醇纱球消毒皮肤，纱布覆盖切口，使用胶布固定好纱布

七、操作注意事项

操作注意事项同本章第一节"神经内镜下经鼻蝶垂体瘤切除术"。

第十七节　神经内镜下室管膜瘤切除术

一、应用解剖

室管膜瘤通常发生于第三脑室、侧脑室、第四脑室内，是脑室系统内常见的肿瘤之一。室管膜瘤以类圆形为主，可有分叶，边界清，易囊变和钙化。

第三脑室是位于两侧背侧丘脑及下丘脑之间的一个矢状裂隙。前上方经左、右室间孔与相应侧脑室相通，向后下经中脑水管与第四脑室相通(图5-32)。

第四脑室是位于延髓、脑桥与小脑之间的腔，第四脑室的底即菱形窝。第四脑室的顶，形如帐篷，朝向小脑。在第四脑室顶下部，靠近菱形窝下角和两个外侧角处，各有一孔，在近下角处正中的孔为第四脑室正中孔，在两个侧角附近的孔为第四脑室外侧孔。它们皆与蛛网膜下腔相交通。第四脑室向上通中脑水管，向下通脊髓中央管(图5-33)。

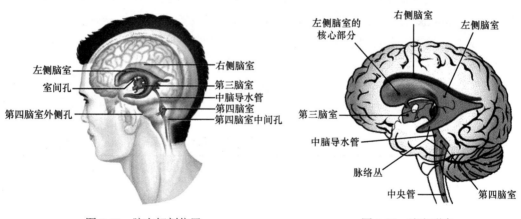

图 5-32　脑室解剖位置　　　　　　　图 5-33　脑室形态

侧脑室左右各一，分别位于左、右大脑半球内，并延伸到半球的各个叶内，侧脑室分为四部分：①中央部，位于顶叶内；②前角，最大，伸向额叶；③后角，伸入枕叶内；④下角，最长，伸至颞叶内。两个侧脑室各自经左、右室间孔与第三脑室相通。

二、适 应 证

1. 内镜下手术可以完成侧脑室、第三脑室及松果体区肿瘤的所有活检操作。

2. 内镜下手术操作受工作镜操作通道的限制，对于直径小于2cm、血供不丰富、完全位于脑室内的肿瘤可以经内镜下切除。其中，胶样囊肿是最好的适应证。

3. 对于直径大于2cm，血供丰富的脑室内肿瘤可以经内镜外技术或内镜内、外混合手术技术切除。

三、麻 醉 方 式

经口气管插管全身麻醉。

四、手术体位及手术室布局

1. 手术体位　患者取颈后仰卧位。

2. 手术室布局　神经内镜下室管膜瘤切除术的手术室布局同本章第七节"神经内镜下基底核区脑出血清除术"图5-13。

五、物 品 准 备

1. 设备　内镜手术系统、动力系统、电外科设备、负压吸引器。

2. 器械　长柄双极电凝镊，高速磨钻，内镜支架固定架，内镜手术器械、0°内镜、枪状剪刀、枪状剥离子、直镰状刀、取瘤镊、不同型号的刮匙和吸引器等。

3. 其他　除常规物品外，另需带导水管贴膜、脑棉片、骨蜡、止血材料、医学生物胶及人工硬膜。

六、手术步骤及配合

表5-17　神经内镜下室管膜瘤切除术手术步骤与配合

手术步骤	手术配合
(1) 消毒皮肤，铺手术单	递海绵钳，钳2%碘酊纱球消毒头部，递75%乙醇棉球脱碘，按颅脑手术常规铺单
(2) 连接设备	检查、连接、调节内镜手术系统、光源系统、电外科设备、动力系统，操作端妥善固定于手术台上
(3) 冠状缝前U形切口，长2.5~3cm	递20号刀切开头皮，电凝止血
(4) 分离骨膜，钻孔开窗，并于骨缘下方咬去外板棱角，呈沟形	递20号刀片切开骨膜，骨膜剥离子剥离骨膜，电动颅骨钻钻孔，尖嘴咬骨钳咬骨窗，骨蜡止血，递乳突牵开器牵开术野
(5) 开硬膜	递11号刀片切开硬膜，递文式钳与脑膜剪剪开硬膜
(6) 定位肿瘤位置，切除肿瘤	通过导航或术前影像片定位肿瘤位置，递内镜，使用抓钳及其他器械，抓取肿瘤
(7) 彻底检查术野，止血	在内镜下使用双极电凝，辅助止血
(8) 清点用物	共同清点用物
(9) 缝合硬脑膜	5×12圆针1号丝线缝合，用生理盐水冲洗

续表

手术步骤	手术配合
(10)缝合帽状腱膜、皮肤，覆盖切口	递8×24圆针4号丝线间断缝合帽状腱膜，递9×24角针1号丝线间断缝合皮肤。递海绵钳夹持75%乙醇纱球消毒皮肤，纱布覆盖切口，用胶布固定好纱布

七、操作注意事项

操作注意事项同本章第一节"神经内镜下经鼻蝶垂体瘤切除术"。

（钟　奕　徐婷婷　卜文君）

参 考 文 献

韩德民，2001. 鼻内镜外科学. 北京：人民卫生出版社.

韩德民，2012. 鼻内镜外科学. 第2版. 北京：人民卫生出版社.

贺吉群，2012. 图解内镜手术护理. 长沙：湖南科学技术出版社.

胡志强，2014. 实用神经内镜技术与临床应用. 北京：北京科学技术出版社.

黄定强，梁传余，2013. 咽喉疾病内镜诊断与鉴别诊断. 成都：四川科学技术出版社.

李脊，程华，2015. 图解神经外科手术配合. 北京：科学出版社.

施瓦茨，阿南德，王守森，等，2014. 内镜垂体外科学. 北京：人民军医出版社.

王跃建，虞幼军，2009. 耳内镜外科学. 北京：人民卫生出版社.

魏革，2011. 手术室护理学. 第2版. 北京：人民军医出版社.

张军花，2016. 腹腔镜手术配合. 北京：科学出版社.

张庆泉，2013. 耳鼻咽喉头颈外科影像导航技术. 北京：人民卫生出版社.

张亚卓，2004. 神经内镜手术技术. 北京：北京大学医学出版社.

张亚卓，邸虓，2012. 内镜神经外科学. 北京：人民卫生出版社.

钟玲，陈吉，刘世喜，2015. 图解耳鼻咽喉-头颈外科手术配合. 北京：科学出版社.

周兵，2016. 高级鼻内镜鼻窦手术技术. 北京：中国协和医科大学出版社.

第六章 耳内镜手术护理配合

第一节 经耳内镜外耳道异物取出术

一、应用解剖

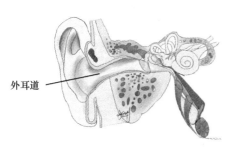

外耳道

图 6-1 外耳道解剖图

外耳道是一条伸入颞骨的盲管,向外起自甲腔底,向内止于鼓膜。成人外耳道长 2.5～3.5cm,直径约为 8mm,由软骨部和骨部组成(图 6-1)。软骨部约占其外 1/3,骨部约占其内侧 2/3。外耳道有两处较狭窄,一处为骨部与软骨部交界处,另一处为骨部距鼓膜约 5mm,后者称为外耳道峡。外耳道略呈"S"形弯曲:外段向内、向前而微向上;中段向内、向后;内段向内、向前而微向下。故在检查外耳道深部及鼓膜时,需将耳郭向后上提起,使外耳道成一直线方易窥见。由于鼓膜向前下方倾斜,因而外耳道前下壁较后上壁约长 6mm。婴儿的外耳道软骨部与骨部尚未完全发育,故较狭窄而呈一缝状,且其外耳道方向系向内、向前、向下,故检查其鼓膜时,应将耳郭向下拉,同时将耳屏向前牵引。

外耳道软骨的后上方呈一缺口,被结缔组织所代替。外耳道软骨在前下方常有 2～3 个垂直的、有结缔组织充填的裂隙,称为外耳道软骨切迹,它可增加耳郭的可动性。

二、适 应 证

各种外耳道异物。

三、麻 醉 方 式

不用麻醉,小儿及不合作患者行经口气管插管全身麻醉。

四、手术体位与手术室布局

1. 手术体位 患者取侧头仰卧位,头偏向健侧,术耳向上。
2. 手术室布局 经耳内镜外耳道异物取出手术室布局(以右耳为例),见图 6-2。

五、物品准备

1. 设备　内镜手术系统、负压吸引器、电外科系统。

2. 器械　内镜手术器械，包括耳 0°内镜、探钩、抓钳和不同型号的吸引管、脑棉片等。

3. 其他　0.1%盐酸肾上腺素。

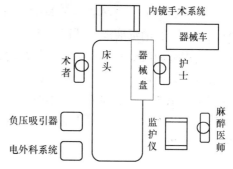

图 6-2　经耳内镜外耳道异物取出术手术室设置

六、手术步骤及配合

手术步骤及配合见表 6-1。

表 6-1　经耳内镜外耳道异物取出术手术步骤与配合

手术步骤	手术配合
(1)消毒皮肤，铺手术单	消毒前给予棉条填塞外耳道口。递海绵钳，钳碘伏纱球消毒颜面部，按头面部手术常规铺单。递弯钳取出填塞外耳道口的棉条，递棉片蘸取75%乙醇消毒外耳道
(2)连接设备	检查、连接、调节内镜手术系统、光源系统、负压吸引器，操作端妥善固定于手术台上
(3)探查异物	递内镜插入外耳道，查看异物的种类、形状、大小、位置
(4)取出异物	递探钩从异物与外耳道壁间空隙将异物钩出或视异物情况，递抓钳钳取异物关键部位取出
(5)检查术野，彻底止血	检查异物有无损伤鼓膜及外耳道，备 0.1%肾上腺素溶液棉片压迫止血
(6)清点用物	共同清点手术用物

七、操作注意事项

1. 设备操作　①手术开始前开机检查设备状态；摄像系统图像是否清晰，冷光源灯泡是否处于有效寿命时间内。②正确安装、连接内镜附件，再开设备电源开关。③手术中密切观察设备使用情况；摄像头和导光束不使用时放于安全位置防止跌落；镜头防止受压、碰撞。④手术后先关闭光源、摄像主机再关闭设备总电源，整理设备及相关配件，光纤和各种导线切记打折、扭曲，盘绕直径大于 15cm。⑤查摄像头镜面、光纤接头是否完好，镜头对光检查镜面是否圆满，透亮。

2. 器械准备　检查内镜手术器械的完整性。

3. 手术体位　健侧耳郭用抗压软垫保护防止受压，头部使用啫喱头圈固定防止头部摆动而影响手术。

4. 护理操作 ①术前认真核对患者手术部位，分清左右。②消毒前给予棉片填塞外耳道口，防止消毒液渗入耳内损伤中耳、内耳结构。③全身麻醉患者消毒前将上下眼睑闭合，用透明膜粘贴上下眼睑以保护眼睛，局部麻醉患者消毒时嘱其闭上双眼，避免消毒液渗入眼内损伤角膜。④对于清醒的患者，要多进行心理疏导，巡回护士应守护床旁询问患者感受，避免谈论与手术有关的话题，密切观察生命体征。⑤受压部位垫抗压保护垫，关注患者保暖。⑥严格执行手术物品清点制度，防止异物遗留耳腔。⑦妥善保管取出的异物。

第二节 经耳内镜外耳道良性肿瘤切除术

一、应 用 解 剖

应用解剖部分同本章第一节"经耳内镜外耳道异物取出术"。

二、适 应 证

外耳道良性赘生物。

三、麻 醉 方 式

局部麻醉，小儿及不合作患者行经口气管插管全身麻醉。

四、手术体位与手术室布局

1. 手术体位 患者取侧头仰卧位，头偏向健侧，术耳向上。
2. 手术室布局 经耳内镜外耳道良性肿瘤切除术的手术室布局同本章第一节"经耳内镜外耳道异物取出术"图 6-2。

五、物 品 准 备

1. 设备 内镜手术系统、电外科设备、负压吸引器。
2. 器械 双极电凝镊；内镜支架固定器；内镜手术器械，包括耳 0°内镜、探钩、活检钳、镰状刀、剥离子、刮匙、不同型号的吸引管、脑棉片等。
3. 其他 2%利多卡因、0.1%盐酸肾上腺素、碘仿纱条。

六、手术步骤及配合

手术步骤及配合见表6-2。

表6-2 经耳内镜外耳道良性肿瘤切除术手术步骤与配合

手术步骤	手术配合
(1) 消毒皮肤，铺手术单	同本章第一节表6-1
(2) 连接设备	同本章第一节表6-1
(3) 局部麻醉	备0.5%～1%利多卡因20ml+0.1%盐酸肾上腺素适量；递注射器抽取局麻药做耳部浸润麻醉
(4) 探查肿物	递内镜插入外耳道，查看肿物的位置、性质、大小
(5) 切除肿物	递镰状刀在肿物基底部外侧2～3mm处半环形切开外耳道皮肤，递皮瓣刀及剥离子将肿物基底部完整分离，递活检钳将肿物完整取出；必要时使用刮匙刮除肿物
(5) 检查术野，彻底止血	递吸引器吸除外耳道内的积液，递双极电凝镊或使用0.1%盐酸肾上腺素脑棉片压迫止血
(6) 清点用物	共同清点手术用物
(7) 填塞外耳道	递枪状镊夹持碘仿纱条填塞外耳道

七、操作注意事项

1. 设备操作　同本章第一节"经耳内镜外耳道异物取出术"。
2. 器械准备　同本章第一节"经耳内镜外耳道异物取出术"。
3. 手术体位　同本章第一节"经耳内镜外耳道异物取出术"。
4. 护理操作　①术前认真核对患者手术部位，分清左右。②消毒前给予棉片填塞外耳道口，防止消毒液渗入耳内损伤中耳、内耳结构。③全身麻醉患者消毒前将上下眼睑闭合，用透明膜粘贴上下眼睑以保护眼睛，局部麻醉患者消毒时嘱其闭上双眼，避免消毒液渗入眼内损伤角膜。④对于清醒的患者，要多进行心理疏导，巡回护士应守护床旁并询问患者感受，避免谈论与手术有关的话题，密切观察生命体征。⑤遵医嘱认真核对局麻药的浓度及盐酸肾上腺素的剂量，每种药液固定容器盛装，每个容器贴上相应标签，配药时器械护士与巡回护士双人核对，在一种药液未贴标签时禁止给予第二种药液，递药于手术者时应向其陈述药物的名称及浓度。⑥严格执行手术物品清点制度，防止异物遗留耳腔。⑦严格无菌技术操作，防止感染。⑧妥善保管病理标本，及时送检。

第三节　经耳内镜鼓膜穿刺术
一、应　用　解　剖

鼓膜在鼓室与外耳道之间，组成鼓室外侧壁的大部分(图6-3)。鼓膜分为紧张部及松弛部，紧张部约占90%，其周边固有层增厚形成了鼓环，鼓环附于鼓沟内，鼓沟前上部缺如，称为鼓切迹，松弛部附着于此。鼓膜略呈圆形，上下径为9～11mm，前后径约为8mm，厚约为0.1mm。鼓膜分三层，外为上皮层，与外耳道皮肤相连；内为黏膜层，与鼓室黏膜相连；中为较厚的纤维层，含有深层环形纤维及浅层放射状纤维，其边缘尚有抛物状纤维。松弛部无中层。锤骨柄嵌于纤维层与黏膜之间。鼓膜紧张部呈半透明珠白色，松弛部呈淡红色。鼓膜呈浅漏斗形，其最凹处相当于锤骨柄尖端，称为鼓膜脐。沿锤骨柄向前上有一点状突起，为锤骨短突。自短突向前、向后有两个横行的皱襞，附着于鼓切迹的两端，为锤骨前襞、锤骨后襞，也可以此二皱襞为界，将鼓膜分为松弛部与紧张部。鼓膜与外耳道前及前下壁成45°～55°角，与后壁侧成钝角。检查鼓膜时，因光反射，其尖始于鼓膜脐向前下呈三角反光区，称为光锥，婴幼儿因鼓膜倾斜近水平位，故无光锥可见。

鼓膜依锤骨柄方向及通过鼓膜脐与之垂直的线，分为前上、前下、后上、后下四个象限(图6-4)。

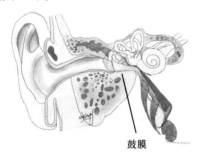

图6-3　鼓膜解剖位置

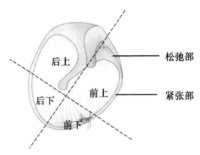

图6-4　鼓膜形态

二、适 应 证

1. 各种原因所致中耳积液、中耳堵塞胀闷感者。
2. 突发性耳聋、梅尼埃病等内耳疾病需经鼓室用药者。

三、麻 醉 方 式

不用麻醉或表面麻醉，小儿及不合作患者行经口气管插管全身麻醉。

四、手术体位与手术室布局

1. 手术体位　患者取侧头仰卧位，头偏向健侧，术耳向上。
2. 手术室布局　经耳内镜鼓膜穿刺术的手术室布局同本章第一节"经耳内镜外耳道异物取出术"图6-2。

五、物品准备

1. 设备　内镜手术系统、负压吸引器、电外科系统。
2. 器械　内镜手术器械,包括耳 0°内镜、鼓膜穿刺针、不同型号的吸引管等。
3. 其他　2%利多卡因、0.1%盐酸肾上腺素、碘仿纱条。

六、手术步骤及配合

手术步骤及配合见表 6-3。

表 6-3　经耳内镜鼓膜穿刺术手术步骤与配合

手术步骤	手术配合
(1) 消毒皮肤,铺手术单	同本章第一节表 6-1
(2) 连接设备	同本章第一节表 6-1
(3) 显露鼓膜	递内镜插入外耳道,显露鼓膜
(4) 穿刺鼓膜	递鼓膜穿刺针从鼓膜前下象限刺入鼓膜,进入鼓室,固定后递 5ml 注射器连接鼓膜穿刺针,抽取积液
(5) 检查术野,彻底止血	递吸引器吸除外耳道及鼓膜穿刺点的分泌物、积血。备 0.1%盐酸肾上腺素棉片压迫止血
(6) 清点用物	共同清点手术用物

七、操作注意事项

1. 设备操作　①手术开始前开机检查设备状态;摄像系统图像是否清晰,光源灯泡是否处于有效寿命时间内。②正确安装、连接内镜附件,再开设备电源开关。③手术中密切观察设备使用情况;摄像头和导光束不使用时放于安全位置防止跌落;镜头防止受压、碰撞。④手术后先关闭光源、摄像主机再关闭设备总电源,整理设备及相关配件,光纤和各种导线切记打折、扭曲,盘绕直径大于 15cm。查摄像头镜面、光纤接头是否完好,镜头对光检查镜面是否圆满,透亮。

2. 器械准备　检查内镜手术器械的完整性。

3. 手术体位　健侧耳郭用抗压软垫保护防止受压,头部使用啫喱头圈固定防止头部摆动而影响手术。

4. 护理操作　①术前认真核对患者手术部位,分清左右。②消毒前给予棉片填塞外耳道口,防止消毒液渗入耳内损伤中耳、内耳结构。③全身麻醉患者消毒前将上下眼睑闭合,生理盐水湿润棉片覆盖,再粘贴透明护眼膜,局部麻醉患者消毒时嘱其闭上双眼,避免消毒液渗入眼内损伤角膜。④对于清醒的患者,要多进行心理疏导,巡回护士应守护床旁并询问患者感受,避免谈论与手术有关的话题,密切观察生命体征。⑤严格执行手术物品清点制度，防止异物遗留耳腔。⑥妥善保管取出的异物。

第四节 经耳内镜鼓膜置管术

一、应 用 解 剖

应用解剖同本章第三节"经耳内镜鼓膜穿刺术"。

二、适 应 证

1. 各种原因所致中耳积液、中耳堵塞胀闷感者。
2. 突发性耳聋、梅尼埃病等内耳疾病需经鼓室用药者。

三、麻 醉 方 式

表面麻醉，小儿及不合作患者行经口气管插管全身麻醉。

四、手术体位与手术室布局

1. 手术体位 患者取侧头仰卧位，头偏向健侧，术耳向上。
2. 手术室布局 经耳内镜鼓膜置管术的手术室布局同本章第一节"经耳内镜外耳道异物取出术"图6-2。

五、物 品 准 备

1. 设备 内镜手术系统、负压吸引器、电外科设备。
2. 器械 内镜手术器械，包括耳0°内镜、钩针、黏膜钳、镰状刀、不同型号的吸引管等。
3. 其他 0.1%盐酸肾上腺素，通气管。

六、手术步骤及配合

手术步骤及配合见表6-4。

表 6-4　经耳内镜鼓膜置管术手术步骤与配合

手术步骤	手术配合
(1) 消毒皮肤，铺手术单	同本章第一节表 6-1
(2) 连接设备	同本章第一节表 6-1
(3) 局部麻醉	同本章第二节表 6-2
(3) 显露鼓膜	同本章第三节表 6-3
(4) 切开鼓膜，冲洗鼓室	递镰状刀在鼓膜前下象限做一长约 0.2cm 的弧形切口，切开鼓膜，递吸管吸除鼓室分泌物，递 5ml 注射器抽取地塞米松注射液冲洗鼓室术腔
(5) 置入通气管	递黏膜钳夹持通气管，将其送入鼓膜切口，使通气管嵌顿于鼓膜口
(6) 检查术野，彻底止血	递吸引器吸除鼓膜切口的分泌物及积血。备 0.1% 盐酸肾上腺素棉片压迫止血
(7) 清点用物	共同清点手术用物

七、操作注意事项

操作注意事项同本章第一节"经耳内镜外耳道异物取出术"。

第五节　经耳内镜鼓膜成形术

一、应 用 解 剖

应用解剖同本章第三节"经耳内镜鼓膜穿刺术"。

二、适 应 证

1. 外伤性鼓膜穿孔者。
2. 鼓室成形术后鼓膜穿孔者。
3. 慢性化脓性中耳炎单纯型静止期者。

三、麻 醉 方 式

局部麻醉或行经口气管插管全身麻醉。

四、手术体位与手术室布局

1. 手术体位　患者取侧头仰卧位，头偏向健侧，术耳向上。
2. 手术室布局　经耳内镜鼓膜成形术的手术室布局同本章第一节"经耳内镜外耳道

异物取出术"图 6-2。

五、物 品 准 备

1. 设备　内镜手术系统、负压吸引器、电外科设备。

2. 器械　双极电凝镊；内镜支架固定器；内镜手术器械，包括耳 0°内镜、钩针、黏膜钳、皮瓣刀、刮匙、镰状刀、剥离子、不同型号的吸引器等。

3. 其他　0.1%盐酸肾上腺素、2%利多卡因，碘仿纱条。

六、手术步骤及配合

手术步骤及配合见表 6-5。

表 6-5　经耳内镜鼓膜成形术手术步骤与配合

手术步骤	手术配合
(1) 消毒皮肤，铺手术单	同本章第一节表 6-1
(2) 连接设备	同本章第一节表 6-1
(3) 局部麻醉	同本章第二节表 6-2
(4) 显露鼓膜	同本章第三节表 6-3
(5) 显露、探查鼓膜穿孔处	递探针刺入穿孔边缘，将穿孔边缘上皮做环形分离 递活检钳将分离的上皮钳除，递刮匙搔刮鼓膜内侧面，形成新鲜移植床；递镰状刀于鼓环 6：00 及 12：00 方位距离鼓环约 2mm 处做弧形切口，递皮瓣刀紧贴骨面将切缘内侧外耳道皮肤向鼓环侧分离，直至鼓环处，递剥离子将纤维鼓环的周边紧贴骨性鼓环向内分离，松脱纤维鼓环
(6) 取耳屏软骨	递 11 号刀片切开耳屏外缘皮肤，皮下组织，递有齿尖镊提起皮肤，递眼科剪切取整个耳屏软骨，递双极电凝镊电凝止血；递皮瓣刀分离软骨膜，根据鼓膜穿孔大小制作软骨-软骨膜移植物，递角针 1 号丝线缝合伤口
(7) 置入软骨-软骨膜移植物	递吸引器吸除鼓室及外耳道内血液，递黏膜钳夹持软骨-软骨膜，以内置法修补鼓膜，递剥离子铺平；递黏膜钳夹持适量明胶海绵颗粒填塞支撑鼓室，递剥离子复位外耳道皮肤鼓膜瓣
(8) 检查术野，彻底止血	递吸引器吸除外耳道内积血，备 0.1%盐酸肾上腺素棉片压迫止血或递双极电凝镊电凝止血
(9) 清点用物	共同清点手术用物
(10) 填塞外耳道	递枪状镊夹持明胶海绵及碘仿纱条填塞外耳道

七、操作注意事项

1. 设备操作　同本章第一节"经耳内镜外耳道异物取出术"。

2. 器械准备　同本章第一节"经耳内镜外耳道异物取出术"。

3. 手术体位　同本章第一节"经耳内镜外耳道异物取出术"。

4. 护理操作　同本章第二节"经耳内镜外耳道良性肿瘤切除术"。

第六节　经耳内镜上鼓室外侧壁重建术

一、应 用 解 剖

鼓室是中耳最主要的部分，由颞骨岩部、鳞部、鼓部、鼓膜围成，与矢状面近于平行的扁平腔隙。向前借助咽鼓管与鼻咽部相通，向后借助鼓窦入口与乳突气房相通，内侧借鼓岬、前庭窗和蜗窗与内耳相邻，外侧借鼓膜与外耳道相隔。鼓室分为上鼓室、中鼓室、下鼓室、后鼓室，鼓室上下径约 15mm，前后径与上下径相近，横径(内、外宽度)在上鼓室约 6mm、下鼓室约 4mm，中鼓室最窄，在鼓脐处仅为 2mm。鼓室的容积为 1～2ml，鼓室内面称有黏膜，腔内含有听骨、韧带、黏膜皱襞、肌肉及神经等结构。通常临床上将鼓室看成具有 6 壁的腔隙。

上鼓室：又称为鼓隐窝、鼓室上隐窝，位于鼓膜紧张部上缘平面以上(图 6-5)。

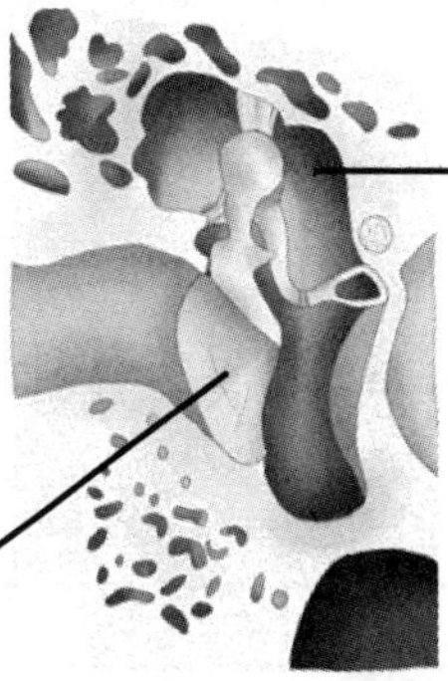

下鼓室：位于鼓膜紧张部下缘平面以下。

中鼓室：位于鼓膜紧张部上、下缘平面之间，大部分对应于鼓膜紧张部。

后鼓室：位于鼓膜紧张部后缘平面以后。

外侧壁：鼓室外侧壁分膜部和骨部两部分。膜部为鼓膜，是鼓室外侧壁主要部分。骨部为鼓膜周边的骨性外侧壁，主要由骨性鼓环和鼓室盾板构成。

图 6-5　上鼓室解剖图

上壁：即鼓室盖或称鼓室天盖，鼓室凭此骨板与颅中窝相隔。

下壁：又称为颈静脉壁，为一狭窄的薄骨板将鼓室与颈静脉球隔开。

前壁：又称为颈动脉壁，上宽下窄。

后壁：又称为乳突壁，上宽下窄，面神经乳突段通过此壁之内壁。

内壁：又称为迷路壁，为内耳的外侧壁，其结构与内耳的迷路系统有关。

二、适 应 证

1. 鼓内陷膜松弛部。

2. 上鼓室外侧壁缺损者。

三、麻 醉 方 式

经口气管插管全身麻醉。

四、手术体位与手术室布局

1. 手术体位　患者取侧头仰卧位，头偏向健侧，术耳向上。
2. 手术室布局　经耳内镜鼓膜外侧壁重建术的手术室布局同本章第一节"经耳内镜外耳道异物取出术"图 6-2。

五、物品准备

1. 设备　内镜手术系统、负压吸引器、电外科设备。
2. 器械　双极电凝镊；内镜支架固定器；内镜手术器械，包括耳 0°内镜、钩针、活检钳、黏膜钳、镰状刀、剥离子、不同型号的吸引器等。
3. 其他　0.1%盐酸肾上腺素、2%利多卡因，碘仿纱条、明胶海绵。

六、手术步骤及配合

手术步骤及配合见表 6-6。

表 6-6　经耳内镜上鼓室外侧壁重建术手术步骤与配合

手术步骤	手术配合
(1) 消毒皮肤，铺手术单	同本章第一节表 6-1
(2) 连接设备	同本章第一节表 6-1
(3) 局部麻醉	同本章第二节表 6-2
(4) 显露鼓膜	同本章第三节表 6-3
(5) 显露上鼓室外侧壁	递镰状刀在外耳道上壁近鼓膜约 5mm 处做外耳道内半环形切口，上到时钟的 12：00 前，下至下壁 6：00 前。递剥离剥离子并翻起皮瓣，同时向下从锤骨柄上剥离和掀起鼓膜，显露上鼓室外侧壁，递镰状刀及活检钳清理上鼓室病变组织
(6) 取耳屏软骨	递 11 号刀片切开耳屏外缘皮肤、皮下组织，递有齿尖镊提起皮肤，递眼科剪切取整个耳屏软骨，递双极电凝镊电凝止血；递皮瓣刀分离软骨膜，根据外侧壁缺损大小制作软骨-软骨膜移植物，递角针 1 号丝线缝合伤口
(7) 置入软骨-软骨膜移植物	递吸引器吸除鼓室及外耳道内积血，递黏膜钳夹持软骨-软骨膜，以内置法修复上鼓室外侧壁，递剥离子铺平；递黏膜钳夹持适量明胶海绵颗粒填塞支撑鼓室，递剥离子复位外耳道皮肤鼓膜瓣
(8) 检查术野，彻底止血	递吸引器吸除外耳道内积血，备 0.1%盐酸肾上腺素棉片压迫止血或双极电凝镊电凝止血
(9) 清点用物	共同清点手术用物
(10) 填塞外耳道	递枪状镊夹持明胶海绵及碘仿纱条填塞外耳道

七、操作注意事项

1. 设备操作　同本章第一节"经耳内镜外耳道异物取出术"。
2. 器械准备　同本章第一节"经耳内镜外耳道异物取出术"。
3. 手术体位　同本章第一节"经耳内镜外耳道异物取出术"。
4. 护理操作　同本章第二节"经耳内镜外耳道良性肿瘤切除术"。

第七节　经耳内镜咽鼓管鼓口半堵术

一、应 用 解 剖

咽鼓管为沟通鼓室与鼻咽的管道，成人全长约
35mm，由骨部与软骨部组成(图 6-6)。其外 1/3 为骨部，
位于颞骨鼓部与岩部交界处，适在颈内动脉的外侧。上
方仅有薄骨与鼓膜张肌相隔，下壁常有气化，其鼓室口
位于鼓室前壁上部；内 2/3 为软骨部，其内侧端的咽口
位于鼻咽侧壁，适在下鼻甲后端的后下方。软骨部在静
止状态时闭合成一裂隙。它位于颅底颞骨岩部与蝶骨大
翼之间的骨沟中，其内壁、上壁和外壁上方的部分系由
3 或 4 小块弹性软骨板组成。每块软骨板之间存在滑动

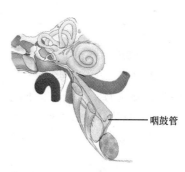

咽鼓管

图 6-6　咽鼓管解剖图

接缝，因此软骨部咽口能随吞咽而移动；其下壁及外壁则由纤维结缔组织膜组成。自鼓
室口向内、前、下达咽口，故咽鼓管与水平面约成 45°角，骨部管腔为开放性的，鼓室
口高于咽口 2～2.5cm，骨部内径最宽处为鼓室口(呈漏斗状)，约 4.5mm，越向内越窄。
骨与软骨部交界处最窄，称为峡，内径 1～2mm，自峡向咽口又逐渐增宽，达咽口(呈三
角形或椭圆形)处为最宽，长径(上下径)约 9mm。由腭帆张肌、腭帆提肌、咽鼓管咽肌
起于软骨部或结缔组织膜部，前二肌止于软腭，后者止于咽后壁，故当张口、吞咽、哈
欠、歌唱时借助上述三肌的收缩，可使咽口开放，以调节鼓室气压，从而保持鼓室内外压
力的平衡。咽鼓管黏膜为假复层纤毛柱状上皮，纤毛运动的方向朝向鼻咽部。可使鼓室的
分泌物排出；又因软骨部黏膜呈皱襞样，具有活瓣作用，故能防止咽部液体进入鼓室。

小儿的咽鼓管接近水平位，且管腔较短，内径较宽。因此，小儿的咽部感染易经此
管传入鼓室。

二、适 应 证

咽鼓管异常开放且保守治疗无效者。

三、麻 醉 方 式

经口气管插管全身麻醉。

四、手术体位与手术室布局

1. 手术体位　患者取侧头仰卧位，头偏向健侧，术耳向上。
2. 手术室布局　经耳内镜咽鼓管鼓口半堵术的手术室布局同本章第一节"经耳内镜外耳道异物取出术"图 6-2。

五、物 品 准 备

1. 设备　内镜手术系统、负压吸引器、电外科设备。
2. 器械　双极电凝镊；内镜支架固定器；内镜手术器械，包括耳 0°内镜、钩针、黏膜钳、镰状刀、剥离子、不同型号的吸引器等。
3. 其他　0.1%盐酸肾上腺素、2%利多卡因。

六、手术步骤及配合

手术步骤及配合见表 6-7。

表 6-7　经耳内镜咽鼓管鼓口半堵术手术步骤与配合

手术步骤	手术配合
(1)消毒皮肤，铺手术单	同本章第一节表 6-1
(2)连接设备	同本章第一节表 6-1
(3)局部麻醉	同本章第二节表 6-2
(4)显露鼓膜	同本章第三节表 6-3
(5)显露咽鼓管鼓口	递镰状刀在外耳道前壁距鼓环 3～5mm 处做外耳道内半环形切口，上到时钟的 12：00，下至 6：00。递剥离子分离外耳道皮瓣至鼓环并向后挑开纤维鼓环，分离咽鼓管鼓口外侧壁黏膜
(6)取大腿脂肪	备生理盐水加 0.1%盐酸肾上腺素 0.5ml，递 50ml 注射器抽取 100ml 注射于右侧大腿内侧皮下，递 50ml 注射器抽取 20ml 脂肪溶液，静置
(7)填塞脂肪	递黏膜钳夹持脂肪填塞咽鼓管鼓口外侧壁分离的腔隙中，递剥离子回复皮瓣
(8)检查术野，彻底止血	递吸引器吸除外耳道内积血，备 0.1%肾上腺素棉片压迫止血或双极电凝镊电凝止血
(9)清点用物	共同清点手术用物
(10)填塞外耳道	递枪状镊夹持明胶海绵及碘仿纱条填塞外耳道

七、操作注意事项

1. 设备操作　同本章第一节"经耳内镜外耳道异物取出术"。
2. 器械准备　同本章第一节"经耳内镜外耳道异物取出术"。
3. 手术体位　同本章第一节"经耳内镜外耳道异物取出术"。
4. 护理操作　同本章第二节"经耳内镜外耳道良性肿瘤切除术"。

第八节　经耳内镜听骨链探查及重建术
一、应 用 解 剖

鼓膜：由于鼓膜的有效振动面积（55cm²）是镫骨底板面积（3.2cm²）的 17 倍，因此鼓膜表面的声压传导到镫骨底板时增加了 17 倍，如果在做鼓膜成形术时扩大鼓膜的有效振动面积，将增加中耳的扩音功能。

听骨链：锤骨、砧骨、镫骨以关节相连，构成听小骨链，传递声波振动。锤骨柄细长，附着于鼓膜；镫骨脚板和前庭窗膜相接；砧骨居中，连接锤骨和镫骨，使三块听小骨形成一个两壁之间呈固定角度的杠杆。当声波振动鼓膜时，经听骨链使镫骨在前庭窗上不断摆动，将声波传入内耳。锤骨柄为长臂，砧骨长突为短臂（图 6-7）。

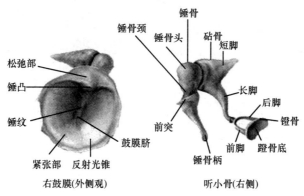

图 6-7　鼓膜和听骨链解剖图

前庭窗和蜗窗：鼓膜听骨链系统只把声音振动传导到前庭窗，由于内耳淋巴液不能被压缩，故蜗窗膜的活动保证了内耳淋巴液的移动。Wullstein Ⅳ 型鼓室成形术把蜗窗和咽鼓管口共同封闭在一个小鼓室内，而把前庭窗暴露在外，使声波到达两窗的压力及位相差增大，可改善听力（图 6-8）。

面神经隐窝：位于面神经垂直段的外侧，鼓环和鼓索神经内侧及砧骨短突下方的三角形隐窝是联合进路鼓室成形术从乳突腔进入后鼓室的进路。

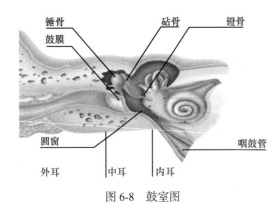

图 6-8　鼓室图

二、适 应 证

1. 慢性中耳炎所致的听骨链粘连、中断或固定。
2. 其他原因如先天性听骨链畸形和外伤性听骨链中断。

三、麻 醉 方 式

经口气管插管全身麻醉。

四、手术体位与手术室布局

1. 手术体位　患者取侧头仰卧位，头偏向健侧，术耳向上。
2. 手术室布局　经耳内镜听骨链探查及重建术的手术室布局同本章第一节"经耳内镜外耳道异物取出术"图 6-2。

五、物 品 准 备

1. 设备　内镜手术系统、电外科设备、负压吸引器。
2. 器械　双极电凝镊；内镜支架固定器；内镜手术器械，包括耳 0°内镜、耳镜、皮瓣刀、钩针、骨锤、微型弧口凿、活检钳、黏膜钳、镰状刀、剥离子、不同型号的吸引器、人工听骨等。
3. 其他　0.1%盐酸肾上腺素、2%利多卡因、5mg 地塞米松、碘仿纱条、明胶海绵。

六、手术步骤及配合

手术步骤及配合见表 6-8。

表 6-8　经耳内镜听骨链探查及重建术手术步骤与配合

手术步骤	手术配合
(1)消毒皮肤，铺手术单	同本章第一节表 6-1
(2)连接设备	同本章第一节表 6-1
(3)局部麻醉	同本章第二节表 6-2

续表

手术步骤	手术配合
(4)做耳道内切口	递耳镜置入外耳道,用带吸管的圆形皮瓣刀于距鼓环 5mm 处于外耳道上壁 12:00 处沿后壁做弧形切口,向下达外耳道下壁 6:00 处,切开皮肤
(5)处理鼓室腔	递钩针于骨性鼓环后壁下方小心分离出鼓索神经,递骨锤、微型弧口凿凿除上鼓室外侧壁部分骨质,递活检钳钳出碎骨,充分显露上鼓室,显露锤骨头和砧骨体
1)探查上鼓室	上鼓室内大量肉芽组织,递活检钳取出部分送病理检查,剩余递镰状刀、刮匙、吸引管清除干净
2)探查听骨链	听小骨、砧蹬关节被肉芽组织包绕,递镰状刀分离肉芽组织,活检钳取出
(6)处理听骨链	沿着砧骨体、砧骨长突向下检查砧蹬关节,递耳钩针分离砧镫关节,递活检钳取出砧骨,递锤骨头剪剪断锤骨头颈,活检钳取出锤骨头
1)清理术野	继续使用镰状刀、活检钳清除病变
2)探查后鼓室	递钩针探查后鼓室,见镫骨完整,活动可,蜗窗反射存在。选取合适的人工听骨
(7)取耳屏软骨	递 11 号刀片切开耳屏外缘皮肤、皮下组织,递有齿尖镊提起皮肤,递眼科剪切取整个耳屏软骨,递双极电凝镊电凝止血;递皮瓣刀分离软骨膜,根据鼓膜穿孔大小制作软骨-软骨膜移植物,递角针 1 号丝线缝合伤口
(8)置入软骨-软骨膜移植物	递吸引器吸除鼓室及外耳道内血液,递黏膜钳夹持软骨-软骨膜,以内置法修补鼓膜,递剥离子铺平;递黏膜钳夹持适量明胶海绵颗粒填塞支撑鼓室
(9)鼓室成型,听骨链重建	活检钳钳夹人工听骨置于锤骨头与鼓膜之间,用剥离子将软骨-软骨膜前端置入残余鼓膜内侧,铺平,后方铺在耳道壁及残余鼓膜纤维层上,将外耳道皮瓣复原,铺平
(10)检查术野,彻底止血	递吸引器吸除外耳道内积血,备 0.1%盐酸肾上腺素棉片压迫止血或递双极电凝镊电凝止血
(11)清点用物	共同清点手术用物
(12)填塞外耳道	递枪状镊夹持明胶海绵及碘仿纱条填塞外耳道

七、操作注意事项

1. 设备操作　同本章第一节"经耳内镜外耳道异物取出术"。
2. 器械准备　同本章第一节"经耳内镜外耳道异物取出术"。
3. 手术体位　同本章第一节"经耳内镜外耳道异物取出术"。
4. 护理操作　①术前认真核对患者手术部位,分清左右。②消毒前给予棉片填塞外耳道口,防止消毒液渗入耳内损伤中耳、内耳结构。③全身麻醉患者消毒前将上下眼睑闭合,用透明膜粘贴上下眼睑以保护眼睛。④遵医嘱认真核对每种药物的剂量,每种药液固定容器盛装,每个容器贴上相应标签,配药时器械护士与巡回护士双人核对,在一种药液未贴标签时禁止给第二种药液,递药于手术者时应向其陈述药物的名称及浓度。⑤严格执行手术物品清点制度,防止异物遗留耳腔。⑥严格无菌技术操作,防止感染。⑦妥善保管病理标本，及时送检。⑧术中动作轻柔，勿触碰手术床，防止术者操作时误损伤患者。⑨患者苏醒过程应尽量平稳，防止患者躁动导致听小骨移位。

第九节　经耳内镜面神经鼓室段减压术

一、应　用　解　剖

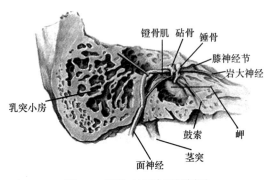

图 6-9　颞骨内面神经解剖图

颞骨内面神经管呈迂曲走行，可分为迷路段、膝状神经节(第一弯曲)、鼓室段(水平段)、锥段(第二弯曲)及乳突段(垂直段)(图 6-9)。

鼓室段：面神经管为 10～12mm 长的直管，它自膝状窝沿鼓室上缘向后到鼓室后壁。鼓室段面神经管的相关位置：①前部位于匙状突的前上；②中部横越前庭窗，向后形成鼓室窦的顶，此段骨管常有缺裂，因此面神经鼓室面有的部位无骨管，仅有黏膜覆盖；③向后面神经管行经外半规管下方；④外半规管与水平面成30°角，鼓室段面神经管与外半规管成 7°角，向后向下；⑤鼓室段面神经管由前向后走行时稍向外偏移，与鼓室内壁成17°角，故而前端部位较后端深在。

二、适　应　证

外耳道进路面神经松解减压术适用于硬化型乳突面神经水平段病变，如手术损伤和骨折等。

三、麻　醉　方　式

经口气管插管全身麻醉。

四、手术体位与手术室布局

1. 手术体位　患者取侧头仰卧位，头偏向健侧，术耳向上。
2. 手术室布局　经耳内镜面神经鼓室段减压术的手术室布局见图 6-10。

五、物品准备

1. 设备　内镜手术系统、电外科设备、电钻、面神经监测仪。

2. 器械　双极电凝镊;内镜支架固定器;内镜手术器械,包括耳 0°内镜、耳镜、皮瓣刀、钩针、骨锤、微型弧口凿、活检钳、黏膜钳、镰状刀、剥离子、不同型号的吸引器等。

3. 其他　0.1% 盐酸肾上腺素、2% 利多卡因、5mg 地塞米松、碘仿纱条、明胶海绵。

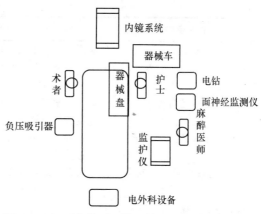

图 6-10　经耳内镜下面神经鼓室减压术手术室设置

六、手术步骤及配合

手术步骤及配合见表 6-9。

表 6-9　经耳内镜面神经鼓室段减压术手术步骤与配合

手术步骤	手术配合
(1) 安装面神经监测电极	用安尔碘棉签消毒额肌、眼轮匝肌、颏舌肌锁骨中上部、胸骨柄各处皮肤,根据说明书指示安插各电极,并粘贴牢固
(2) 消毒皮肤,铺手术单	同本章第一节表 6-1
(3) 连接设备	同本章第一节表 6-1
(4) 局部麻醉	同本章第二节表 6-2
(5) 做耳道内切口	同本章第八节表 6-8
(6) 暴露中耳腔	递钩针于骨性鼓环后壁下方小心分离出鼓索神经,递骨锤、微型弧口凿向上、向后扩大外耳道边缘,凿除上鼓室外侧壁部分骨质,递活检钳钳出碎骨,充分暴露上鼓室
(7) 暴露面神经鼓室段	递面神经监测探针在面神经骨管表面探查,仪器显示位置正确;再向后方用骨凿或电钻扩大可见面神经乳突段骨管
(8) 切开神经鞘	递镰状刀或钩针松脱砧镫关节,松解锤砧关节面神经鼓室段骨管暴露清楚根据病变情况进行不同处理: 1) 有凹陷骨折或碎骨片压迫面神经者,用小剥离子小心去除碎骨片,吸引管吸出或活检钳钳出 2) 鼓室段面神经骨管较薄者,用小刮匙或镰状刀慢慢地自锥段至匙突外半规管之下方向前分离该段骨壁以暴露面神经 3) 检查神经鞘有无破裂,附近是否有骨压迫或刺伤,吸引管吸出或黏膜钳钳出

手术步骤	手术配合
	4)周围有肉芽组织,则给予息肉钳彻底清除
(9)神经减压	递尖刀或镰状刀从膝状神经节开始切开面神经鞘至锥段,面神经减压见水肿的神经由切开处膨出
(10)修复神经鞘切口	递肾上腺素棉片压迫止血,递浸有抗生素和地塞米松药液的明胶海绵薄片覆盖神经鞘切口表面
(11)听骨链复位	复位枕骨,递明胶海绵颗粒固定,如砧骨复位不满意者可取出砧骨行听骨链重建
(12)检查术野,彻底止血	递吸引器吸除外耳道内积血,备0.1%盐酸肾上腺素棉片压迫止血或递双极电凝镊电凝止血
(13)清点用物	共同清点手术用物
(14)封闭术腔	递剥离子将鼓膜及外耳道皮瓣铺贴平整复位
(15)填塞外耳道	递枪状镊夹持明胶海绵及碘仿纱条填塞外耳道

七、操作注意事项

1. 设备操作　同本章第一节"经耳内镜外耳道异物取出术"。
2. 器械准备　同本章第一节"经耳内镜外耳道异物取出术"。
3. 手术体位　同本章第一节"经耳内镜外耳道异物取出术"。
4. 护理操作　同本章第八节"经耳内镜下听骨链探查及重建术"。

第十节　经耳内镜面神经鼓室段梳理术

一、应 用 解 剖

应用解剖同本章第九节"经耳内镜面神经鼓室段减压术"。

二、适 应 证

原发性面肌痉挛患者。

三、麻 醉 方 式

经口气管插管全身麻醉。

四、手术体位与手术间布局

1. 手术体位　患者取侧头仰卧位，头偏向健侧，术耳向上。
2. 手术室布局　经耳内镜下面神经鼓室段梳理术的手术室布局同本章第九节"经耳内镜面神经鼓室段减压术"图 6-10。

五、物品准备

1. 设备　内镜手术系统、电外科设备、电钻、面神经监测仪。
2. 器械　双极电凝镊；内镜支架固定器；内镜手术器械，包括耳 0°内镜、耳镜、皮瓣刀、钩针、骨锤、微型弧口凿、活检钳、黏膜钳、镰状刀、剥离子、不同型号的吸引器等。
3. 其他　0.1%盐酸肾上腺素、2%利多卡因、碘仿纱条、明胶海绵。

六、手术步骤及配合

手术步骤及配合见表 6-10。

表 6-10　经耳内镜面神经鼓室段梳理术手术步骤与配合

手术步骤	手术配合
(1) 安装面神经监测电极	同本章第九节表 6-9
(2) 消毒皮肤，铺手术单	同本章第一节表 6-1
(3) 连接设备	同本章第一节表 6-1
(4) 局部麻醉	同本章第二节表 6-2
(5) 做耳道内切口	同本章第八节表 6-8
(6) 暴露中耳腔	递钩针于骨性鼓环后壁下方小心分离出鼓索神经，递骨锤、微型弧口凿凿向上、向后扩大外耳道边缘，凿除上鼓室外侧壁部分骨质，递活检钳钳出碎骨，充分暴露上鼓室
(7) 暴露面神经鼓室段	根据病变情况进行不同处理： (1) 递镰状刀或钩针分离砧镫关节并游离砧锤关节，以钩针取出砧骨，用湿盐水纱布包裹 (2) 摘除砧骨，递锤骨剪剪断锤骨头取出砧骨 (3) 鼓室段面神经骨管较薄，用小刮匙或电钻去除骨管骨质，用电钻逐步去除从膝状神经节至锥段的骨管骨质
(8) 切开神经鞘	递尖刀片切开面神经鞘膜从膝状神经节至锥段，递 0.1%盐酸肾上腺素棉片压迫止血
(9) 面神经梳理	用钩针顺着面神经纤维走向梳理 5～15 次
(10) 修复神经鞘切口	
1) 暴露颞肌	递尖刀切开耳郭上方发际内头皮，双极电凝止血，置入乳突牵开器，显露颞肌

续表

手术步骤	手术配合
2)取颞肌筋膜	尖刀切开颞肌的深层筋膜,用有齿尖镊协助,眼科剪剪取合适大小的颞肌筋膜覆盖神经鞘切口表面
(11)听骨链复位	递明胶海绵颗粒固定,如砧骨复位不满意者可取出砧骨行听骨链重建
(12)检查术野,彻底止血	递吸引器吸除外耳道内积血,备盐酸肾上腺素棉片压迫止血或递双极电凝镊电凝止血
(13)清点用物	共同清点手术用物
(14)封闭术腔	递剥离子将鼓膜及外耳道皮瓣铺贴平整复位
(15)填塞外耳道	递枪状镊夹持明胶海绵及碘仿纱条填塞外耳道

七、操作注意事项

1. 设备操作　同本章第一节"经耳内镜外耳道异物取出术"。
2. 器械准备　同本章第一节"经耳内镜外耳道异物取出术"。
3. 手术体位　同本章第一节"经耳内镜外耳道异物取出术"。
4. 护理操作　同本章第八节"经耳内镜下听骨链探查及重建术"。

第十一节　经耳内镜人工镫骨植入术

一、应用解剖

镫骨是人耳的三个听小骨之一,形状像马镫,外面跟砧骨相连,位于鼓膜后面的中耳腔内,连接在一个极小的薄膜上负责把振动传给内耳耳蜗的前庭窗(图6-11、图6-12)。

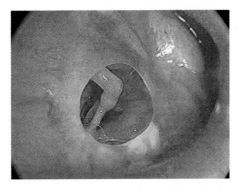

图6-11　耳内镜下镫骨图

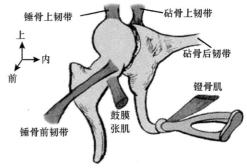

图6-12　听骨韧带和肌肉

听骨韧带和肌肉有锤前韧带、锤外侧韧带、锤上韧带、砧骨上韧带、砧骨后韧带和镫骨后韧带等,将听骨固定于鼓室内,鼓室内有两条小肌肉,为鼓膜张肌及镫骨肌。

二、适 应 证

镫骨固定较牢固、足板不易浮动者，其气骨导差在 35～40db，256Hz、512Hz、1024Hz 的 Rinne 试验为阴性。

三、麻 醉 方 式

经口气管插管全身麻醉。

四、手术体位与手术室布局

1. 手术体位　患者取侧头仰卧位，头偏向健侧，术耳向上。
2. 手术室布局　经耳内镜人工镫骨植入术的手术室布局同本章第一节"经耳内镜外耳道异物取出术"图 6-2。

五、物 品 准 备

1. 设备　内镜手术系统、电外科设备、负压吸引器。
2. 器械　双极电凝镊；内镜支架固定器；内镜手术器械，包括耳 0°内镜、耳镜、皮瓣刀、钩针、骨锤、微型弧口凿、活检钳、黏膜钳、镰状刀、剥离子、不同型号的吸引器等。
3. 其他　0.1%盐酸肾上腺素、2%利多卡因、碘仿纱条、明胶海绵。

六、手术步骤及配合

手术步骤及配合见表 6-11。

表 6-11　经耳内镜人工镫骨植入术手术步骤与配合

手术步骤	手术配合
(1) 消毒皮肤，铺手术单	同本章第一节表 6-1
(2) 连接设备	同本章第一节表 6-1
(3) 局部麻醉	同本章第二节表 6-2
(4) 做耳道内切口	同本章第三节表 6-3
(5) 显露后鼓室	
1) 显露鼓环	递皮瓣刀分离外耳道皮瓣及鼓膜，轻推至外耳道前下方，直至鼓环

续表

手术步骤	手术配合
2) 松脱纤维鼓环	递剥离子将纤维鼓环的周边紧贴骨性鼓环向内分离，松脱纤维鼓环，显露后鼓室
3) 探查听骨链	递剥离子或钩针分离鼓索神经鼓室段与鼓膜后缘，探查听骨链及骨性鼓环的粘连，递骨锤、微型弧口凿凿除外耳道后壁骨质至能看清面神经水平段及锥隆起，活检钳钳出碎骨渣
4) 探查鼓索神经	递钩针深入锤骨颈下方松解鼓索神经前方固定，递骨锤、微型弧口凿凿除鼓索神经出口端骨管，松解鼓索神经，递小剥离子将鼓索神经推离砧骨，使黏附于鼓岬或前覆之皮瓣上，尽量保留鼓索神经，如遇松解困难，亦可递显微剪刀剪断之
(6) 探查镫骨	递钩针推动锤骨及砧骨是否活动正常，再用钩针按触骨头测试镫骨固定与否
(7) 处理镫骨	(1) 递镰状刀在近锥隆起处切断镫骨肌腱，递探针在足板上钻孔或做一裂缝
	(2) 递钩针插入砧镫关节间挑断关节周围黏膜，分离砧镫关节
	(3) 递钩针在镫骨颈部加压，折断足弓，递活检钳取出镫骨
(8) 测量镫骨高度	(4) 递钩针剔除砧镫关节盘，递钩针或活检钳取出递镫骨测量器，使芯端抵于足板上时测量器的钩状横臂恰能接触砧骨长突的内侧面，则横臂至芯端的距离则为镫骨的高度，读取高度，取相应的人工镫骨
(9) 放置人工镫骨	(1) 递 0.3mm 三棱针在砧骨长突至足板的垂直线上捻钻一小孔，依次更换 0.4mm、0.6mm 的三棱针扩大孔径
	(2) 递活检钳钳夹人工镫骨，钩针勾住砧骨长突中部，轻轻抬起砧骨，将人工镫骨开口环自砧骨长突后方套上砧骨长突
	(3) 递鸟嘴钳闭合人工镫骨开口环，放下砧骨
	(4) 递钩针调整人工镫骨活塞下端纳入足板上的钻孔中
	(5) 递注射器连接细针头吸取切口的血液封闭钻孔缝隙
(10) 检查术野，彻底止血	递吸引器吸除外耳道内积血，备盐酸肾上腺素棉片压迫止血或递双极电凝镊电凝止血
(11) 清点用物	共同清点手术用物
(12) 封闭术腔	递剥离子将鼓膜及外耳道皮瓣铺贴平整复位
(13) 填塞外耳道	递枪状镊夹持明胶海绵及碘仿纱条填塞外耳道

七、操作注意事项

1. 设备操作　同本章第一节"经耳内镜外耳道异物取出术"。
2. 器械准备　同本章第一节"经耳内镜外耳道异物取出术"。
3. 手术体位　同本章第一节"经耳内镜外耳道异物取出术"。
4. 护理操作　同本章第八节"经耳内镜听骨链探查及重建术"。

第十二节　经耳内镜蜗窗区域手术
一、应 用 解 剖

蜗窗呈圆形，面积约 $2mm^2$，在鼓岬后下方的小凹内，此窗由表面覆有黏膜的膜状纤维结构所封闭，称为蜗窗膜或圆窗膜，也称为第二骨膜。

蜗窗区是现代耳外科与耳神经外科手术的重要区域，治疗梅尼埃病的耳蜗球囊造瘘术及人工耳蜗电极植入是从蜗窗进行的；如蜗床下方的骨质深面有后壶腹神经通过，是后壶腹神经切断术的重要标识。蜗窗膜是骨迷路与中耳间的唯一骨性隔膜，是跨屏障内耳给药的重要途径（图6-13）。

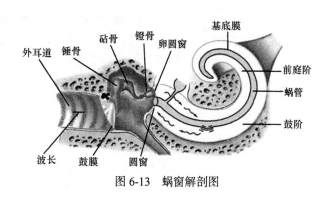

图6-13　蜗窗解剖图

二、适 应 证

外淋巴漏、突发性聋、梅尼埃病、蜗窗龛膜性封闭者。

三、麻 醉 方 式

经口气管插管全身麻醉。

四、手术体位与手术室布局

1. 手术体位　患者取侧头仰卧位，头偏向健侧，术耳向上。

2. 手术室布局　经耳内镜蜗窗区域术的手术室布局同本章第九节"经耳内镜面神经鼓室段减压术"图6-10。

五、物 品 准 备

1. 设备　内镜手术系统、电外科设备、电钻、面神经监测仪。

2. 器械　双极电凝镊；内镜支架固定器；内镜手术器械，包括耳0°内镜、耳镜、皮瓣刀、钩针、骨锤、微型弧口凿、活检钳、黏膜钳、镰状刀、剥离子、不同型号的吸引器、硬膜外管等。

3. 其他　0.1%盐酸肾上腺素、2%利多卡因、5mg地塞米松、碘仿纱条、明胶海绵。

六、手术步骤及配合

手术步骤及配合见表6-12。

表 6-12 经耳内镜蜗窗区域术手术步骤与配合

手术步骤	手术配合
(1) 消毒皮肤，铺手术单	同本章第一节表 6-1
(2) 连接设备	同本章第一节表 6-1
(3) 局部麻醉	同本章第二节表 6-2
(4) 做耳道内切口	同本章第三节表 6-3
(5) 分离皮瓣	递剥离子分离外耳道皮瓣至鼓环处并挑起鼓环，递耳钩针于骨性鼓环后壁下方小心分离出鼓索神经，枪状镊夹取浸有肾上腺素药液的棉片放入切口，钩针调整棉片位置于皮瓣切口处上缘或下缘，撑起皮瓣
(6) 探查鼓室	耳内镜探查鼓室和后鼓室
(7) 显露蜗窗	如见蜗窗龛内隐于后鼓室，则用刮匙刮除部分后鼓室外侧壁
(8) 探查蜗窗	耳镜下观察有无清亮液体自龛内渗出，如有可用自体静脉血血凝块封闭漏口，明胶海绵粒固定
(9) 处理病变	(1) 对于蜗窗龛膜性组织封闭者，递钩针勾除 (2) 对于突发性聋、梅尼埃病需经蜗窗给药者，递明胶海绵粒放入切口，钩针调整明胶海绵粒位置于蜗窗龛内，递硬膜外管，枪状镊将其经皮瓣于外耳道骨壁间放入鼓室，管头端与蜗窗内明胶海绵接触，递明胶海绵粒固定硬外管
(10) 检查术野，彻底止血	递吸引器吸除外耳道内积血，备盐酸肾上腺素棉片压迫止血或递双极电凝镊电凝止血
(11) 清点用物	共同清点手术用物
(12) 封闭术腔	递剥离子将鼓膜及外耳道皮瓣铺贴平整复位
(13) 填塞外耳道	递枪状镊夹持明胶海绵及碘仿纱条填塞外耳道

七、操作注意事项

1. 设备操作 同本章第一节"经耳内镜外耳道异物取出术"。
2. 器械准备 同本章第一节"经耳内镜外耳道异物取出术"。
3. 手术体位 同本章第一节"经耳内镜外耳道异物取出术"。
4. 护理操作 同本章第八节"经耳内镜听骨链探查及重建术"。

第十三节　闭合式乳突切除鼓室成形术后 II 期经乳突探查术

一、应　用　解　剖

　　乳突（颞骨乳突）是从颞骨乳突部的底面突出的圆锥形突起，体表可触及，位于外耳道的后面和茎突的外面，为颞骨的组成部分之一。乳突气房或称乳突小房，为颞骨乳突部内的许多含气小腔隙，大小不等，形态不一，互相贯通，腔内覆盖黏膜，与鼓窦和鼓室的黏膜相连续。乳突窦或称鼓窦，位于鼓室上隐窝的后方，为鼓室后上方的腔隙，向前开口于鼓室后壁的上部，向后下与乳突气房相连通，为鼓室和乳突气房之间的交通要道(图 6-14)。

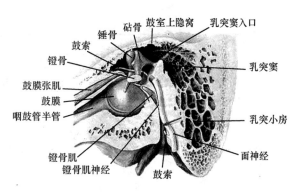

图 6-14　乳突-鼓室解剖图

二、适　应　证

中耳炎行闭式乳突切除鼓室成形术后的患者。

三、麻　醉　方　式

经口气管插管全身麻醉。

四、手术体位与手术室布局

1. 手术体位　患者取去枕仰卧位，头偏向健侧，术耳向上。

2. 手术室布局　经耳内镜闭合式乳突切除鼓室成形术后 II 期经乳突探查术的手术室布局同本章第九节"经耳内镜面神经鼓室段减压术"图 6-10。

五、物　品　准　备

1. 设备　内镜手术系统、电外科设备、电钻、面神经监测仪。

2. 器械　双极电凝镊；内镜支架固定器；内镜手术器械，包括耳 0°内镜、耳镜、皮瓣刀、钩针、骨锤、微型弧口凿、活检钳、黏膜钳、镰状刀、剥离子、不同型号的吸引器等。

3. 其他　0.1%盐酸肾上腺素、2%利多卡因、5mg 地塞米松、碘仿纱条、明胶海绵。

六、手术步骤及配合

手术步骤及配合见表 6-13。

表 6-13　经耳内镜闭合式乳突切除鼓室成形术后 II 期经乳突探查术的手术步骤与配合

手术步骤	手术配合
(1)消毒皮肤，铺手术单	同本章第一节表 6-1
(2)连接设备	同本章第一节表 6-1

手术步骤	手术配合
(3)局部麻醉	同本章第二节表6-2
(4)做耳后沟切口	递15号刀片在耳后沟后约5mm处做耳后垂直切口,长12~15mm,用15号刀片切开皮下组织到乳突腔,递双极电凝止血,自切口置入乳突撑开器
(5)乳突腔探查	递耳内镜检查乳突腔、鼓窦、上鼓室、后鼓室内结构,发现细小病变可直接在耳内镜下去除,若病变范围大则改行耳显微镜下手术
(6)检查术野,彻底止血	递吸引器吸除外耳道内积血,备0.1%盐酸肾上腺素棉片压迫止血或递双极电凝镊电凝止血
(7)清点用物	共同清点手术用物
(8)封闭术腔	递剥离子将鼓膜及外耳道皮瓣铺贴平整复位
(9)塞外耳道	递枪状镊夹持明胶海绵及碘仿纱条填塞外耳道

七、操作注意事项

1. 设备操作　同本章第一节"经耳内镜外耳道异物取出术"。
2. 器械准备　同本章第一节"经耳内镜外耳道异物取出术"。
3. 手术体位　同本章第一节"经耳内镜外耳道异物取出术"。
4. 护理操作　同本章第八节"经耳内镜听骨链探查及重建术"。

第十四节　经耳内镜开放式乳突切除鼓室成形术后Ⅱ期听骨链重建术

一、应 用 解 剖

应用解剖同本章第八节"经耳内镜听骨链探查及重建术"。

二、适 应 证

中耳炎行开放式乳突切除鼓室成形术后的患者。

三、麻 醉 方 式

经口气管插管全身麻醉。

四、手术体位与手术室布局

1. 手术体位　患者取侧头仰卧位，头偏向健侧，术耳向上。
2. 手术室布局　经耳内镜开放式乳突切除鼓室成形术后Ⅱ期听骨链重建术的手术室布局同本章第九节"经耳内镜面神经鼓室段减压术"图 6-10。

五、物 品 准 备

1. 设备　内镜手术系统、电外科设备、电钻、面神经监测仪。
2. 器械　双极电凝镊；内镜支架固定器；内镜手术器械，包括耳 0°内镜、耳镜、皮瓣刀、钩针、骨锤、微型弧口凿、活检钳、黏膜钳、镰状刀、剥离子、不同型号的吸引器等。
3. 其他　0.1%盐酸肾上腺素、2%利多卡因、碘仿纱条、明胶海绵。

六、手术步骤及配合

手术步骤及配合见表 6-14。

表 6-14　经耳内镜开放式乳突切除鼓室成形术后Ⅱ期听骨链重建术手术步骤与配合

手术步骤	手术配合
(1)消毒皮肤，铺手术单	同本章第一节表 6-1
(2)连接设备	同本章第一节表 6-1
(3)局部麻醉	同本章第二节表 6-2
(4)显露镫骨足板	递 15 号刀片在相当于面神经隐窝的上后方切开上皮组织至骨壁。用皮瓣刀向前掀起鼓膜，显露镫骨足板
(5)探查鼓室，听骨链重建	递耳内镜探查鼓室内结构，取人工听骨或Ⅰ期手术中放置于鼓室内的自体骨用电钻修磨后，进行听骨链重建 吸净鼓室及外耳道内积血，鼓室腔内填入适量明胶海绵粒作支撑，活检钳钳夹听骨置于镫骨头(或镫骨足板)与鼓膜之间，用钩针调整位置，用明胶海绵填塞固定听骨
(6)检查术野，彻底止血	递吸引器吸除外耳道内积血，备盐酸肾上腺素棉片压迫止血或递双极电凝镊电凝止血
(7)清点用物	共同清点手术用物
(8)封闭术腔	递剥离子将鼓膜及外耳道皮瓣铺贴平整复位
(9)填塞外耳道	递枪状镊夹持明胶海绵及碘仿纱条填塞外耳道

七、操作注意事项

1. 设备操作　同本章第一节"经耳内镜外耳道异物取出术"。
2. 器械准备　同本章第一节"经耳内镜外耳道异物取出术"。
3. 手术体位　同本章第一节"经耳内镜外耳道异物取出术"。
4. 护理操作　同本章第八节"经耳内镜听骨链探查及重建术"。

（刘燕君　胡　琳　彭焕橼）

参 考 文 献

Sanna M，Sunose H，Mancini F，2013. 中耳乳突显微外科学. 第 2 版. 北京：北京大学医学出版社.

姜泗长，杨伟炎，顾瑞，2005. 耳鼻咽喉-头颈外科手术学. 第 2 版. 北京：人民军医出版社.

田勇泉，2010. 耳鼻咽喉头颈外科学. 第 2 版. 北京：人民卫生出版社.

王跃建，虞幼军，2009. 耳内镜外科学. 北京：人民卫生出版社.

王直中，钱永忠，1996. 耳鼻咽喉头颈外科手术彩色图解. 南京：江苏科学技术出版社.

魏革，2011. 手术室护理学. 第 2 版. 北京：人民军医出版社.

第七章 鼻内镜手术护理配合

第一节 经鼻内镜鼻腔异物取出术

一、应 用 解 剖

鼻腔被鼻中隔分为左右各一、不规则的、前后开放的狭长腔隙。其顶部狭窄，底部较宽，前起于前鼻孔，后止于后鼻孔，居颅前窝底与口腔上颚间。每侧鼻腔分为鼻前庭和固有鼻腔，两者间以鼻域为界。鼻腔后端以鼻后孔为界，与鼻咽部相通。

鼻前庭为介于前鼻孔和固有鼻腔之间的一个小空腔，起于鼻缘，止于内孔区，位于鼻腔最前段。其结构特点如下所述。

1. **内壁** 前端为可活动的膜性鼻中隔（皮部）。

2. **外壁** 鼻翼的内侧皮肤覆盖鼻前庭，含有毛囊和皮脂腺，有鼻毛生长。

3. **鼻域** 鼻前庭的最狭窄处，为皮肤和黏膜交界处的皱襞，又称内孔区，是对鼻的呼吸功能有重要影响的结构，是鼻腔通气阻力形成的重要部位。

鼻前庭的皮肤结构为复层鳞状上皮，并有角化层细胞，皮肤和皮下组织致密，富于皮脂腺和汗腺，为疖肿、痤疮和皲裂的好发部位。

固有鼻腔简称鼻腔（图7-1），起于内孔区，经后鼻孔通向鼻咽部。鼻腔冠状位上呈上窄下宽的腔隙，分内、外、顶、底四个壁。各鼻甲与鼻中隔之间的空隙称为总鼻道。中鼻甲游离缘平面以上的鼻道称为嗅沟，因为此平面以上的黏膜有嗅细胞、嗅神经组成的嗅器，可收集鼻腔内的嗅物质。鼻后孔为骨性结构，呈椭圆形，左右各一，成人鼻后孔高约2.5cm，宽约1.25cm，鼻腔与鼻咽部借此相通。

鼻腔异物是指鼻腔存在的外来的物质。异物可分为三大类：非生物类异物，如纽扣、玻璃珠、纸卷、玩具、石块、泥土等；植物类异物，如果壳、花生、豆类、果核等；动物类异物，如昆虫、蛔虫、毛滴虫、水蛭等。异物可由前鼻孔，后鼻孔或外伤穿破鼻腔各壁进入鼻腔，临床以非生物类异物及植物类异物多见，以小儿患者多见，当其嬉戏时，将小物塞入鼻腔，或因呕吐或进食时，喷嚏将食物从鼻咽部呛入鼻腔。鼻内镜是硬性内镜，带有光线充足的冷光源，通过镜像放大，能深入鼻腔清晰地观察到从前到后的解剖结构，借助鼻内镜安全完整地取出鼻腔异物。

二、适 应 证

1. 非生物类异物。

2. 植物类异物。

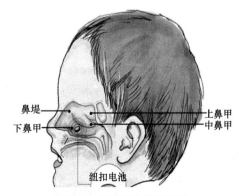

图 7-1 鼻腔异物解剖位置

3. 动物类异物。

三、麻 醉 方 式

本麻醉方式一般为局部麻醉或经口插管全身麻醉。

四、手术体位与手术室布局

1. 体位 患者取水平仰卧位，头低10°～20°。

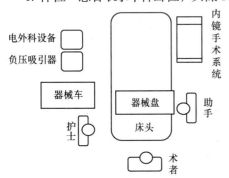

图7-2 经鼻内镜鼻腔异物取出术手术室设置

2. 手术室布局 经鼻内镜鼻腔异物取出术的手术室布局见图7-2。

五、物 品 准 备

1. 设备 内镜手术系统、电外科设备、负压吸引器。

2. 器械 鼻内镜手术器械，包括0°内镜、30°内镜、小圆形刮匙、钝异物钩、鼻钳、镊子等。

3. 其他 脑棉片、棉球、0.1%盐酸肾上腺素、1%丁卡因、5ml注射器。

六、手术步骤与配合

经鼻内镜鼻腔异物取出术手术步骤与配合见表7-1。

表7-1 经鼻内镜鼻腔异物取出术手术步骤与配合

手术步骤	手术配合
(1)消毒皮肤，铺手术单	递消毒钳75%乙醇纱球消毒颜面部，递75%乙醇棉球消毒双侧鼻腔；按头面部手术常规铺单
(2)连接设备	检查、连接、调节内镜摄像系统、冷光源系统、操作端妥善固定于手术台上
(3)收缩血管	递枪状镊夹持盐酸肾上腺素盐水棉片填塞鼻腔进行鼻腔局部麻醉
(4)异物取出	递0°内镜，探查鼻腔异物的位置，以及异物的种类、性质、大小、形状，在内镜下根据不同异物进行异物取出。①对于非生物的形状不规则的鼻腔异物如纸团、木片、纱条等递镊子取出；对不能钩出的较大异物，可用粗型鼻钳夹碎，然后分次取出；②对于表面光滑坚硬的圆形异物，如珠子、玻璃球等，可以递小刮匙或异物钩自上方超越异物自后向前钩出，禁用镊子，以防推入后鼻孔或鼻咽部；③对有生命的动物性鼻腔异物，如水蛭等，可用1%丁卡因滴入鼻腔使其麻醉，使之失去活动能力，然后用鼻钳取出
(5)检查术野,核对手术用物	共同清点手术用物，检查有无异物残留

七、操作注意事项

1. 设备操作　①手术开始前开机检查设备状态；摄像系统图像是否清晰，光源灯泡是否处于有效寿命时间内；正确安装、连接内镜附件，再开设备电源开关。②手术前，将各种仪器摆放在适当位置，如鼻内镜成像系统放在患者头部前左侧，显示器倾斜45°面对术者，并且把脚控开关放在合适位置。③连接好鼻内镜导线、鼻吸切器、双极电凝、冷光源等各种导线，由弱到强缓慢调节冷光源至适宜的亮度。在连接鼻内镜前，要用擦镜纸将鼻内镜头擦拭干净，以保证良好的显像效果。手术中密切观察设备使用情况，摄像头和导光束不使用时放于安全位置防止跌落。④手术后整理设备及相关配件，光纤和各种导线环绕直径大于15cm，防止曲折；及时收好，防止跌落损坏。

2. 器械准备　①检查内镜手术器械的完整性，电凝器械前端绝缘层有无破损裸露。②核对常规器械准备情况，确认手术器械到位。

3. 手术体位　①妥善固定患者，双上肢用中单固定于身体两侧，用约束带在膝关节上松紧适宜地固定妥当，防止因术中体位改变导致患者移位、坠床。②患者头部略高于心脏水平，有利于静脉回流，降低颅内压及减轻颜面部肿胀。

4. 护理操作　①调节好手术间的温湿度，仔细核对床号、姓名、病变部位，询问患者术前禁食禁饮及术前用药情况。②术前检查患者鼻腔清洁、消毒情况，观察鼻腔黏膜有无损伤。有鼻腔感染者为手术禁忌证。③严格执行手术物品清点制度，防止异物遗留鼻腔。④上下眼睑闭合粘贴护眼膜，避免损伤角膜。⑤维持静脉管道通畅，加强出入量管理。⑥受压部位垫抗压保护垫，关注患者保暖。⑦术中严格执行无菌技术操作原则，监督并督促术者及参观手术人员遵守无菌原则，避免引起感染和交叉感染。⑧集中注意力观察手术的进程，正确、快速地传递手术器械，及时提供手术所需物品，对使用的棉片或纱条要心中有数，及时收回、严格清点，避免遗留在术腔内；保管好手术取下的标本，及时固定送检。

第二节　经鼻内镜鼻骨骨折复位术

一、应　用　解　剖

外鼻位于面部的中央，由皮肤、骨及软骨构成，呈尖向上、底朝下的三棱锥形（图7-3）。其前上端位于两眶之间，与腭部相连，称为鼻根；下端向前突起，称鼻尖；两者之间为鼻梁；鼻梁两侧为鼻背。鼻背向下逐渐增宽，呈半圆形膨隆且具有弹性，称鼻翼。鼻锥体的底部有一前后向的分隔，为鼻中隔前下方的游离缘，称鼻小柱；借此分成两个前鼻孔。由鼻根至唇上游离，依次为鼻根、鼻尖、鼻底。其中鼻底是指双侧鼻翼的鼻缘与鼻小柱结构，氛围左右前鼻孔。鼻尖呈球状。外鼻的鼻尖、鼻翼等处皮肤较厚，皮下纤维组织及软骨膜粘连紧密，富含汗腺和皮脂腺，易生粉刺、痤疮和酒渣鼻，因组织紧密，有炎症肿胀时疼痛较剧。

1. 骨部　鼻骨与额骨鼻部相连接于鼻额缝；鼻骨的后部与筛正中板的前端相接；鼻骨的外侧和上颌骨额突的内侧缘相连接形成鼻颌缝；鼻骨下缘及上颌骨的骨切迹构成梨状孔。鼻骨上端窄而厚，有良好的保护作用；下端宽而薄，容易受外伤而骨折，由于血运丰富，骨折后容易愈合。

2. 软骨部　为透明软骨，借致密的结缔组织连接并附着于梨状孔边缘，弹性好，其组合及变异与面容相关。由隔背软骨的鼻背板、鼻隔板、大翼软骨、小翼软骨和籽状软骨等共同组成外鼻的软骨支架。

3. 肌肉　外鼻部皮下有纤细的肌肉，有的直接附着于皮肤深层，司理鼻孔的收缩和周围的面部表情。主要的鼻孔扩大肌有鼻孔扩大肌、降眉间肌、提上唇鼻翼肌、鼻肌翼部等；主要的鼻孔缩小肌有鼻肌横部、降鼻中隔膈肌。

外鼻位于面部的中央，其主要支架为鼻骨，位于梨状孔的上方，受外力作用易发生鼻骨骨折，在鼻外伤中最常见。鼻骨骨折多为直接暴力所致，如撞击伤、运动时外伤、跌伤、鼻部直接着地，可为单纯性鼻骨骨折，也可累及周围相邻的骨结构。鼻内镜下能够直观判断是否存在鼻中隔偏曲、血肿及脓肿，以及判断出血部位及有无脑脊液漏。

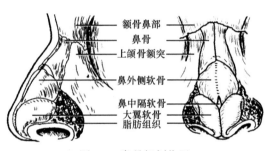

额骨鼻部
鼻骨
上颌骨额突
鼻外侧软骨
鼻中隔软骨
大翼软骨
脂肪组织

图 7-3　鼻骨解剖位置

二、适 应 证

1. 损伤部位为鼻骨或鼻骨与比外侧软骨交界处，骨折未累及周围骨结构。
2. 闭合复位失败、外伤后 14～30d 或合并鼻中隔偏曲。

三、麻 醉 方 式

本法麻醉方式一般为经口气管插管全身麻醉。

四、手术体位与手术室布局

1. 体位　患者取水平仰卧位。

2. 手术室布局　经鼻内镜鼻骨骨折复位术的手术室布局见图 7-4。

五、物 品 准 备

1. 设备　内镜手术系统、电外科设备、动力系统、负压吸引器。

2. 器械　经鼻手术器械；长柄双极电凝镊；内镜手术器械，包括 0°内镜、30°内镜、不同型号的吸引器、剥离子、镰状刀、咬骨钳等。

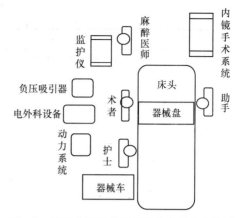

图 7-4　经鼻内镜鼻骨骨折复位术手术室设置

3. 其他　除常规物品外，另需凡士林油纱、脑棉片、止血材料(明胶海绵或止血纤维等)，0.1%盐酸肾上腺素、1%丁卡因、注射器、缝线。

六、手术步骤与配合

经鼻内镜鼻骨骨折复位术手术步骤与配合见表 7-2。

表 7-2　经鼻内镜鼻骨骨折复位术手术步骤与配合

手术步骤	手术配合
1. 单纯性鼻骨骨折	
(1) 消毒皮肤，铺手术单	递消毒钳 75%乙醇纱球消毒颜面部，递 75%乙醇棉球消毒双侧鼻腔；按头面部手术常规铺单
(2) 连接设备	检查、连接、调节内镜摄像系统、冷光源系统、电外科设备、动力系统、吸引装置，操作端妥善固定于手术台上
(3) 收缩血管	递枪状镊夹持 0.01%盐酸肾上腺素盐水加 1%丁卡因的棉片填塞鼻腔进行鼻腔表面局部麻醉，递头端圆钝吸引器逐步将棉片推入深部扩张手术通道，收缩鼻腔黏膜血管
(4) 探查	递 0°和 30°鼻内镜进行鼻腔探查，确定鼻骨骨折具体部位
(5) 鼻骨骨折复位	递宽、厚骨膜剥离子探入患侧鼻腔，置于移位的鼻骨后面，缓慢加力，将骨折部位向前上外方向抬起，观察鼻部塌陷、畸形，常可立即矫正鼻骨骨折，将错位骨折部位用持骨钳复位到原位，行鼻腔填塞固定以支撑鼻骨
(6) 检查术野，止血	检查手术部位的出血情况，冲洗手术部位且用双极镊进行止血
(7) 核对手术用物	共同清点手术用物
(8) 填塞鼻腔	递枪状镊夹持明胶海绵或止血纤维填塞，递吸引器吸除鼻咽腔内血液；除鼻咽腔内血液；递膨胀海绵填塞鼻腔，压迫止血
2. 鼻骨骨折合并鼻中隔偏曲	
(1) 消毒皮肤，铺手术单	递消毒钳 75%乙醇纱球消毒颜面部，递 75%乙醇棉球消毒双侧鼻腔；按头面部手术常规铺单
(2) 连接设备	检查、连接、调节内镜摄像系统、冷光源系统、电外科设备、动力系统、吸引装置，操作端妥善固定于手术台上

续表

手术步骤	手术配合
(3) 收缩血管	递枪状镊夹持 0.01%盐酸肾上腺素盐水加 1%丁卡因棉片填塞鼻腔进行鼻腔表面局部麻醉，然后以 1%利多卡因 5ml(0.1%盐酸肾上腺素 3 滴)沿鼻中隔偏曲面前段切口处自前至后行放射状局部浸润麻醉，并将手术侧鼻底部黏骨膜自前至后行浸润麻醉
(4) 探查	递 0°和 30°鼻内镜探查鼻腔内鼻骨骨折和鼻中隔骨折情况，确定鼻骨骨折及鼻中隔骨折的具体部位，先进行鼻中隔偏曲矫正
(5) 鼻中隔矫正	在鼻内镜下，于鼻中隔偏曲凹面侧，递镰状刀，在鼻中隔软骨游离缘的鼻前庭皮肤处自上而下切开，递剥离子上自鼻背，下至前鼻棘，自切口向后分离鼻中隔凹面侧的软骨膜及底部黏骨膜，充分暴露切口侧鼻中隔支架，递镰状刀将鼻中隔软骨在鼻背缘切断，自隔软骨后上及后下底部与骨质交界处分别切除一窄条中隔软骨，递剥离子分离对侧鼻中隔骨部黏膜，递咬骨钳切除筛骨垂直板及犁骨处的偏曲部分。之后，在凹面侧自前至后将软骨切开数条三角形切口，但不能切透对侧软骨膜，检查鼻中隔偏曲矫正后缝合
(6) 鼻骨骨折复位	递宽、厚骨膜剥离子探入患侧鼻腔，置于移位的鼻骨后面，缓慢加力，将骨折部位向前上外方向抬起，观察鼻部塌陷、畸形，常可立即矫正鼻骨骨折，将错位骨折部位用持骨钳复位到原位，行鼻腔填塞固定以支撑鼻骨
(7) 检查术野，止血	检查手术部位的出血情况，冲洗手术部位并用双极镊进行止血
(8) 核对手术用物	共同清点手术用物
(9) 填塞鼻腔	递枪状镊夹持明胶海绵或止血纤维填塞，递吸引器吸除鼻咽腔内血液；除鼻咽腔内血液；递膨胀海绵填塞鼻腔，压迫止血

七、操作注意事项

本法操作注意事项同本章第一节"经鼻内镜鼻腔异物取出术"。

第三节　经鼻内镜鼻中隔矫正术
一、应　用　解　剖

鼻腔的内侧壁是鼻中隔，由骨部和软骨部组成。鼻中隔(图 7-5)的基本结构包括以下几个。

1. 骨部　由筛骨垂直板、犁骨、上颌骨和腭骨的鼻嵴、蝶骨的蝶嵴等构成。

2. 软骨部　由鼻中隔、鼻侧软骨内侧脚等构成。

3. 犁骨　为犁状薄骨板，由前向后依次衔接鼻中隔软骨、筛骨正中板的下缘，并与上颌骨和腭骨的鼻嵴相接；上缘向两侧伸展为犁骨翼，翼间深沟中嵌入蝶嘴、蝶嵴；后缘向后游离，为后鼻孔之内缘；犁骨后上至前下斜沟，容纳鼻腭神经、血管，名鼻腭沟。

由于先天形成、生长发育或后天外力等因素，鼻中隔常发生偏曲。鼻中隔偏曲指鼻中隔形态上的变化，鼻中隔偏离中线向一侧或两侧偏斜弯曲或局部形成突起，可发生在骨部、软骨部，也可呈混合型，常见 C 形、S 形、棘突状、嵴突状（图 7-6）。如果偏曲部位较突出，可阻塞上鼻道、中鼻道，压迫中鼻甲，引起鼻窦炎。

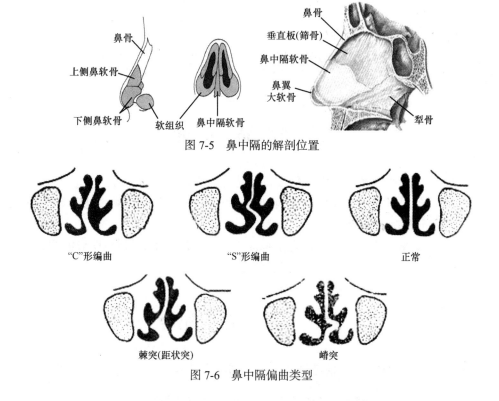

图 7-5　鼻中隔的解剖位置

"C"形编曲　　　"S"形编曲　　　正常

棘突(距状突)　　　嵴突

图 7-6　鼻中隔偏曲类型

二、适 应 证

1. 局限性鼻中隔偏曲。
2. 鼻中隔嵴突或距状突影响咽鼓管功能，出现耳鸣、耳聋或发生放射性头痛。
3. 阻塞中鼻道，妨碍鼻窦通气和引流。
4. 合并鼻窦炎、鼻息肉。
5. 某些经鼻手术鼻中隔前置处理。
6. 鼻中隔偏曲导致持续性鼻塞或反复性鼻出血。

三、麻 醉 方 式

本法麻醉方式一般为经口气管插管全身麻醉或局部麻醉，选择原则应依据患者情况及病变的过程和范围。

四、手术体位与手术室布局

1. 体位　患者取水平仰卧位。

2. 手术室布局　经鼻内镜鼻骨骨折复位术的手术室布局同本章第二节"经鼻内镜鼻骨骨折复位术"图 7-4。

五、物 品 准 备

1. 设备　内镜手术系统、电外科设备、动力系统、负压吸引器。

2. 器械　经鼻基础手术器械；长柄双极电凝镊；内镜手术器械，包括 0°内镜、30°内镜、不同型号的吸引器等。

3. 其他　除常规物品外，另需凡士林油纱、脑棉片、止血材料(明胶海绵或止血纤维等)，0.1%盐酸肾上腺素、1%丁卡因、注射器。

六、手术步骤与配合

经鼻内镜鼻中隔矫形手术步骤与配合见表 7-3。

表 7-3　经鼻内镜鼻中隔矫形手术步骤与配合

手术步骤	手术配合
1. 鼻中隔嵴突或距状突鼻中隔矫形术	
(1)消毒皮肤，铺手术单	同本章第一节表 7-2
(2)连接设备	同本章第一节表 7-2
(3)收缩血管	同本章第一节表 7-2
(4)黏骨膜切开	内镜下根据生物学原则及鼻窦炎相关性选择鼻中隔黏骨膜切口的侧别，递0°内镜和12号手术刀，在嵴突距状突作一弧形切口，切开黏膜软骨膜和黏膜骨膜
(5)剥离	递分离器分离黏膜软骨膜和黏膜骨膜，暴露嵴突或距状突，剥离子面与中隔面平行，略向外侧用力，将黏骨膜与鼻中隔骨性支架分离，同时可起到暴露手术视野的作用。鼻底骨-软骨交界处常有黏膜皱褶，在内镜直视下用小球刀切开
(6)复位	递咬骨钳或小平凿去除嵴突或距状突，再将黏软骨膜和黏膜骨膜复位
(7)检查术野，止血	检查手术部位的出血情况，冲洗伤口且进行止血
(8)核对手术用物	共同清点手术用物
(9)填塞鼻腔	递枪状镊夹持明胶海绵或止血纤维填塞，递吸引器吸除鼻咽腔内血液；递条状凡士林油纱填塞鼻腔，压迫止血及鼻中隔还原复位

续表

手术步骤	手术配合
2. 局限性鼻中隔偏位鼻中隔矫形术	
(1) 消毒皮肤，铺手术单	同本章第一节表 7-2
(2) 连接设备	同本章第一节表 7-2
(3) 收缩血管	同本章第一节表 7-2
(4) 黏骨膜切开	递 0°或 30°内镜和 11 号手术刀，在左侧鼻中隔皮肤黏膜交界处作一常规鼻中隔矫正切口，切开黏膜软骨膜和黏膜骨膜
(5) 分离	递小剥离子分离左侧黏膜软骨膜和黏膜骨膜，充分暴露需要切除的筛骨垂直板，离断鼻中隔软骨与筛骨垂直板的连接，自筛骨垂直板开始，充分分离对侧黏膜骨膜
(6) 矫形	递咬骨钳或多关节鼻中隔咬骨钳切除偏曲的筛骨垂直板和犁骨，将偏曲的鼻中隔软骨切成"田"字形或相似的几块，将仍附着于对侧的黏膜软骨膜的鼻中隔软骨推向中线，使鼻中隔平直
(7) 检查术野，止血	同本章第一节表 7-2
(8) 清点手术用品	同本章第一节表 7-2
(9) 填塞鼻腔	同本章第一节表 7-2

七、操作注意事项

本法操作注意事项同本章第一节"经鼻内镜鼻腔异物取出术"。

第四节　经鼻内镜鼻中隔穿孔修补术
一、应　用　解　剖

鼻腔的内侧壁是鼻中隔，由骨部和软骨部组成。鼻中隔的基本结构包括以下几个部分。

1. 骨部　由筛骨垂直板、犁骨、上颌骨和腭骨的鼻嵴、蝶骨的蝶嵴等构成。

2. 软骨部　由鼻中隔、鼻侧软骨内侧脚等构成。

3. 犁骨　为犁状薄骨板，由前向后依次衔接鼻中隔软骨、筛骨正中板的下缘，并与上颌骨和腭骨的鼻嵴相接；上缘向两侧伸展为犁骨翼，翼间深沟中嵌入蝶嘴、蝶嵴；后缘向后游离，为后鼻孔之内缘；犁骨后上至前下斜沟，容纳鼻腭神经、血管，称为鼻腭沟(图 7-5)。

鼻中隔穿孔是鼻部常见病变之一，是鼻中隔软骨部或骨部因外伤、感染、化学药物刺激或其他原因使之穿破，形状大小不等的穿孔，使两侧鼻腔相通，造成自觉头疼、鼻塞、鼻出血、鼻腔干燥、呼吸时消音等症状。各种原因形成的穿孔部位、大小、形状等不同，一般有些病因先致鼻中隔一侧的黏膜溃疡，逐渐侵蚀软骨膜及其支架，继而累及对侧软组织，最后导致鼻中隔穿孔

二、适 应 证

1. 鼻内镜手术过程中造成的鼻中隔穿孔。
2. 鼻中隔穿孔位于鼻中隔前部，引起鼻内干燥、出血、结痂，或呼吸时有消音者。
3. 因各种原因导致的鼻中隔穿孔，只要诱发因素已经治愈，即可行穿孔修补术。

三、麻 醉 方 式

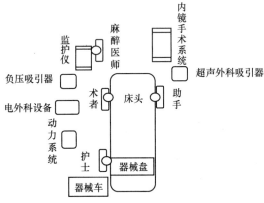

图 7-7　经鼻内镜鼻中隔穿孔修补术手术室设置

本法麻醉方式为经口气管插管全身麻醉或者局部麻醉，选择原则应依据患者情况及病变的过程和范围。

四、手术体位与手术室布局

1. 体位　患者取半坐卧位，不耐受者取水平仰卧位，头部略高。
2. 手术室布局　经鼻内镜鼻中隔穿孔修补术手术室布局见图7-7。

五、物 品 准 备

1. 设备　内镜手术系统、电外科设备、动力系统、超声外科吸引器、负压吸引器。
2. 器械　经鼻手术器械；长柄双极电凝镊；内镜手术器械，包括 0°内镜、30°内镜、不同型号的吸引器、钩突刀、剥离子、黏膜剪、咬骨钳、鼻中隔多关节咬骨钳等。
3. 其他　除常规物品外，另需凡士林油纱、脑棉片、止血材料(明胶海绵或止血纤维等)、表皮生长因子溶液(EGF)、0.1%盐酸肾上腺素、1%丁卡因、注射器、缝线。

六、手术步骤与配合

经鼻内镜鼻中隔穿孔修补术手术步骤与配合见表7-4。

表 7-4 经鼻内镜鼻中隔穿孔修补术手术步骤与配合

手术步骤	手术配合
1.下鼻甲黏膜瓣法	
（1）消毒皮肤，铺手术单	递消毒钳，75%乙醇纱球消毒颜面部，递75%乙醇棉球消毒双侧鼻腔；按头面部手术常规铺单
（2）连接设备	检查、连接、调节内镜摄像系统、光源系统、电外科设备、动力系统、超声电刀吸引器，操作端妥善固定于手术台
（3）收缩血管	递枪状镊夹持0.01%盐酸肾上腺素盐水棉片填塞鼻腔进行鼻腔局部麻醉，递头端圆钝吸引器逐步将棉片推入深部扩张手术通道，收缩鼻腔黏膜血管
（4）穿孔缘制备移植床	递0°内镜或30°内镜，在内镜下递钩突刀切除穿孔周围双侧黏膜，尽量向上向后游离并剪下少许鼻中隔软骨及筛骨正中板备用
（5）下鼻甲黏膜瓣的制备	暴露下鼻甲外侧面，沿下鼻甲缘纵行切开，向下剥离黏膜骨瓣，递黏膜剪刀，剪下少许下鼻甲黏膜，去除黏膜下组织做成全层黏膜片（共2片）
（6）鼻中隔穿孔修补	递黏膜钳，将剪下的鼻中隔软骨及筛骨正中板沿鼻中隔两层黏膜之间嵌入，置于穿孔位置（不要求完全封闭穿孔），再将两块下鼻甲黏膜片分别缝合于鼻中隔两侧的穿孔边缘，两侧各贴附一块浸泡有表皮生长因子溶液的明胶海绵，并用纱条压迫
（7）检查术野，止血	检查手术部位的出血情况，冲洗手术部位并递双极镊进行止血
（8）核对手术用物	共同清点手术用物
（9）填塞鼻腔	递枪状镊夹持明胶海绵或止血纤维填塞，递吸引器吸除鼻咽腔内血液；递膨胀海绵填塞鼻腔，压迫止血
2.直接闭合法	
（1）消毒皮肤，铺手术单	递消毒钳，75%乙醇纱球消毒颜面部，递75%乙醇棉球消毒双侧鼻腔；按头面部手术常规铺单
（2）连接设备	检查、连接、调节内镜摄像系统、光源系统、电外科设备、动力系统、超声电刀吸引器，操作端妥善固定于手术台
（3）收缩血管	递枪状镊夹持0.01%盐酸肾上腺素盐水棉片填塞鼻腔进行鼻腔局部麻醉，递头端圆钝吸引器逐步将棉片推入深部扩张手术通道，收缩鼻腔黏膜血管
（4）剥离	在0°内镜或30°内镜下，递剥离子剥离穿孔前上方两侧黏软骨膜，又称前上通道，通常游离靠近穿孔的前上缘，不剥离穿孔的游离缘；剥离穿孔下方两侧黏软骨膜，又称下通道；上下通道在穿孔尾端连通。根据手术需要决定剥离范围（保证黏软骨膜或黏骨膜一层剥离，否则黏膜易撕裂）
（5）穿孔缘切开，穿孔直接修补	在内镜下，通过鼻腔用镰状刀切开穿孔前缘、上缘、下缘、后缘，稍错后穿孔游离缘切开黏膜，使穿孔游离缘黏膜向对侧翻转，通过黏膜钳取出偏曲的软骨或骨，使黏膜松解后获得足够的黏膜闭合穿孔，对位缝合，关闭穿孔
（6）检查术野，止血	检查手术部位的出血情况，冲洗手术部位并递双极镊进行止血
（7）核对手术用物	共同清点手术用物
（8）填塞鼻腔	递枪状镊夹持明胶海绵或止血纤维填塞，递吸引器吸除鼻咽腔内血液；递膨胀海绵填塞鼻腔，压迫止血
3.旋转黏膜瓣法	

续表

手术步骤	手术配合
(1)消毒皮肤，铺手术单	递消毒钳，75%乙醇纱球消毒颜面部，递75%乙醇棉球消毒双侧鼻腔；按头面部手术常规铺单
(2)连接设备	检查、连接、调节内镜摄像系统、光源系统、电外科设备、动力系统、超声电刀吸引器，操作端妥善固定于手术台
(3)收缩血管	递枪状镊夹持0.01%盐酸肾上腺素盐水棉片填塞鼻腔进行鼻腔局部麻醉，递头端圆钝吸引器逐步将棉片推入深部扩张手术通道，收缩鼻腔黏膜血管
(4)剥离	在0°内镜或30°内镜下，递剥离子剥离穿孔前上方两侧黏软骨膜，又称前上通道，通常游离靠近穿孔的前上缘，不剥离穿孔的游离缘；剥离穿孔下方两侧黏软骨膜，又称下通道；上下通道在穿孔尾端连通。根据手术需要决定剥离范围(保证黏软骨膜或黏骨膜一层剥离，否则黏膜易撕裂)
(5)黏膜瓣形成	在内镜下，递黏膜钳和黏膜剪在中隔的一侧于穿孔上部取一较穿孔稍大且带蒂的黏膜瓣，蒂部在穿孔上缘，长度长于穿孔的直径。上方黏膜瓣的蒂位于鼻根侧及颅侧，接受来自筛前动脉、筛后动脉血供应。在另一侧，于穿孔下方取同样大小带蒂的黏膜瓣，蒂部在穿孔下缘。
(6)修补固定	内镜下，递剥离子将两侧黏膜瓣剥离至蒂部，并把黏膜瓣翻至穿孔右侧，右侧黏膜瓣翻至穿孔左侧，使两侧黏膜瓣的创面相互对合，递缝线缝合相互固定。递钩突刀切开穿孔前后缘(蒂部除外)的黏膜，分别与翻起的黏膜瓣缝合
(7)检查术野，止血	检查手术部位的出血情况，冲洗手术部位并递双极镊进行止血
(8)核对手术用物	共同清点手术用物
(9)填塞鼻腔	递枪状镊夹持明胶海绵或止血纤维填塞，递吸引器吸除鼻咽腔内血液；递膨胀海绵填塞鼻腔，压迫止血

七、操作注意事项

1. 设备操作 ①手术开始前开机检查设备状态；摄像系统图像是否清晰，光源灯泡是否处于有效寿命时间内；正确安装、连接内镜附件，再开设备电源开关。②手术前，将各种仪器摆放在适当位置，如鼻内镜成像系统放在患者头部前左侧，显示器倾斜45°面对术者，并且把脚控开关放在合适位置。③连接好鼻内镜导线、鼻吸切器、双极电凝、冷光源、超声外科吸引器等各种导线，由弱到强缓慢调节冷光源至适宜的亮度。在连接鼻内镜前，要用擦镜纸将鼻内镜头擦拭干净，以保证良好的显像效果。手术中密切观察设备使用情况，摄像头和导光束不使用时放于安全位置防止跌落。④手术后整理设备及相关配件，光纤和各种导线环绕直径大于15cm，防止曲折；及时收好，防止跌落损坏。

2. 器械准备 ①检查内镜手术器械的完整性，电凝器械前端绝缘层有无破损裸露。②核对常规器械准备情况，确认手术器械到位。

3. **手术体位** ①妥善固定患者，双上肢用中单固定于身体两侧，用约束带在膝关节上松紧适宜地固定妥当，防止因术中体位改变导致患者移位、坠床。②患者头部略高于心脏水平，以利于静脉回流，降低颅内压及减轻颜面部肿胀。

4. **护理操作** ①调节好手术间的温湿度，仔细核对床号、姓名、病变部位，询问患者术前禁食禁饮及术前用药情况。②术前检查患者鼻腔清洁、消毒情况，观察鼻腔黏膜有无损伤。有鼻腔感染者为手术禁忌证。③严格执行手术物品清点制度，防止异物棉片遗留鼻腔。④全身麻醉患者上下眼睑闭合粘贴护眼膜，避免损伤角膜。局部麻醉患者嘱其闭上双眼，避免消毒液渗入眼内损伤角膜。⑤维持静脉管道通畅，加强出入量管理。⑥受压部位垫抗压保护垫，关注患者保暖。⑦术中严格执行无菌技术操作原则，监督并督促术者及参观手术人员遵守无菌原则，避免引起感染和交叉感染。⑧集中注意力观察手术的进程，正确、快速地传递手术器械，及时提供手术所需物品，对使用的棉片或纱条要心中有数，及时收回，严格清点，避免遗留在术腔内；保管好手术取下的标本，及时固定送检。⑨摆放体位的时候有效固定患者的头部，临床上一般使用宽胶布。⑩对于清醒的患者，要多进行心理疏导，巡回护士应守护床旁询问患者感受，避免谈论与手术有关的话题，密切观察生命体征。

第五节 经鼻内镜鼻甲部分切除术

一、应 用 解 剖

鼻腔外侧壁主要骨性支架从前到后为鼻骨、额骨、上颌骨、泪骨、上鼻甲骨、筛骨内壁、颚骨垂直板和蝶骨翼突，其表面不平。三个骨质鼻甲由上到下排列，一次增大约1/3，分别称为上、中、下鼻甲（图7-8）。资料统计，40%～60%的人可见的最上鼻甲，为筛甲的第五基板。

1. **上鼻甲** 为鼻甲中最小、最薄的骨片，位置最高，是筛骨的第四基板，有时仅为一黏膜皱襞。上鼻甲的上方有一个凹陷，为蝶筛隐窝，蝶窦开口于此。如有最上鼻甲，则蝶窦常开口于最上鼻道处。上鼻甲及其附近区域解剖隐蔽，毗邻的筛板极薄，损伤后容易造成脑脊液鼻漏。

2. **中鼻甲** 是上鼻道下方一骨板，从形态上分成垂直部和水平部。中鼻甲的前1/3骨板呈前后垂直状，附着于筛板的外侧缘，与颅底相连，也称筛甲的第三基板，即垂直部。此附着部位为颅底的薄弱区，且附着类型变异多样，在鼻内镜手术中容易损伤，而发生脑脊液鼻漏。中鼻甲的中1/3骨板向外横过陆地到纸板。中鼻甲的后1/3渐略水平走行，因此称为水平部，又称中鼻甲基板。中鼻甲骨内面的垂直小沟内有嗅神经纤维走向，穿筛板到嗅球，嗅神经的管壁有脑膜包绕下降。中鼻甲基板为术中的重要解剖标志：①前后组筛房分界处；②筛凹与筛板连接处，提示筛板的位置；③中鼻甲后部附着处为筛板后缘，可引导蝶窦口。此处内侧黏膜内有嗅束，损伤容易产生脑脊液鼻漏；④中鼻甲中部的水平切面为眶底平面的标志。正常中鼻甲的曲线凹形向外，如果中鼻甲的凸形向外，称为中甲反向弯曲，可阻塞中鼻甲入口，引起鼻窦感染。

中鼻甲骨质内有气腔形成时称中鼻甲气化(泡状鼻甲)出现率为 8%～20%。气化通常来自额隐窝或鼻丘，常开口在鼻甲前上方。因气化而膨大的鼻甲可阻塞中鼻道的通气，使黏液纤毛不能正常传输。过度气化的中鼻甲，可向前下压迫沟突，阻塞半月裂孔和筛漏斗，引起上颌窦和前组筛窦的炎症；如气化的开口堵塞，可在中鼻甲内形成囊肿、脓囊肿或干酪样病变。中鼻甲气化导致筛房升入鼻甲管，引起鼻骨外凸，相对应的总鼻道堵塞，可引起鼻窦感染。

3. 下鼻甲　为以独立疏松骨片，附着在上颌骨内侧壁和腭骨垂直板的鼻甲嵴上，内侧面有纵行细沟为血管穿行，边缘借不规则突起和鼻腔外侧壁的各骨板相连，由前向后依次为上颌骨的鼻甲嵴、泪骨的降突、筛骨钩突和腭骨的鼻甲嵴。下鼻甲与鼻腔外侧壁的附着处呈弧线形，从前向后有弧状隆起，最高点约在前、中 1/3 交界处，此处骨质最薄。下鼻甲前端距前鼻孔约 2cm，后端距咽鼓管咽口 1cm。鼻内镜手术中，下鼻甲附着部上缘是指示上颌窦自然口扩大进路位置的重要标志，尤其在上颌窦气化不良时更为重要。

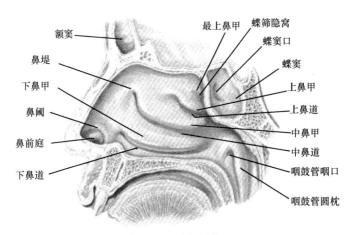

图 7-8　鼻甲解剖位置

二、适 应 证

1. 中鼻甲气化引起鼻腔阻塞，影响中鼻道引流。
2. 中鼻甲气化引起反复性鼻窦炎。
3. 中鼻甲息肉样变。
4. 中鼻甲反向弯曲或中鼻甲源性头痛。
5. 下鼻甲慢性肥厚性鼻炎。
6. 下鼻甲增生肥大或有新生物。

三、麻 醉 方 式

本法麻醉方式为经口气管插管全身麻醉或者局部麻醉，选择原则应依据患者情况及病变的过程和范围。

四、手术体位与手术室布局

1. 体位　患者取水平仰卧位。
2. 手术室布局　经鼻内镜鼻甲部分切除术同本章第四节"经鼻内镜鼻中隔穿孔修补术"图 7-7。

五、物 品 准 备

1. 设备　内镜手术系统、电外科设备、动力系统、超声外科吸引器、负压吸引器。
2. 器械　经鼻手术器械；长柄双极电凝镊；止血钳；剪刀；内镜手术器械，包括 0°内镜、不同型号的吸引器、剥离子、咬骨钳、鼻甲剪等。
3. 其他　除常规物品外，另需凡士林油纱、脑棉片、止血材料（明胶海绵或止血纤维等），0.1%盐酸肾上腺素、1%丁卡因、注射器。

六、手术步骤与配合

经鼻内镜鼻甲部分切除手术步骤与配合见表 7-5。

表 7-5　经鼻内镜鼻甲部分切除手术步骤与配合

手术步骤	手术配合
1. 下鼻甲部分切除术	
(1) 消毒皮肤，铺手术单	递消毒钳，75%乙醇纱球消毒颜面部，递 75%乙醇棉球消毒双侧鼻腔；按头面部手术常规铺单
(2) 连接设备	检查、连接、调节内窥镜摄像系统、光源系统、电外科设备、动力系统、超声电刀吸引器，操作端妥善固定于手术台上
(3) 收缩血管	递枪状镊夹持 0.01%盐酸肾上腺素盐水棉片填塞鼻腔进行鼻腔局部麻醉，递头端圆钝吸引器逐步将棉片推入深部扩张手术通道，收缩鼻腔黏膜血管
(4) 剥离	在 0°鼻内镜直视下递剥离子将下鼻甲向内移位，充分暴露下鼻甲的外侧面
(5) 切除	在 0°鼻内镜直视下，用电动显微吸割器械，切除增生肥大的下鼻甲的下面和外侧面，不损伤下鼻甲上部和内侧面
(6) 骨质增生肥大处理	用咬骨钳或鼻甲剪切除部分下鼻甲骨质
(7) 检查术野，止血	检查手术部位的出血情况，冲洗伤口并进行止血
(8) 核对手术用物	共同清点手术用物
(9) 填塞鼻腔	递枪状镊夹持明胶海绵或止血纤维填塞，递吸引器吸除鼻咽腔内血液；递条状凡士林油纱填塞鼻腔，压迫止血
2. 中鼻甲切除术	
(1) 消毒铺单	递消毒钳，75%乙醇纱球消毒颜面部，递 75%乙醇棉球消毒双侧鼻腔；按头面部手术常规铺单

续表

手术步骤	手术配合
(2)连接设备	检查、连接、调节内镜摄像系统、光源系统、电外科设备、动力系统、超声电刀吸引器,操作端妥善固定于手术台上
(3)收缩血管	递枪状镊夹持 0.01%盐酸肾上腺素盐水棉片填塞鼻腔进行鼻腔局部麻醉,递头端圆钝吸引器逐步将棉片推入深部扩张手术通道,收缩鼻腔黏膜血管
(4)黏骨膜切开	在 0°鼻内镜直视下,用鼻甲剪刀将中鼻甲下缘从前向后剪去一条黏膜
(5)对气化的中鼻甲的处理	①外/内侧切除:在中鼻甲前下缘做纵切口,进入中鼻甲气房后,递剪刀将切口向上、向下延长,从前向后切除中鼻甲外/内侧。②筛泡开放:对于比较小或者位置偏后的中鼻甲气化,可以在 0°鼻内镜下,用筛窦钳将中鼻甲气化泡压碎,并将其气房开放。③横形切除:若中鼻甲附着于颅底的根部比较细,且气化的范围比较广,可以从前向后将中鼻甲完全切除
(6)对中鼻甲反向弯曲的处理	在 0°鼻内镜下,利用筛窦直钳夹住中鼻甲的部分,向鼻中隔方向骨折,然后在内镜下检查中鼻道区域是否扩大。如果对弯曲的中鼻甲行骨折后,中鼻道区域仍未见有明显扩大,仍影响此区域的引流,则在内镜下行弯曲的中鼻甲部分切除术
(7)检查术野,止血	检查手术部位的出血情况,冲洗伤口并进行止血
(8)清点手术用品	共同清点手术用物
(9)填塞鼻腔	递枪状镊夹持明胶海绵或止血纤维填塞,递吸引器吸除鼻咽腔内血液;递条状凡士林油纱填塞鼻腔,压迫止血

七、操作注意事项

本法操作注意事项同本章第一节"经鼻内镜鼻腔异物取出术"。

第六节 经鼻内镜鼻窦开放术

一、应 用 解 剖

鼻窦为鼻腔周围颅骨中的一些空腔,共四对,分别为额窦、上颌窦、筛窦和蝶窦,均开口于鼻腔。临床上常将开口在中鼻道的上颌窦、前组筛窦、额窦合称为前组鼻窦,将后组筛窦和蝶窦合称为后组鼻窦(图 7-9)。

1. 额窦 位于额骨内外两层骨板之间,左右各一,2 岁开始发育,约 20 岁发育完毕。双侧发育常不对称,据统计其容量为 1~44ml。额窦包含前壁、后壁、底壁、额窦中隔及额窦开口。额窦开口也称额窦口,位于额窦底,呈漏斗状,与鼻额管相接,引流到额隐窝或筛漏斗处,因额窦最窄处称额鼻峡部,此部位的后骨壁处因隆起成额突,多有筛前动脉,距离为 0.3~3mm 的占 78%。有学者认为,当额鼻峡部>3mm 时则形成壁额管。但实际观察并无真性管腔存在,额窦引流为不规则形状,额窦开口即为额鼻峡,额窦引流通道所处的区域或空间为额隐窝。额窦引流方式为直接引流至中鼻道或经筛漏斗引流至中鼻道两种类型，可以根据钩突上部的附着位置判断额窦开口或引流的位置和方向。当钩突上端附着在颅底或中鼻甲根部时，额窦经筛漏斗引流到中鼻道；当钩突上端附着在眶纸板时，额窦直接引流到中鼻道。

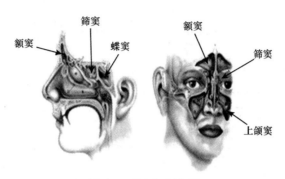

图 7-9　鼻窦解剖位置

2. 上颌窦　是位于上颌骨内的空腔，为四组鼻窦中最大的一组。出生后即有窦腔存在，随年龄扩大，9 岁时窦腔已经接近下鼻道，15～18 岁基本发育完毕，平均容积为15ml，窦腔似三角锥体行。上颌窦包括前壁、后外壁、内壁、上壁、下壁、上颌窦骨隔及上颌窦自然开口 7 个部分。上颌窦自然开口为上颌窦黏膜部开口，位于中鼻道，呈椭圆形或圆形，直径约为 3mm，多数位于筛漏斗的中部或后部。此口在自然状态下多被钩突尾部遮挡，内镜检查不易见到。另外，临床上经常见到上颌窦副口。上颌窦常有 1～3 个不等的副口，多位于筛漏斗的后囟处，出现率为 25%～43%不等，也有的在钩突尾端前沿处。

3. 筛窦　又称筛迷路、筛骨复合体，位于鼻腔外上方的筛骨内，是鼻腔外侧壁上部和眼眶之间、蝶窦之前、前颅底之下的蜂房状结构，结构复杂，左右各一组。筛窦的发育变异和个体差别较大。筛窦出生时已具雏形，青春期发育成熟。筛窦气房约 3～18 个，成人筛窦前后径为 4～5cm，上下径为 2.5～3.0cm，前部宽＜1cm，后部宽约为 2cm，容积为 8～10ml。筛房因开口不同分为开口于中鼻道的前组筛房和开口于上鼻道的后组筛房。筛房内有黏膜附着，但因薄骨板(中鼻甲基板)相隔，前、后组筛房互不相通。无论从生理学还是病理学观点来看，筛窦都是鼻腔和诸鼻窦结构的最关键部位。

4. 蝶窦　位于蝶骨体内，双侧发育极少对称，多由不规则的蝶骨中隔分为大小不等的左右两腔。出生后蝶窦仅为鼻软骨囊后下的囊性腔，3～4 岁渐向蝶骨前壁后下扩展，14 岁呈成人状，随颅骨发育而则增大。据我国统计，成人蝶窦容量为 0.05～30ml，平均为 7.5ml。蝶窦包括前壁、后壁、外壁、内壁、上壁(鞍底)、下壁、视神经管隆突、颈内动脉隆突及上颌动脉隆突。前壁上 1/3 部有蝶窦开口，一般位于距筛板 5～7mm 处，窦口一般呈卵圆形，15 岁以下儿童多呈裂隙状。前鼻棘至蝶窦前壁的距离平均为 5～6cm。手术开放窦口时应避免撕扯黏膜超过蝶窦开口垂直线与中鼻甲后下缘的外下方，因此此处易损伤蝶腭动脉分支。施行蝶窦开口扩大术时，不仅须切除窦口的黏膜，尚须将前壁的骨质咬除一部分，以防新窦口在术后缩小。

二、适 应 证

1. 单纯前组筛窦炎或上颌窦、额窦炎，药物治疗无效。
2. 额隐窝、前颅底等手术的前置手术。
3. 上颌窦黏膜潴留囊肿或黏液囊肿、异物、肿瘤。
4. 慢性额窦炎、症状持续 6 个月以上者。
5. 急性或亚急性额窦炎，额窦黏液囊肿。
6. 孤立性蝶窦炎、蝶窦黏液囊肿。

三、麻 醉 方 式

本法麻醉方法为经口气管插管全身麻醉或者局部麻醉，选择原则应依据患者情况及病变的过程和范围。

四、手术体位与手术室布局

1. 体位　患者取水平仰卧位。
2. 手术室布局　经鼻内镜鼻窦开放术的手术室布局同本章第四节"经鼻内镜鼻中隔穿孔修补术"图 7-7。

五、物 品 准 备

1. 设备　内镜手术系统、电外科设备、动力系统、超声外科吸引器、负压吸引器。
2. 器械　经鼻手术器械；长柄双极电凝镊；内镜手术器械，包括 0°内镜、30°内镜、70°内镜、不同型号的吸引器、不同角度的咬骨钳、反咬钳、镰状刀、剥离子、上颌窦钳、刮匙、探针等。
3. 其他　除常规物品外，另需凡士林油纱、脑棉片、止血材料(明胶海绵或止血纤维等)，0.1%盐酸肾上腺素、1%丁卡因、注射器。

六、手术步骤与配合

经鼻内镜鼻窦开放术的手术步骤与配合见表 7-6。

表 7-6 经鼻内镜鼻窦开放术的手术步骤与配合

手术步骤	手术配合
1. 筛窦开放手术	
(1) 消毒皮肤，铺手术单	递消毒钳，75%乙醇纱球消毒颜面部，递75%乙醇棉球消毒双侧鼻腔；按头面部手术常规铺单
(2) 连接设备	查、连接、调节内镜摄像系统、光源系统、电外科设备、动力系统、超声电刀吸引器，操作端妥善固定于手术台上
(3) 收缩血管	递枪状镊夹持0.01%盐酸肾上腺素盐水棉片填塞鼻腔进行鼻腔局部麻醉，递头端圆钝吸引器逐步将棉片推入深部扩张手术通道，收缩鼻腔黏膜血管
(4) 切除钩突，暴露额隐窝	①判断钩突起始部位：钩突前缘附着泪骨最前部与上颌骨额窦接壤处，上颌骨额窦在鼻腔的外侧壁隆起形成"上颌线"，在上颌线稍后以剥离子或镰状刀钝面轻压钩突与鼻腔外侧壁相接处的黏膜，从上方中鼻甲鼻腔外侧壁附着处为切口的起始部，确定大致的切口轨迹。②可以分别用剥离子、反张咬骨钳、镰状刀及切割吸引器切开钩突。③持剥离子沿切口将钩突向内侧剥离，使其仅上下两端与鼻腔外侧壁相接。④用不同角度的筛窦钳将钩突上下两端与鼻腔外侧壁分离后咬除，递弯剥离子或探针将钩突尾段骨质游离并取出
(5) 切开筛泡前壁	钩突取出后，递0°内镜，内镜下直接面对的是筛泡前壁或筛泡版，即第二基板，可见的标志为上颌窦自然口和筛泡前壁。上颌窦自然开口可以辅助定位眶纸板和框底板，作为筛窦开放外界即眶纸板的解剖定位参考标志，用锐利剥离子或刮匙切开筛泡前壁
(6) 开放筛窦	递不同角度的筛窦咬钳从前向后开放筛房至鼻甲基板，咬钳使用的过程中，保持其侧唇与中鼻甲和眶纸板平行，保持手术钳在矢状位张开，以免损伤眶纸样板。若筛窦气化良好且窦内黏膜基本光滑，则开放气房，能够保证引流通畅即可，尽可能保留和避免损伤黏膜；筛窦蜂房气化不良且窦内病变较严重，则在清除窦内黏膜不可逆病变，开放前组筛窦至分隔前、后组筛窦的中鼻甲基板后，按照顺序由前向后或由后向前清除眶纸板和中鼻甲根部残余气房。注意在操作到筛窦的后外和后外上时，应随时参考CT影像，注意有无蝶上气房及视神经骨管在筛窦内的隆起，避免损伤视神经
(7) 检查术野，止血	检查手术部位的出血情况，冲洗伤口并进行止血
(8) 核对手术用物	共同清点手术用物
(9) 填塞鼻腔	递枪状镊夹持明胶海绵或止血纤维填塞，递吸引器吸除鼻咽腔内血液；递膨胀海绵填塞鼻腔，压迫止血
2. 上颌窦开放手术	
(1) 消毒皮肤，铺手术单	递消毒钳，75%乙醇纱球消毒颜面部，递75%乙醇棉球消毒双侧鼻腔；按头面部手术常规铺单
(2) 连接设备	检查、连接、调节内镜摄像系统、光源系统、电外科设备、动力系统、超声电刀吸引器，操作端妥善固定于手术台上
(3) 收缩血管	递枪状镊夹持0.01%盐酸肾上腺素盐水棉片填塞鼻腔进行鼻腔局部麻醉，递头端圆钝吸引器逐步将棉片推入深部扩张手术通道，收缩鼻腔黏膜血管

续表

手术步骤	手术配合
(4)切除钩突,暴露额隐窝	①判断钩突起始部位:钩突前缘附着泪骨最前部与上颌骨额窦接壤处,上颌骨额窦在鼻腔的外侧壁隆起形成"上颌线",在上颌线稍后以剥离子或镰状刀钝面轻压钩突与鼻腔外侧壁相接处的黏膜,从上方中鼻甲鼻腔外侧壁附着处为切口的起始部,确定大致的切口轨迹。②可以分别用剥离子、反张咬骨钳、镰状刀及切割吸引器切开钩突。③持剥离子沿切口将钩突向内侧剥离,使其仅上下两端与鼻腔外侧壁相接。④用不同角度的筛窦钳将钩突上下两端与鼻腔外侧壁分离后咬除,递弯剥离子或探针将钩突尾段骨质游离并取出
(5)定位上颌窦自然孔	用0°内镜或带角度30°或70°寻找上颌窦自然开口,上颌窦自然开口位于筛漏斗的中、后部,可以用弯吸引器头或剥离子,在下鼻甲上方按压、探查,若有脓性分泌物或气泡溢出,有助于识别上颌窦自然开口
(6)开放上颌窦	找到上颌窦开口后,用不同角度的咬钳,黏膜钳和反张咬钳向前下方向扩大,至前后径10~11mm,上下径8~10mm,避免环形扩大上颌窦自然开口,以免术后窦口瘢痕狭窄;避免过分向前下方向咬除,以免损伤鼻泪管。为了保证上颌窦开口宽大,还可以用内窥镜剪刀首先沿上颌窦上壁向后剪开0.5~1.0mm,再沿下鼻甲上缘向后剪开0.5~1.0mm,将形成的黏膜瓣切除,或向后翻,可以形成宽大的上颌窦造口
(7)检查术野,止血	检查手术部位的出血情况,冲洗伤口并进行止血
(8)核对手术用物	共同清点手术用物
(9)填塞鼻腔	递枪状镊夹持明胶海绵或止血纤维填塞,递吸引器吸除鼻咽腔内血液;递膨胀海绵填塞鼻腔,压迫止血
3. 额窦开放术	
(1)消毒皮肤,铺手术单	递消毒钳,75%乙醇纱球消毒颜面部,递75%乙醇棉球消毒双侧鼻腔;按头面部手术常规铺单
(2)连接设备	检查、连接、调节内镜摄像系统、光源系统、电外科设备、动力系统、超声电刀吸引器,操作端妥善固定于手术台上
(3)收缩血管	递枪状镊夹持0.01%盐酸肾上腺素盐水棉片填塞鼻腔进行鼻腔局部麻醉,递头端圆钝吸引器逐步将棉片推入深部扩张手术通道,收缩鼻腔黏膜血管
(4)切除钩突,暴露额隐窝	①判断钩突起始部位:钩突前缘附着泪骨最前部与上颌骨额窦接壤处,上颌骨额窦在鼻腔的外侧壁隆起形成"上颌线",在上颌线稍后以剥离子或镰状刀钝面轻压钩突与鼻腔外侧壁相接处的黏膜,从上方中鼻甲鼻腔外侧壁附着处为切口的起始部,确定大致的切口轨迹。②可以分别用剥离子、反张咬骨钳、镰状刀及切割吸引器切开钩突。③持剥离子沿切口将钩突向内侧剥离,使其仅上下两端与鼻腔外侧壁相接。④用不同角度的筛窦钳将钩突上下两端与鼻腔外侧壁分离后咬除,递弯剥离子或探针将钩突尾段骨质游离并取出
(5)显露筛顶和筛前动脉	应用咬钳咬开筛泡、前筛房,暴露筛顶和筛前动脉,筛顶是额窦切开术的重要标志,利用咬骨钳向上、向外开放鼻丘气房,增宽中鼻甲至鼻腔外侧壁的距离,扩大额隐窝的手术入路,注意不要损伤泪囊
(6)定位额窦开口	递30°内镜寻找、开放额窦开口,用带角度的咬钳在明视下清理额隐窝和额窦开口周围的病变组织。若开口不明显,可以用3~4mm弯吸引导管轻轻探查,找到额窦开口后,判断开口的通畅程度

手术步骤	手术配合
(7) 开放额窦开口	如果额窦开口狭窄(直径小于2mm),可以用小刮勺清理额窦前方骨质,避免环形搔刮额窦开口黏膜,以免术后形成瘢痕狭窄。扩大后,经额度开口置入4mm引流扩张管,将扩张管的末端缝合固定在鼻腔外侧或鼻中隔
(8) 检查术野,止血	检查手术部位的出血情况,冲洗伤口并进行止血
(9) 核对手术用物	共同清点手术用物
(10) 填塞鼻腔	递枪状镊夹持明胶海绵或止血纤维填塞,递吸引器吸除鼻咽腔内血液;递膨胀海绵填塞鼻腔,压迫止血

4. 蝶窦开放手术

(1) 经鼻入路

手术步骤	手术配合
1) 消毒皮肤,铺手术单	递消毒钳,75%乙醇纱球消毒颜面部,递75%乙醇棉球消毒双侧鼻腔;按头面部手术常规铺单
2) 连接设备	检查、连接、调节内镜摄像系统、光源系统、电外科设备、动力系统、超声电刀吸引器,操作端妥善固定于手术台上
3) 收缩血管	递枪状镊夹持0.01%盐酸肾上腺素盐水棉片填塞鼻腔进行鼻腔局部麻醉,递头端圆钝吸引器逐步将棉片推入深部扩张手术通道,收缩鼻腔黏膜血管
4) 切除钩突,暴露额隐窝	①判断钩突起始部位:钩突前缘附着泪骨最前部与上颌骨额窦接壤处,上颌骨额窦在鼻腔的外侧壁隆起形成"上颌线",在上颌线稍后以剥离子或镰状刀钝面轻压钩突与鼻腔外侧壁相接处的黏膜,从上方中鼻甲鼻腔外侧壁附着处为切口的起始部,确定大致的切口轨迹。②可以分别用剥离子、反张咬骨钳、镰状刀及切割吸引器切开钩突。③持剥离子沿切口将钩突向内侧剥离,使其仅上下两端与鼻腔外侧壁相接。④用不同角度的筛窦钳将钩突上下两端与鼻腔外侧壁分离后咬除,递弯剥离子或探针将钩突尾段骨质游离并取出
5) 显露蝶窦开口	递剥离子或筛窦钳筛窦钳将中鼻甲向外侧壁骨移位,扩大手术入路,递0°内镜插入鼻甲内侧和鼻中隔之间,找到上鼻甲,然后在上鼻甲和鼻中隔之间的蝶筛隐窝内寻找蝶窦开口,递筛窦剪剪开上鼻甲前上部,递筛窦咬骨钳离断取出上鼻甲,显露蝶窦开口
6) 探查蝶窦	递小刮匙或吸引器经蝶窦开口探入筛窦后,递蝶窦咬骨钳向内、向下扩大蝶窦开口5~10mm。若为黏液性囊肿,开放蝶窦前壁和囊肿壁,并放置扩张管引流
7) 检查术野,止血	检查手术部位的出血情况,冲洗伤口并进行止血
8) 核对手术用物	共同清点手术用物
9) 填塞鼻腔	递枪状镊夹持明胶海绵或止血纤维填塞,递吸引器吸除鼻咽腔内血液;递膨胀海绵填塞鼻腔,压迫止血

(2) 经蝶窦入路

手术步骤	手术配合
1) 消毒皮肤,铺手术单	递消毒钳,75%乙醇纱球消毒颜面部,递75%乙醇棉球消毒双侧鼻腔;按头面部手术常规铺单
2) 连接设备	检查、连接、调节内镜摄像系统、光源系统、电外科设备、动力系统、超声电刀吸引器,操作端妥善固定于手术台上
3) 收缩血管	递枪状镊夹持0.01%盐酸肾上腺素盐水棉片填塞鼻腔进行鼻腔局部麻醉,递头端圆钝吸引器逐步将棉片推入深部扩张手术通道,收缩鼻腔黏膜血管

手术步骤	手术配合
4) 切除钩突，暴露额隐窝	①判断钩突起始部位：钩突前缘附着泪骨最前部与上颌骨额窦接壤处，上颌骨额窦在鼻腔的外侧壁隆起形成"上颌线"，在上颌线稍后以剥离子或镰状刀钝面轻压钩突与鼻腔外侧壁相接处的黏膜，从上方中鼻甲鼻腔外侧壁附着处为切口的起始部，确定大致的切口轨迹。②可以分别用剥离子、反张咬骨钳、镰状刀及切割吸引器切开钩突。③持剥离子沿切口将钩突向内侧剥离，使其仅上下两端与鼻腔外侧壁相接。④用不同角度的筛窦钳将钩突上下两端与鼻腔外侧壁分离后咬除，递弯剥离子或探针将钩突尾段骨质游离并取出
5) 内镜下完成筛窦开放术	后组筛顶与蝶窦前至90°相交的部位，辨认蝶窦角，
6) 切除上鼻甲，寻找蝶窦开口	蝶窦前壁通常呈淡蓝色，后有一含气间隙。递分离器沿中鼻甲外侧向后插入，显露上鼻甲前缘，递鼻剪切除上鼻甲，蝶窦开口位于上鼻甲残端隐窝内
7) 扩大蝶窦前壁开口	递蝶窦咬钳向下、向内扩大蝶窦开口，将蝶窦前壁扩大足够大之后，先后插入0°内镜或30°内镜，观察蝶窦内情况，特别注意蝶窦外侧壁的视神经和颈动脉隆起。常规将蝶窦开口扩大到1cm可以保证蝶窦的通气和引流
8) 检查术野，止血	检查手术部位的出血情况，冲洗伤口并进行止血
9) 核对手术用物	共同清点手术用物
10) 填塞鼻腔	递枪状镊夹持明胶海绵或止血纤维填塞，递吸引器吸除鼻咽腔内血液；递膨胀海绵填塞鼻腔，压迫止血

七、操作注意事项

本法操作注意事项同本章第一节"经鼻内镜鼻腔异物取出术"。

第七节　经鼻内镜鼻息肉切除术

一、应　用　解　剖

鼻息肉是赘生于鼻腔或鼻窦黏膜上突出于鼻腔黏膜表面的增生组织团，是由于鼻黏膜长期变态反应等炎性反应引起组织水肿的结果，其发病率为1%～2%。鼻息肉以鼻阻塞或鼻分泌物增多为常见表现，伴面部疼痛或肿胀感，嗅觉减退或丧失，为鼻部常见病，好发于成年人，儿童极少发生。鼻息肉可为单发性或多发性，多源于中鼻道窦口、鼻道复合体和筛窦，高度水肿的鼻黏膜由中鼻道、窦口向鼻腔膨出下垂而形成。

鼻镜检查可见鼻腔内有一个或多个表面光滑、灰白色、淡黄色或淡红色的如荔枝肉状半透明肿物(图7-10)，触之柔软，不痛，不易出血。息肉小者须用血管收缩剂收缩鼻甲或用鼻内镜才能发现。息肉大而多者，向前发展可突至前鼻孔，其前端因常受外界空气及尘埃刺激，呈淡红色，有时表面有溃疡及痂皮。鼻息肉向后发展可突至后鼻孔甚至鼻咽。巨大鼻息肉可引起外鼻变形，鼻背变宽，形成"蛙鼻"。鼻腔内可见到稀薄浆液性或黏稠、脓性分泌物。

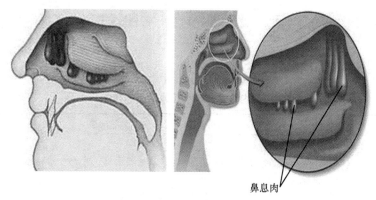

鼻息肉

图 7-10　鼻息肉解剖位置

二、适　应　证

1. 单纯性鼻腔息肉或鼻窦息肉。
2. 上颌窦后鼻孔息肉。

三、麻　醉　方　式

本法麻醉方式为经口气管插管全身麻醉或者局部麻醉，选择原则应依据患者情况及病变的过程和范围。

四、手术体位与手术室布局

1. 体位　患者取水平仰卧位。
2. 手术室布局　经鼻内镜鼻息肉切除术的手术布局同本章第四节"经鼻内镜鼻中隔穿孔修补术"图 7-7。

五、物　品　准　备

1. 设备　内镜手术系统、电外科设备、动力系统、超声外科吸引器、负压吸引器。
2. 器械　经鼻手术器械；长柄双极电凝镊；内镜手术器械，包括 0°内镜、30°内镜、不同型号的吸引器、息肉钳、筛窦钳、反咬骨钳、黏膜刀、剥离子等。
3. 其他　除常规物品外，另需凡士林油纱、脑棉片、止血材料(明胶海绵或止血纤维等），0.1%盐酸肾上腺素、1%丁卡因、注射器。

六、手术步骤与配合

经鼻内镜鼻息肉切除术的手术步骤与配合见表7-7。

表 7-7 经鼻内镜鼻息肉切除术的手术步骤与配合

手术步骤	手术配合
1. 鼻腔息肉切除术	
(1) 消毒皮肤，铺手术单	递消毒钳，75%乙醇纱球消毒颜面部，递75%乙醇棉球消毒双侧鼻腔；按头面部手术常规铺单
(2) 连接设备	检查、连接、调节内镜摄像系统、光源系统、电外科设备、动力系统、超声电刀吸引器，操作端妥善固定于手术台上
(3) 收缩血管	递枪状镊夹持0.01%盐酸肾上腺素盐水棉片填塞鼻腔进行鼻腔局部麻醉，递头端圆钝吸引器逐步将棉片推入深部扩张手术通道，收缩鼻腔黏膜血管
(4) 辨认息肉位置	递0°内镜或30°内镜观察息肉的原发部位，辨认息肉的蒂部，如中鼻甲息肉样变，中鼻道多发性息肉，上颌窦后鼻孔息肉，蝶窦后鼻孔息肉等
(5) 发现鼻中隔偏曲应先处理	发现鼻中隔偏曲压迫中鼻甲，使一侧鼻腔和中鼻道明显狭窄，或鼻中隔嵴突/距状突压迫下鼻甲，使一侧或两侧鼻腔狭窄，应配合同内镜下鼻中隔成形术，将鼻中隔矫形，拓宽手术进路
(6) 切除鼻息肉	递鼻息肉钳从前向后将息肉完全摘除，再行筛漏斗切开术。若为中鼻甲息肉样变，则按内镜下中鼻甲切除术配合方法，将中鼻甲部分切除或者全部切除。递咬骨钳常规咬除钩突，并开放鼻旁窦开口
(7) 检查术野，止血	检查手术部位的出血情况，冲洗手术部位且进行止血
(8) 核对手术用物	共同清点手术用物
(9) 填塞鼻腔	递枪状镊夹持明胶海绵或止血纤维填塞，递吸引器吸除鼻咽腔内血液；递条状凡士林油纱填塞鼻腔，压迫止血
2. 上颌窦后鼻孔息肉切除术	
(1) 消毒皮肤，铺手术单	递消毒钳，75%乙醇纱球消毒颜面部，递75%乙醇棉球消毒双侧鼻腔；按头面部手术常规铺单
(2) 连接设备	检查、连接、调节内镜摄像系统、光源系统、电外科设备、动力系统、超声电刀吸引器，操作端妥善固定于手术台上
(3) 收缩血管	递枪状镊夹持0.01%盐酸肾上腺素盐水棉片填塞鼻腔进行鼻腔局部麻醉，递头端圆钝吸引器逐步将棉片推入深部扩张手术通道，收缩鼻腔黏膜血管
(4) 辨认息肉位置	递0°内镜或30°内镜观察息肉的原发部位，辨认息肉的蒂部，如中鼻甲息肉样变，中鼻道多发性息肉，上颌窦后鼻孔息肉，蝶窦后鼻孔息肉等
(5) 切除钩突	递12号刀，在0°内镜下切除钩突，去除钩突后，常可见到上颌窦自然开口宽大
(6) 切除鼻息肉	递剪刀剪断息肉的蒂部，递筛窦咬钳将息肉的鼻腔取出，若息肉巨大，也可以从口腔取出。

续表

手术步骤	手术配合
(7)扩大窦口	递带角度的咬钳切除息肉的窦内部分，递反咬钳扩大上颌窦自然开口，若有副口，应当将上颌窦自然开口与副口连通
(8)清理鼻腔残留物	在30°和70°内镜下，递吸引器吸除上颌窦内潴留的分泌物，清理上颌窦内残留的息肉、增厚的黏膜和(或)囊肿。对伴有筛窦病变者，可以做筛窦切除术
(9)检查术野，止血	检查手术部位的出血情况，冲洗伤口且进行止血
(10)核对手术用物	共同清点手术用物
(11)填塞鼻腔	递枪状镊夹持明胶海绵或止血纤维填塞，递吸引器吸除鼻咽腔内血液；递条状凡士林油纱填塞鼻腔，压迫止血

七、操作注意事项

本法操作注意事项同本章第一节"经鼻内镜鼻腔异物取出术"。

第八节　经鼻内镜鼻腔肿瘤切除术

一、应用解剖

鼻腔被鼻中隔分为左右各一、不规则的、前后开放的下场强袭。其顶部狭窄，底部较宽，前起于前鼻孔，后止于后鼻孔，居颅前窝底与口腔上颚间。每侧鼻腔分为鼻前庭和固有鼻腔，两者间以鼻域为界。鼻腔后端以鼻后孔为界，与鼻咽部相通(图7-11)。

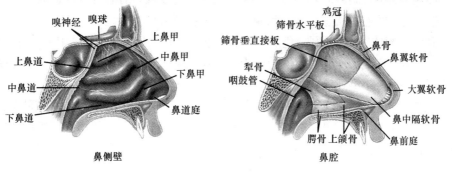

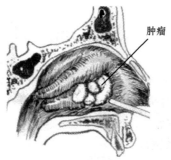

图7-11　鼻腔肿瘤解剖位置

鼻前庭为介于前鼻孔和固有鼻腔之间的一个小空腔，起于鼻缘，止于内孔区，位于鼻腔最前段。其结构特点如下所述。

1. 内壁　前端为可活动的膜性鼻中隔(皮部)。

2. 外壁　鼻翼的内侧皮肤覆盖鼻前庭，含有毛囊和皮脂腺，有鼻毛生长。

3. 鼻域　鼻前庭的最狭窄处，为皮肤和黏膜交界处的皱襞，又称内孔区，是对鼻的呼吸机能有重要影响的结构，是鼻腔通气阻力形成的重要部位。

鼻前庭的皮肤结构为复层鳞状上皮，并有角化层细胞，皮肤和皮下组织致密，富于皮脂腺和汗腺，为疖肿、痤疮和皲裂的好发部位。

固有鼻腔简称鼻腔，起于内孔区，经后鼻孔通向鼻咽部。鼻腔冠状位上呈上窄下宽的腔隙，分内、外、顶、底四个壁。各鼻甲与鼻中隔之间的空隙称为总鼻道。中鼻甲游离缘平面以上的鼻道称为嗅沟，因为此平面以上的黏膜有嗅细胞、嗅神经组成的嗅器，可收集鼻腔内的嗅物质。鼻后孔为骨性结构，呈椭圆形，左右各一，成人约高 2.5cm，宽 1.25cm，鼻腔与鼻咽部借此相通。

内镜下鼻腔肿瘤切除术主要是对鼻腔的良性肿瘤切除，包括中鼻甲血管平滑肌瘤、鼻中隔小血管瘤、鼻腔-鼻窦内翻性乳头状瘤等切除。本节主要介绍鼻腔-鼻窦内翻性乳头状瘤切除术。内翻性乳头状瘤鼻腔鼻窦常见的良性肿瘤之。该病属于乳头状瘤的一种，约占鼻腔鼻窦乳头状瘤的 70%，占全部鼻腔鼻窦肿瘤的 0.5%～4%。鼻内翻性乳头状瘤最好发的部位是鼻腔外侧壁近中鼻道附近，此外，鼻内翻性乳头状瘤也可原发自鼻中隔、鼻甲和各鼻窦内，但大多仍原发自鼻腔，然后扩展入鼻窦。原发自鼻窦者很少见，起源于鼻腔的乳头状瘤大多单发于一侧鼻腔，但也有患者双侧鼻腔存在。鼻腔乳头状瘤有明显的局部侵袭性，易侵入鼻窦内，如患者就诊时间稍晚，就难以判断其原发部位。内翻性乳头状瘤外观多呈蕈样、乳头状，在病理组织结构上虽属良性，但有很强的生长力，易破坏周围组织和骨质，向邻近器官扩展，切除后易复发，有恶变倾向，故多将之归属于良、恶性之间的癌前状态。乳头状瘤的病理分型通常分为两型。

1. 硬型　瘤体较小、质硬、色灰、局限而单发，多见于鼻前庭及鼻中隔前部皮肤上，组织结构与一般皮疣相似，肿瘤实质—上皮向体表增生、生长，间至少，主要由鳞状上皮组成，故又称外生型或鳞状细胞型。

2. 软型　瘤体较大、质软、色红，常多发呈弥漫性生长，外形分支状或乳头样，具细蒂或广基，起于鼻腔或鼻窦的(外胚呼吸上皮)。肿瘤的上皮主要由移行细胞和柱状细胞构成，上下皮间质呈内翻、凹入生长，故亦称内翻型或移行细胞型。

二、适 应 证

1. 局限性鼻腔、筛窦和上颌窦内侧壁内翻性乳头状瘤。

2. 单侧、单发的内翻性乳头状瘤。

3. 良性的内翻性乳头状瘤。

4. 非复发性内翻性乳头状瘤。

三、麻醉方式

本法麻醉方式为经口气管插管全身麻醉或者局部麻醉，选择原则应依据患者情况及病变的过程和范围。

四、手术体位与手术室布局

1. 体位　患者取水平仰卧位。

2. 手术室布局　经鼻内镜鼻腔肿瘤切除术的手术室布局同本章第四节"经鼻内镜鼻中隔穿孔修补术"图 7-7。

五、物品准备

1. 设备　内镜手术系统、电外科设备、动力系统、超声外科吸引器、负压吸引器。

2. 器械　经鼻手术器械；长柄双极电凝镊；内镜手术器械，包括 0°内镜、30°内镜、不同型号的吸引器；镰状刀；筛窦咬骨钳；剥离子；扁桃体圈套器；刮匙；剪刀；磨钻等。

3. 其他　除常规物品外，另需凡士林油纱、脑棉片、止血材料(明胶海绵或止血纤维等)，肾上腺素、1%丁卡因、注射器。

六、手术步骤与配合

经鼻内镜鼻腔肿瘤切除术的手术步骤与配合见表 7-8。

表 7-8　经鼻内镜鼻腔肿瘤切除术的手术步骤与配合

手术步骤	手术配合
(1)消毒皮肤，铺手术单	递消毒钳，75%乙醇纱球消毒颜面部，递 75%乙醇棉球消毒双侧鼻腔；按头面部手术常规铺单
(2)连接设备	检查、连接、调节内镜摄像系统、光源系统、电外科设备、动力系统、超声电刀吸引器，操作端妥善固定于手术台上
(3)收缩血管	递枪状镊夹持0.01%盐酸肾上腺素盐水棉片填塞鼻腔进行鼻腔局部麻醉，递头端圆钝吸引器逐步将棉片推入深部扩张手术通道，收缩鼻腔黏膜血管
(4)钩突切除	①判断钩突起始部位；②可以分别用剥离子、反张咬骨钳、镰状刀及切割吸引器切开钩突；③用不同角度的筛窦钳将钩突上、下两端与鼻腔外侧壁分离后咬除，递弯剥离子或探针将钩突尾段骨质游离并取出
(5)中鼻甲切除	根据内镜下中鼻甲切除手术配合将中鼻甲切除，充分显露鼻腔后部

续表

手术步骤	手术配合
(6) 鼻腔肿瘤切除	0°内镜下，递剥离子沿肿瘤靠鼻中隔一侧边缘处向外侧钝性剥离肿瘤附着缘，剥离深度达骨面。肿瘤附着缘大部分剥离开后，由前鼻孔导入扁桃体圈套器，套住肿瘤悬垂部用力将其撕脱，由前鼻孔将其取出，吸净血液，检查肿瘤残余部位，用鼻窦吸切器将肿物残余切除。递磨钻将黏合骨面的肿瘤磨除并递刮匙将肿瘤剔除
(7) 检查术野，止血	检查肿瘤切除完全，附着缘达骨面。检查手术部位的出血情况，冲洗手术部位并且进行止血
(8) 核对手术用物	共同清点手术用物
(9) 填塞鼻腔	递枪状镊夹持明胶海绵或止血纤维填塞，递吸引器吸除鼻咽腔内血液；递膨胀海绵填塞鼻腔，压迫止血

七、操作注意事项

本法操作注意事项同本章第一节"经鼻内镜鼻腔异物取出术"。

第九节　经鼻内镜鼻窦肿瘤切除术

一、应　用　解　剖

鼻窦为鼻腔周围颅骨中的一些空腔，共四对，分别为额窦、上颌窦、筛窦和蝶窦，均开口于鼻腔。临床上常将开口在中鼻道的上颌窦、前组筛窦、额窦合称为前组鼻窦，将后组筛窦和蝶窦合称为后组鼻窦(图7-12)。

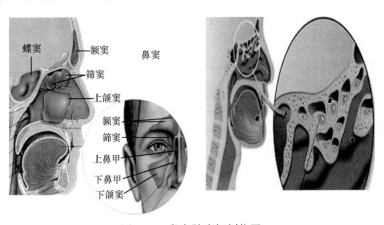

图 7-12　鼻窦肿瘤解剖位置

1. 额窦　位于额骨内外两层骨板之间，左右各一，2 岁开始发育，约 20 岁发育完毕。双侧发育常不对称，据统计其容量为 1～44ml。其包含前壁、后壁、底壁、额窦中隔及额窦开口。额窦开口也称额窦口，位于额窦底，呈漏斗状与鼻额管相接，引流到额隐窝或筛漏斗处，因额窦最窄处称额鼻峡部，此部位的后骨壁处因隆起成额突，多有筛前动脉，距离为 0.3~3mm 的占 78%。有学者认为，当额鼻峡部>3mm 时，则形成壁额管。但实际观察并无真性管腔存在，额窦引流为不规则形状，额窦开口即为额鼻峡，额窦引流通道所处的区域或空间为额隐窝。额窦引流方式为直接引流至中鼻道或经筛漏斗引流至中鼻道两种类型，可以根据钩突上部的附着位置判断额窦开口或引流的位置和方向。当钩突上端附着在颅底或中鼻甲根部时，额窦经筛漏斗引流到中鼻道；当钩突上端附着在眶纸板时，额窦直接引流到中鼻道。

2. 上颌窦　是位于上颌骨内的空腔，为四组鼻窦中最大的一组。出生后即有窦腔存在，随年龄扩大，9 岁时窦腔已经接近下鼻道，15~18 岁基本发育完毕，平均容积为 15ml，窦腔似三角锥体行。包括前壁、后外壁、内壁、上壁、下壁、上颌窦骨隔及上颌窦自然开口七个部分。上颌窦自然开口为上颌窦黏膜部开口，位于中鼻道，呈椭圆形或圆形，直径约为 3mm，多数位于筛漏斗的中部或后部。此口在自然状态下多被钩突尾部遮挡，内镜检查不易见到。另外，临床上经常见到上颌窦副口。上颌窦常有 1~3 个不等的副口，多位于筛漏斗的后囟处，出现率为 25%~43%，也有的在钩突尾端前沿处。

3. 筛窦　又称筛迷路、筛骨复合体，位于鼻腔外上方的筛骨内，系鼻腔外侧壁上部和眼眶之间、蝶窦之前、前颅底之下的蜂房状结构，结构复杂，左右各一组。筛窦的发育变异和个体差别较大。筛窦出生时已具雏形，青春期发育成熟。筛窦气房共 3~18 个，成人筛窦前后径为 4~5cm，上下径为 2.5~3.0cm，前部宽<1cm，后部宽约 2cm，容积为 8~10ml。筛房因开口不同分为开口于中鼻道的前组筛房和开口于上鼻道的后组筛房。筛房内有黏膜附着，但因薄骨板(中鼻甲基板)相隔，前、后组筛房互不相通。无论从生理学还是病理学观点来看，筛窦都是鼻腔和诸鼻窦结构的最关键部位。

4. 蝶窦　位于蝶骨体内，双侧发育极少对称，多由不规则的蝶骨中隔分为大小不等的左右两腔。出生后蝶窦仅为鼻软骨囊后下的囊性腔，3~4 岁渐向蝶骨前壁后下扩展，14 岁呈成人状，随颅骨发育而则增大。我国人群统计示，成人蝶窦容量为 0.05~30ml，平均为 7.5ml。其包括前壁、后壁、外壁、内壁、上壁(鞍底)、下壁、视神经管隆突、颈内动脉隆突及上颌动脉隆突。前壁上 1/3 部有蝶窦开口，一般位于距筛板 5~7mm 处，窦口一般呈卵圆形，15 岁以下儿童多呈裂隙状。前鼻棘至蝶窦前壁的距离平均为 5~6cm。手术开放窦口时应避免撕扯黏膜超过蝶窦开口垂直线与中鼻甲后下缘的外下方，因此此处易损伤蝶腭动脉分支。施行蝶窦开口扩大术时，不仅须切除窦口的黏膜，尚须将前壁的骨质咬除一部分，以防新窦口在术后缩小。

内镜下鼻窦肿瘤切除术主要是对鼻窦的良性肿瘤切除，包括中鼻甲血管平滑肌瘤、鼻中隔小血管瘤、鼻腔-鼻窦内翻性乳头状瘤等切除，本节主要介绍内镜下鼻窦囊肿切除方式。鼻窦囊肿分为黏液囊肿和黏膜囊肿。黏液囊肿最常见于额窦、筛窦，偶见于上颌窦，少见于蝶窦。黏膜囊肿多见于上颌窦，其余各窦腔也不少见。额窦底壁与筛窦外壁较薄，额、筛窦囊肿往往先出现眼球移位表现。根据囊肿的位置，眼球可向外、向前、向下移位。后筛窦与视神经关系密切，后筛窦囊肿可引起视力下降。上颌窦前壁尖牙窝处骨质较薄，发生黏液囊肿时局部隆起或呈乒乓球样改变；重者眼球向上移位。蝶窦顶壁与颅前窝及颅中窝相隔，外侧壁即海绵窦，窦内有颈内动脉和外展神经纵行穿过，海绵窦的外侧与硬脑膜间有动眼神经、滑车神经和外展神经穿过。若蝶窦发育良好，此壁外向凸出，可使视神经管凸明显突入窦腔，甚至管壁可缺损。因此，蝶窦囊肿可出现头痛、视力障碍。对于鼻窦黏液囊肿，手术时唯一的治疗方法；而鼻窦黏膜囊肿多在拍摄鼻窦 X 光片时被发现，较小时无症状，对人体无害，且有一定的自然破裂倾向，一般不必手术，可随访观察。

二、适 应 证

1. 额窦黏液囊肿。
2. 蝶窦黏液囊肿。
3. 筛窦黏液囊肿。
4. 上颌窦黏液或黏膜囊肿。

三、麻 醉 方 式

本法麻醉方式为经口气管插管全身麻醉或者局部麻醉，选择原则为依据患者情况及病变的过程和范围。

四、手术体位与手术室布局

1. 体位　患者取水平仰卧位。
2. 手术室布局　经鼻内镜鼻窦肿瘤切除术手术室布局同本章第四节"经鼻内镜鼻中隔穿孔修补术"图 7-7。

五、物 品 准 备

1. 设备　内镜手术系统、电外科设备、动力系统、超声外科吸引器、负压吸引器。
2. 器械　经鼻手术器械；长柄双极电凝镊；内镜手术器械，包括 0°内镜、30°内镜、70°内镜、不同型号的吸引器；骨凿；反张咬骨钳；磨钻；骨膜剥离子；枪状咬钳；黏膜剪等。
3. 其他　除常规物品外，另需凡士林油纱、脑棉片、止血材料(明胶海绵或止血纤维等)，0.1%盐酸肾上腺素、1%丁卡因、注射器。

六、手术步骤与配合

经鼻内镜鼻窦肿瘤切除术的手术步骤与配合见表 7-9。

表 7-9　经鼻内镜鼻窦肿瘤切除术的手术步骤与配合

手术步骤	手术配合
1. 筛窦黏液囊肿切除术	
(1)消毒皮肤，铺手术单	递消毒钳，75%乙醇纱球消毒颜面部，递 75%乙醇棉球消毒双侧鼻腔；按头面部手术常规铺单
(2)连接设备	检查、连接、调节内镜摄像系统、光源系统、电外科设备、动力系统、超声电刀吸引器，操作端妥善固定于手术台上
(3)收缩血管	递枪状镊夹持 0.01%盐酸肾上腺素盐水棉片填塞鼻腔进行鼻腔局部麻醉，递头端圆钝吸引器逐步将棉片推入深部扩张手术通道，收缩鼻腔黏膜血管
(4)钩突切除	①判断钩突起始部位；②可以分别用剥离子、反张咬骨钳、镰状刀及切割吸引器切开钩突；③用不同角度的筛窦钳将钩突上、下两端与鼻腔外侧壁分离后咬除，递弯剥离子或探针将钩突尾段骨质游离并取出
(5)切除囊肿	在内镜下开放筛泡，开放前、后组筛泡的同时，递磨钻将前、后组额窦的黏液囊肿切除，递枪状咬钳尽可能地扩大
(6)检查术野，止血	检查手术部位的出血情况，冲洗手术部位且进行止血
(7)核对手术用物	共同清点手术用物
(8)填塞鼻腔	递枪状镊夹持明胶海绵或止血纤维填塞，递吸引器吸除鼻咽腔内血液；递膨胀海绵填塞鼻腔，压迫止血
2. 额窦黏液囊肿切除术	
(1)消毒皮肤，铺手术单	递消毒钳，75%乙醇纱球消毒颜面部，递 75%乙醇棉球消毒双侧鼻腔；按头面部手术常规铺单
(2)连接设备	检查、连接、调节内镜摄像系统、光源系统、电外科设备、动力系统、超声电刀吸引器，操作端妥善固定于手术台上
(3)收缩血管	递枪状镊夹持 0.01%盐酸肾上腺素盐水棉片填塞鼻腔进行鼻腔局部麻醉，递头端圆钝吸引器逐步将棉片推入深部扩张手术通道，收缩鼻腔黏膜血管
(4)钩突切除	内镜下将前组筛窦彻底开放，特别是鼻丘气房开放后，辨认筛顶，显露额隐窝，从额窦开口或额窦底
(5)切除囊肿	开放囊肿，直径至少为 5～7mm，引流额窦囊肿，并在 30°或 70°下，递枪状咬骨钳将额窦底壁扩大咬除，充分引流，必要时可切除中鼻甲，以利于额窦的开放和引流。如若窦前壁骨壁厚硬，可递磨钻磨开前壁
(6)检查术野，止血	检查手术部位的出血情况，冲洗手术部位并进行止血
(7)核对手术用物	共同清点手术用物
(8)填塞鼻腔	递枪状镊夹持明胶海绵或止血纤维填塞，递吸引器吸除鼻咽腔内血液；递膨胀海绵填塞鼻腔，压迫止血
3. 蝶窦黏液囊肿切除术	
(1)消毒皮肤，铺手术单	递消毒钳，75%乙醇纱球消毒颜面部，递 75%乙醇棉球消毒双侧鼻腔；按头面部手术常规铺单
(2)连接设备	检查、连接、调节内镜摄像系统、光源系统、电外科设备、动力系统、超声电刀吸引器，操作端妥善固定于手术台上
(3)收缩血管	递枪状镊夹持 0.01%盐酸肾上腺素盐水棉片填塞鼻腔进行鼻腔局部麻醉，递头端圆钝吸引器逐步将棉片推入深部扩张手术通道，收缩鼻腔黏膜血管
(4)开放蝶窦前壁	参照经筛窦开放蝶窦开放术配合开放蝶窦前壁，若骨壁厚硬递骨凿开放前壁

续表

手术步骤	手术配合
(5)切除囊肿	若为单纯性蝶窦囊肿，则可将中鼻甲后端 1/3 部分切除，可以在 0° 内镜下，用筛窦钳将中鼻甲气化泡压碎，并将其气房开放，暴露蝶窦前壁，直接开放蝶窦，递磨钻将囊壁切除取出
(6)检查术野，止血	检查手术部位的出血情况，冲洗手术部位并进行止血
(7)核对手术用物	共同清点手术用物
(8)填塞鼻腔	递枪状镊夹持明胶海绵或止血纤维填塞，递吸引器吸除鼻咽腔内血液；递膨胀海绵填塞鼻腔，压迫止血
4. 上颌窦囊肿切除术	
(1)消毒皮肤，铺手术单	递消毒钳，75%乙醇纱球消毒颜面部，递 75%乙醇棉球消毒双侧鼻腔；按头面部手术常规铺单
(2)连接设备	检查、连接、调节内镜摄像系统、光源系统、电外科设备、动力系统、超声电刀吸引器，操作端妥善固定于手术台上
(3)收缩血管	递枪状镊夹持 0.01%盐酸肾上腺素盐水棉片填塞鼻腔进行鼻腔局部麻醉，递头端圆钝吸引器逐步将棉片推入深部扩张手术通道，收缩鼻腔黏膜血管
(4)切除囊肿	
1)上颌窦黏液囊肿切除	经中鼻道上颌窦开窗，配合同上颌窦开放术，扩大上颌窦开口，递吸引器将囊液吸除，递磨钻将囊壁磨除取出。若囊肿巨大将鼻腔外侧壁内移使鼻腔变窄，可经下鼻道上颌窦开窗，用咬骨钳和黏膜剪扩大窗口至直径 2cm 左右，再磨除囊壁。因上颌窦自然孔多受压变形和引流不畅，故须经中鼻道扩大上颌窦自然孔
2)上颌窦黏膜囊肿切除	在 0° 内镜、30° 内镜和 70° 内镜监视下。上颌窦囊肿可以行中鼻道自然口开放或下鼻道开窗术两种方式，视囊肿的位置而定，若囊肿位于上颌窦外或自然开口周围，则采用下鼻道开窗术；若单纯中鼻道或下鼻道开窗不能满意地摘除囊肿，则采用中、下鼻道联合径路，尽可能地将囊壁完整摘除或将大部分囊壁摘除，以防止复发
(5)检查术野，止血	检查手术部位的出血情况，冲洗手术部位并进行止血
(6)核对手术用物	共同清点手术用物
(7)填塞鼻腔	递枪状镊夹持明胶海绵或止血纤维填塞，递吸引器吸除鼻咽腔内血液；递膨胀海绵填塞鼻腔，压迫止血

七、操作注意事项

本法操作注意事项同本章第一节"经鼻内镜鼻腔异物取出术"。

第十节　经鼻内镜腺样体切除术
一、应　用　解　剖

鼻咽部位于鼻后孔的后部，颅中窝底和软腭之间(图 7-13)。前壁是两侧鼻后孔和鼻中隔，上下径约为 25mm，横径约为 12.5mm。顶后壁呈穹隆状，主要是蝶骨体、枕骨底及第一、二颈椎椎体前面。侧壁的咽鼓管前区在咽鼓管前缘至鼻后孔之间；咽鼓管和隆突之间；咽鼓管后区为咽鼓管隆突后上的咽隐窝处。鼻咽部的炎症及其毗邻部位的炎症或腺样体自身的炎症反复刺激使腺样体发生病理性增生。

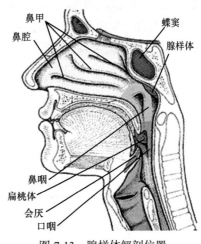

图 7-13 腺样体解剖位置

腺样体又称咽扁桃体、增殖体，为一群淋巴组织，类似（上腭的）扁桃体，附着于鼻咽的顶壁和后壁交界处，两侧咽隐窝之间，相当于蝶骨体和枕骨底部。其常见的病因为急、慢性鼻咽炎的反复发作，儿童期的各种急性传染病等。鼻及鼻窦的炎症亦可循其黏膜累及腺样体；反之，腺样体肥大会妨碍鼻子呼吸，并影响鼻窦的排泄，而易患鼻窦炎，也会使欧氏管（由鼻咽头至中耳的通道）阻塞，而导致中耳感染疾病。腺样体肥大或腺样体受到感染的儿童，通常可用手术连同扁桃体割除。

二、适 应 证

复发性中耳炎和持续性中耳炎保守治疗无效，具有腺样体肥大，肥大的腺样体掩盖了咽鼓管开口的。

三、麻 醉 方 式

本法麻醉方式为经口气管插管全身麻醉或局部麻醉，选择原则应依据患者情况及病变的过程和范围。

四、手术体位与手术室布局

1. 体位 患者取水平仰卧位或半坐卧位。
2. 手术室布局 经鼻内镜腺样体切除术的手术室布局同本章第四节"经鼻内镜鼻中隔穿孔修补术"图 7-7。

五、物 品 准 备

1. 设备 内镜手术系统、电外科设备、动力系统、超声外科吸引器、负压吸引器。
2. 器械 经鼻手术器械；长柄双极电凝镊；内镜手术器械，包括 0°内镜、25°内镜、

30°内镜、不同型号的吸引器、Blakesly 钳(0°、45°、90°)等。

3. 其他 除常规物品外，另需凡士林油纱、脑棉片、止血材料(明胶海绵或止血纤维等)，盐酸肾上腺素、1%丁卡因、注射器。

六、手术步骤与配合

经鼻内镜腺样体切除术的手术步骤与配合见表 7-10。

表 7-10 经鼻内镜腺样体切除术的手术步骤与配合

手术步骤	手术配合
(1)消毒皮肤，铺手术单	递消毒钳，75%乙醇纱球消毒颜面部，递 75%乙醇棉球消毒双侧鼻腔；按头面部手术常规铺单
(2)连接设备	检查、连接、调节内镜摄像系统、光源系统、电外科设备、动力系统、超声电刀吸引器，操作端妥善固定于手术台上
(3)收缩血管	递枪状镊夹持 0.01%盐酸肾上腺素盐水棉片填塞鼻腔进行鼻腔局部麻醉，递头端圆钝吸引器逐步将棉片推入深部扩张手术通道，收缩鼻腔黏膜血管
(4)观察咽鼓管开口及腺样体肥大情况	递 25°内镜或 30°内镜经鼻腔插入咽喉部，观察鼻咽、咽鼓管开口及腺样体肥大的情况
(5)切除两侧腺样体	递直 Blakesly 钳或 45°Blakesly 钳经鼻腔切除增生肥大的腺样体。递 90°Blakesly 钳经口腔插入鼻咽部，向上、向后切除肥大的腺样体；也可以用旋转吸引切割切除腺样体
(6)检查术野，止血	检查手术部位的出血情况，冲洗手术部位且进行止血
(7)核对手术用物	共同清点手术用物
(8)填塞鼻腔	递枪状镊夹持明胶海绵或止血纤维填塞，递吸引器吸除鼻咽腔内血液；递条状凡士林油纱填塞鼻腔，压迫止血

七、操作注意事项

本法操作注意事项同本章第四节"经鼻内镜鼻中隔穿孔修补术"。

第十一节 经鼻内镜鼻咽纤维血管瘤切除术
一、应 用 解 剖

鼻咽部位于鼻后孔的后部，颅中窝底和软腭之间。前壁是两侧鼻后孔和鼻中隔，上下径约为 25mm，横径约为 12.5mm。顶后壁呈穹隆状，主要是蝶骨体、枕骨底及第一、二颈椎椎体前面。侧壁的咽鼓管前区在咽鼓管前缘至鼻后孔之间；咽鼓管和隆突之间；咽鼓管后区为咽鼓管隆突后上的咽隐窝处。

纤维血管瘤(或血管纤维瘤)常发生于 10~25 岁青少年男性的鼻咽部，与一般纤维瘤不同，为致密结缔组织、大量弹性纤维和血管组成，其他年龄段和女性患者很少，故又称男性青春期出血性鼻咽纤维血管瘤，大约在 25 岁后停止生长。

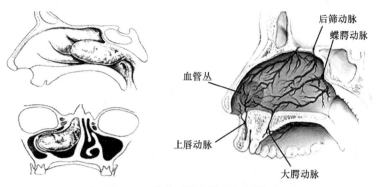

图 7-14　鼻咽纤维血管瘤解剖位置

鼻咽纤维血管瘤病因不明（见图 7-14），起源于鼻咽顶部的纤维组织及血管组织，多为圆形、椭圆形，基地广或有蒂，无包膜，上皮下可见明显扩张的血管，血管壁薄，为单层上皮，其下为平滑肌，缺乏弹性组织，不易收缩，易大出血。临床早期多不明显，随着肿瘤的增大，常有反复出血，患者多由继发性贫血。另外，还有鼻塞、耳部症状等。因其发病机制、组织来源等尚不清楚，故目前治疗以手术为主，放疗、激素、硬化剂等为辅，其他手段尚不能单独治疗鼻咽纤维血管瘤。

二、适 应 证

1. 病变范围局限于鼻腔、鼻咽腔、蝶窦或筛窦，以及侵及上颌窦或翼腭窝和颞下窝。
2. 未广泛侵蚀侧颅底和涉及颅内。

三、麻 醉 方 式

本法麻醉方式为经口气管插管全身麻醉。

四、手术体位与手术室布局

1. 体位　患者取水平仰卧位。
2. 手术室布局　经鼻内镜鼻咽纤维血管瘤切除术的手术室布局同本章第四节"经鼻内镜鼻中隔穿孔修补术"图 7-7。

五、物 品 准 备

1. 设备　内镜手术系统、电外科设备、动力系统、超声外科吸引器、负压吸引器。

2. 器械　经鼻手术器械；电刀；长柄双极电凝镊；内镜手术器械，包括 0°内镜、30°内镜；直径为 4mm、不同型号的吸引器；镰状刀；筛窦钳；剪刀；电钻；吸引剥离；吸引透热器等。

3. 其他　除常规物品外，另需凡士林油纱、脑棉片、止血材料（明胶海绵或止血纤维等）、盐酸肾上腺素、1%丁卡因、注射器。

六、手术步骤与配合

经鼻内镜鼻咽纤维血管瘤切除术的手术步骤与配合见表 7-11。

表 7-11　经鼻内镜鼻咽纤维血管瘤切除术的手术步骤与配合

手术步骤	手术配合
(1)消毒皮肤，铺手术单	递消毒钳，75%乙醇纱球消毒颜面部，递 75%乙醇棉球消毒双侧鼻腔；按头面部手术常规铺单
(2)连接设备	检查、连接、调节内镜摄像系统、光源系统、电外科设备、动力系统、超声电刀吸引器，操作端妥善固定于手术台上
(3)收缩血管	递枪状镊夹持 0.01%盐酸肾上腺素盐水棉片填塞鼻腔进行鼻腔局部麻醉，递头端圆钝吸引器逐步将棉片推入深部扩张手术通道，收缩鼻腔黏膜血管
(4)暴露肿瘤根部	递 0°内镜，直视下切除中鼻甲后部，扩大手术进路，以充分暴露肿瘤的根部
(5)切除钩突	如配合钩体切除术切除钩突，如有中鼻甲气化，则按照中鼻甲切除术配合切除中鼻甲的外侧部分
(6)扩大上颌窦自然开口，切除上颌窦内壁	递 25°或 30°内镜，寻找上颌窦中鼻道开口，并予以充分扩大：向上扩大至眶底，向下扩大至下鼻甲，向后扩大至上颌窦后壁，并略向前扩大，注意不损伤鼻泪管，切除上颌窦内壁后，可以清楚地观察上颌窦后壁
(7)充分暴露肿瘤根部	递长柄、大号金刚石钻头从内向外细心磨除上颌窦后壁的上面，显露翼腭窝骨膜及肿瘤的外侧扩张部分，为了充分显露肿瘤的根部，应磨除蝶腭孔前缘。
(8)切除肿瘤	①鼻腔部位：递电刀沿肿瘤边缘在黏骨膜下切开，递吸引透热器(suction diathermy)电灼肿瘤附着部上、后、内、下数毫米以外的黏膜，剥离瘤体，剥离完成后，递高浓度肾上腺棉片进行压迫。②翼腭窝和颞下窝部分：部分或全部切除翼突及上颌窦后外侧壁后，剥离肿瘤表面骨膜及结缔组织至瘤体表面，松解周围后，将翼腭窝、颞下窝处瘤体向鼻咽部方向旋转缓慢拉出，此时常会将已栓塞责任血管(上颌动脉)带出，递银夹或双极电凝处理，再将瘤体推至鼻咽部黏膜。③蝶窦及鼻咽部分：谨慎地将瘤体由蝶窦向鼻咽部推，如果与颈动脉有可疑粘连，则用双极电凝自粘连处切断后剥离。黏膜下向口咽方向用力剥离附着鼻咽部瘤体，并将整个瘤体从鼻腔或口腔取出
(9)检查术野，止血	检查手术部位的出血情况，用电凝器凝固黏膜创缘，进行止血，在内镜下观察肿瘤是否全部切除
(10)核对手术用物	共同清点手术用物
(11)填塞鼻腔	递枪状镊夹持明胶海绵或止血纤维填塞，递吸引器吸除鼻咽腔内血液；递条状凡士林油纱填塞鼻腔，压迫止血

七、操作注意事项

1. 设备操作 同本章第四节"经鼻内镜鼻中隔穿孔修补术"。
2. 器械准备 同本章第四节"经鼻内镜鼻中隔穿孔修补术"。
3. 手术体位 同本章第四节"经鼻内镜鼻中隔穿孔修补术"。
4. 护理操作 ①调节好手术间的温湿度，仔细核对床号、姓名、病变部位，询问患者术前禁食禁饮及术前用药情况。②术前检查患者鼻腔清洁、消毒情况，观察鼻腔黏膜有无损伤。有鼻腔感染者为手术禁忌证。③严格执行手术物品清点制度，防止异物棉片遗留鼻腔。④上下眼睑闭合粘贴护眼膜，以避免损伤角膜。⑤维持静脉管道通畅，加强出入量管理。⑥受压部位垫抗压保护垫，关注患者保暖。⑦术中严格执行无菌技术操作原则，监督并督促术者及参观手术人员遵守无菌原则，避免引起感染和交叉感染。⑧集中注意力观察手术的进程，正确、快速地传递手术器械，及时提供手术所需物品，对使用的棉片或纱条要心中有数，及时收回、严格清点，避免遗留在术腔内；保管好手术取下的标本，及时固定送检。⑨关注术中出血情况，若出现大出血，及时配合抢救。

第十二节 经鼻内镜眶内异物取出术

一、应 用 解 剖

眼眶为骨性结构。眼眶由 7 块颅骨组成，包括额骨、筛骨、泪骨、上颌骨、蝶骨、额骨和颧骨(图 7-15)。眶内容积平均为 27.4～29.3mm。眼眶的上壁由额骨的眶板构成，前上为额窦，有薄骨板相隔；眼眶的下壁由上颌窦顶构成，窦壁骨板厚 0.2～0.4mm，眼眶的内后壁由蝶骨小翼构成，视神经管由此穿入，其内侧为蝶窦。眼眶上有额窦，内侧为筛窦，后方有蝶窦，下方为上颌窦。眶壁骨板很薄，与上颌窦间有 0.5～1.0mm 骨板，与筛窦只有 0.2～0.4mm 骨板。眶壁上又有骨孔、骨裂，穿过血管、神经。鼻眼部的外伤、炎症、肿瘤常使两者同时受累，所以眼眶与鼻科的关系密不可分。鼻内镜的广泛应用使传统的鼻眼相关手术的术式和入路有了很大的改进。经鼻腔手术入路，路径短、视野宽，免除了面部切口。

眼眶周围有骨壁保护，眶内异物多从正前方进入，多数穿过眼睑或结膜，经眼球与眶壁之间进入眼眶深层，少数经眼球双层穿孔进入眶内。眶内异物最多是金属异物，其次是植物性异物，偶见石块、玻璃等。眶底是眶的入口，长 34.9～36.7mm，宽 38.5～39.8mm，深 46.9～47.9mm，容积为 27.4～29.3ml。但眼球近似球形，垂直径为 23mm，水平径为 23.5mm，前后径为 24mm，初看起来，眶的前部似乎大部分为眼球占据，实际上眼球仅占眶口面积的

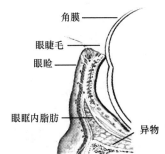

图 7-15 眶内异物解剖位置

1/2.5，眼球与四周眶壁之间尚有很大间距。另一方面，眼眶与眼球容积之比为 4.5∶1，说明眶内尚有很大空隙。因此，从前面来的异物可以在眼眶与眼球之间进入眶内。最常见的进入途径是从内眦进入，其次是上睑或下睑进入，从外眦进入者最少。换言之，这些异物都是从眼球旁进入眼眶深处，眼球没有受到直接损伤，多数保留了视力。当然也有少数高速飞来的异物，可以贯通眼球，存留在眶内，甚至进入颅内，形成眶颅联合异物伤。

二、适 应 证

1. 筛窦眶内异物。
2. 上颌窦眶内异物。

三、麻 醉 方 式

本法麻醉方式为经口气管插管全身麻醉。

四、手术体位与手术室布局

1. 体位　患者取水平仰卧位。
2. 手术室布局　经鼻内镜眶内异物取出术的手术室布局同本章第四节"经鼻内镜鼻中隔穿孔修补术"图 7-7。

五、物 品 准 备

1. 设备　内镜手术系统、电外科设备、动力系统、超声外科吸引器、负压吸引器。
2. 器械　经鼻手术器械；长柄双极电凝镊；内镜手术器械，包括 0°内镜、30°内镜；不同型号的吸引器；电钻；小刮匙；镰状刀；骨凿；锤；上颌窦钳；骨剥；筛窦钳等。
3. 其他　除常规物品外，另需凡士林油纱、脑棉片、止血材料(明胶海绵或止血纤维等)，0.1%盐酸肾上腺素、1%丁卡因、注射器。

六、手术步骤与配合

经鼻内镜眶内异物取出术的手术步骤与配合见表 6-12。

表 6-12　经鼻内镜眶内异物取出术的手术步骤与配合

手术步骤	手术配合
(1)消毒皮肤，铺手术单	递消毒钳，75%乙醇纱球消毒颜面部，递75%乙醇棉球消毒双侧鼻腔；按头面部手术常规铺单
(2)连接设备	检查、连接、调节内镜摄像系统、光源系统、电外科设备、动力系统、超声电刀吸引器，操作端妥善固定于手术台上
(3)收缩血管	递枪状镊夹持 0.01%盐酸肾上腺素盐水棉片填塞鼻腔进行鼻腔局部麻醉，递头端圆钝吸引器逐步将棉片推入深部扩张手术通道，收缩鼻腔黏膜血管
(4)柯陆式入路打开上颌窦前壁	递镰状刀行唇龈沟切口，递剥离子剥离黏膜骨膜，暴露上颌窦前壁，递骨凿凿开上颌窦前壁，将0°内镜插入上颌窦内
(5)探查	0°内镜下见上颌顶壁、后外壁黏膜光滑，骨质完整。递电钻横形磨开上颌窦顶侧壁处骨壁，形成一长约1.3cm、宽约0.3cm垂直于视神经的骨质缺损，切开眶筋膜，递小刮匙眶内表面探查
(6)定位取出异物	在内镜下，若异物在眶内表面，则用筛窦钳将异物取出即可，若异物在眶脂肪内，则在辅助定位下将异物取出，取出后将眶脂肪复位，递枪状镊夹持明胶海绵或止血纤维填塞
(7)检查术野，止血	检查手术部位的出血情况，递吸引器吸除窦腔内积血
(8)核对手术用物	共同清点手术用物
(9)缝合	缝合唇龈沟切口

七、操作注意事项

本法操作注意事项同本章第四节"经鼻内镜鼻中隔穿孔修补术"。

第十三节　经鼻内镜眶内肿瘤切除术
一、应　用　解　剖

眼眶为骨性结构。眼眶由 7 块颅骨组成，包括额骨、筛骨、泪骨、上颌骨、蝶骨、额骨和颧骨。鼻窦共有四对，均与眼眶相邻。组成眶顶的额骨在两眶上壁的内侧 1/2 部有额窦，组成眶内侧壁的为泪骨和筛骨，内有筛窦。蝶骨内的蝶窦与视神经孔只隔一薄板，而作为眶底主要部分的上颌骨内为上颌窦。①眶上壁：前部为额骨眶面，后部为蝶骨小翼。额窦位于眶面前部的内侧一半，在眶缘内上角向下延伸到额筛缝。眶上壁前内部实为额窦的下壁。②眶内侧壁：由蝶骨体、筛骨和泪骨组成，后部的视神经管内侧壁为蝶窦，前面的大部分为筛窦。因此眶内侧壁也就是蝶骨、筛骨和泪骨的眶面薄壁。③眶下壁：前外方小部分为从眶外壁延伸下来的颧骨眶面，内侧大部由上颌骨眶面形成，而眶面下便是上颌窦，眶下壁内侧大部分是上颌窦的顶。眼眶上有额窦，内侧为筛窦，后方有蝶窦，下方为上颌窦。眶壁骨板很薄，与上颌窦间有 0.5～1.0mm 骨板，与筛窦间只有 0.2～0.4mm 骨板。眶壁上又有骨孔、骨裂，穿过血管、神经。鼻眼部的外伤、炎症、肿瘤常使两者同时受累，所以眼眶与鼻的关系密不可分。鼻内镜的广泛应用使传统的鼻眼相关手术的术式和入路有了很大的改进。经鼻腔手术入路，路径短、视野宽又免除了面部切口。

眼眶肿瘤并不是一种常见病，由于各种原因眼眶内可以发生肿瘤。在肿瘤发生的早期可以没有任何症状。当肿瘤生长到一定体积，压迫神经出现视力下降或发生眼球突出等症状时，才被患者或家人察觉。成年人眼眶肿瘤多数为良性。良性肿瘤包括血管瘤、假瘤、皮样囊肿、泪腺上皮瘤、神经纤维瘤等，以血管瘤最多见。①许多小的血管瘤，在婴幼儿和青春期常能自行消退，可以定期检查，根据情况决定是否需要治疗。②对眼睑表浅的、局部性血管瘤，可试行冷冻治疗。③对范围广、位置深的多发性眼睑血管瘤，多主张用小剂量放射线治疗或手术切除。海绵状血管瘤因肿瘤内为海绵样血管窦腔而得名，是成年人最常见的原发于眶内的肿瘤，占眶内肿瘤 10%～23%，女性较男性多见。本病为先天性错构瘤，肿瘤由大小不等的血窦及纤维间隔构成，有完整包膜，因肿瘤生长缓慢，往往在青春期后因出现眼球突出而被发现。海绵状血管瘤为椭圆形实性肿瘤，边界清楚，呈暗红色，外有薄的、完整的纤维包膜，切面呈海绵状，瘤体借细小动脉和静脉与体循环联系，血流缓慢，肿瘤内可见出血、栓塞、囊变、含铁血黄素沉着及钙化，体积不受体位影响。显微镜下见瘤内有大量血窦和纤维结缔组织，构成包膜的纤维组织与血窦间的纤维组织相延续。其窦腔内层为内皮细胞，纤维间隔内可见分布不均匀的平滑肌纤维。肿瘤多位于眼眶肌锥内，绝大多数为单发，极少数为多发。多数患者早期无自觉症状，或仅表现有单侧进行性、无痛性眼球突出。由于约80%位于肌锥内，因此，眼球向正前方突出最常见，位于肌锥外者可使眼球移位。视力一般不受影响，但在少数病程较长、肿瘤较大的病例，视力可严重受损。早期眼球运动通常不受影响，晚期可出现眼球运动障碍。位于眶尖区的肿瘤可导致视盘水肿、视神经萎缩或因肿瘤压迫产生脉络膜皱褶。此种肿瘤位于眶内，有囊，进展缓慢，症状、体征及影像显示在良性肿瘤中具有代表性。海绵状血管瘤的治疗主要采用手术切除，预后较好（图 7-16）。

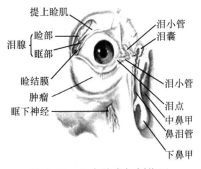

图 7-16　眶内肿瘤解剖位置

二、适 应 证

1. 筛窦眶内肿瘤。
2. 上颌窦眶内肿瘤。

三、麻 醉 方 式

本法麻醉方式为经口气管插管全身麻醉。

四、手术体位与手术室布局

1. 体位　患者取仰卧位
2. 手术室布局　经鼻内镜眶内肿瘤切除术的手术室布局同本章第四节"经鼻内镜鼻中隔穿孔修补术"图 7-7。

五、物品准备

1. 设备　内镜手术系统、电外科设备、动力系统、超声外科吸引器、负压吸引器。
2. 器械　经鼻手术器械；长柄双极电凝镊；内镜手术器械，包括 0°内镜、30°内镜；不同型号的吸引器、电钻、小刮匙、镰状刀、骨凿、锤、上颌窦钳、骨剥、筛窦钳、弯型剥离子等。
3. 其他　除常规物品外，另需凡士林油纱、脑棉片、止血材料(明胶海绵或止血纤维等)，0.1%盐酸肾上腺素、1%丁卡因、注射器。

六、手术步骤与配合

经鼻内镜眶内肿瘤切除术的手术步骤与配合见表 7-13。

表 7-13　经鼻内镜眶内肿瘤切除术的手术步骤与配合

手术步骤	手术配合
(1) 消毒皮肤，铺手术单	递消毒钳，75%乙醇纱球消毒颜面部，递 75%乙醇棉球消毒双侧鼻腔；按头面部手术常规铺单
(2) 连接设备	检查、连接、调节内镜摄像系统、光源系统、电外科设备、动力系统、超声电刀吸引器，操作端妥善固定于手术台上
(3) 收缩血管	递枪状镊夹持 0.01%盐酸肾上腺素盐水棉片填塞鼻腔进行鼻腔局部麻醉，递头端圆钝吸引器逐步将棉片推入深部扩张手术通道，收缩鼻腔黏膜血管
(4) 柯陆式入路打开上颌窦前壁	递镰状刀行唇龈沟切口，递剥离子剥离黏膜骨膜，暴露上颌窦前壁，递骨凿凿开上颌窦前壁，将 0°内镜插入上颌窦内
(5) 探查	0°内镜下见上颌顶壁、后外壁黏膜光滑，骨质完整。递电钻横形磨开上颌窦顶侧壁处骨壁，形成一长约 1.3cm、宽 0.3cm 垂直于视神经的骨质缺损，切开眶筋膜，递小刮匙眶内表面探查
(6) 肿瘤切除	肿瘤较大，需全面开放纸板，在眶骨膜做"U"形切口。清除脱出的部分脂肪，递神经拉钩于助手，将内直肌向下方拉开，内镜下可见部分肿瘤脱出。递弯型剥离子深入眶内将肿瘤周围，递筛窦钳钳住肿瘤拉向鼻腔，一边牵拉一边继续分离，最后完整取出。取出后进行术腔冲洗，递筛窦钳将眶脂肪复位，眶骨膜复位，放入保存的纸板。递枪状镊夹持明胶海绵或止血纤维填塞

续表

手术步骤	手术配合
(7)检查术野，止血	检查手术部位的出血情况，递吸引器吸除窦腔内积血
(8)核对手术用物	共同清点手术用物
(9)缝合	缝合唇龈沟切口

七、操作注意事项

本法操作注意事项同本章第四节"经鼻内镜鼻中隔穿孔修补术"。

第十四节　经鼻内镜视神经管减压术
一、应　用　解　剖

　　视神经管由蝶骨小翼的两个根和蝶骨体共同构成，横切面呈圆形，自后内向前外侧斜行，有颅口和眶口。其外侧壁是前床突根部，与大脑外侧裂和大脑中动脉相邻；上壁为蝶骨小翼上根，毗邻前颅底；下壁为蝶骨小翼下根，毗邻颈内动脉；内壁为蝶窦。视神经管长 4.0～13.0mm，平均为 8.5mm，呈前后走行，视神经由视神经孔穿视神经管入颅底。开放筛蝶窦后自鼻窦内观察，此管位于后组筛房和蝶窦外侧，由薄骨板相隔，9%～12%的骨板厚度＜1mm。若蝶窦气化良好可致视神经管入窦腔形成压迹。

　　视神经由视盘至视交叉长 45～50mm，分球内段、眶内段、管内段、颅内段四个部分。其中以眶内段(巩膜至视神经孔)最长，约为 30mm，该段于眶腔内，由外向内依次有眼球筋膜、眼外肌、脂肪、神经(鼻睫神经/动眼神经、外展神经、睫状神经结)和血管(眼动脉、视网膜中央动脉、眼上静脉)等包绕。管内段(视神经穿视神经管段)长 6～7mm，有眼动脉紧密伴行，此段视神经管与后筛及蝶窦外壁借薄骨板相邻或突入鼻窦内，如骨壁有缺损，视神经可悬空走行于蝶窦内。鼻窦感染可致视神经感染，发生球后视神经炎。以上两段与鼻窦关系较为紧密。视神经外面有鞘膜包绕，为三层脑膜的延续，由内到外依次是硬脑膜、蛛网膜和软脑膜。硬脑膜由内外两层构成，外层构成视神经管骨膜层，内层为脑膜层，两层紧密相连不易分离。骨膜层与视神经管的骨膜牢固结合，尤其是上方骨壁结合最紧，所以管内段视神经被牢牢固定于视神经管内而无活动的空间。当头颅受外伤时，颅骨将外力传给视神经管，而此段视神经无活动的空间，其承受的外力作用较眶内段弱，造成的骨质变形的冲击力很容易损伤该段视神经。眶内段因为活动余地大，且周围有眶脂肪保护，损伤机会较少，但严重的眶内血肿也可以造成压迫，损伤视力。颅内段即视神经交叉处，长为 10～12mm，与鼻窦的关系相对疏远。

视神经管与蝶窦和筛窦的关系密切，为鼻内镜下行视神经管减压提供解剖基础。视神经管内侧壁紧邻蝶窦和筛窦，变异较大。内侧壁可以全部由蝶窦或筛窦，或前为筛窦、后为蝶窦组成，这与筛窦气化程度有关，但是80%视神经管内壁与蝶窦相邻。当筛窦高度气化，其向后延伸至蝶窦上方形成上筛房或Onodi气房，而蝶窦则被挤向下方或前下方，此时视神经紧邻后组筛窦。视神经在蝶窦或筛窦外侧壁上向窦腔内隆起形成视神经管隆起，视神经管隆起是鼻内镜下寻找视神经管的一个重要解剖标志（图7-17）。

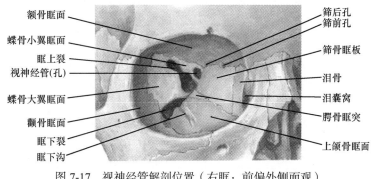

图7-17 视神经管解剖位置（右眶：前偏外侧面观）

二、适 应 证

1. 闭合性颅脑外伤，眶部受钝挫伤后，眼球无损伤，但伤侧眼视力严重下降或失明。
2. 眶部或鼻部骨折，眼球无明显损伤，但视力严重下降或失明。
3. 伤侧瞳孔散大，直接对光反射减弱或消失，间接对光反射存在。
4. 如患者有残余视力，可有视野缺损。
5. 眼底正常。
6. 有些患者可有鼻出血或脑脊液鼻漏。

三、麻 醉 方 式

本法麻醉方式为经口气管插管全身麻醉。

四、手术体位与手术室布局

1. **体位** 患者取仰卧位。
2. **手术室布局** 经鼻内镜视神经管减压术的手术室布局同本章第四节"经鼻内镜鼻中隔穿孔修补术"图7-7。

五、物品准备

1. 设备　内镜手术系统、电外科设备、动力系统、超声外科吸引器、负压吸引器。

2. 器械　经鼻手术器械；长柄双极电凝镊；内镜手术器械，包括 0°、30°、70°内镜、不同型号的吸引器、电钻、咬钳、镰状钩、剥离子等。

3. 其他　除常规物品外，另需凡士林油纱、脑棉片、止血材料（明胶海绵或止血纤维等），0.1%盐酸肾上腺素、1%丁卡因、注射器。

六、手术步骤与配合

经鼻内镜框内肿瘤切除术的手术步骤与配合见表 7-14。

表 7-14　经鼻内镜框内肿瘤切除术的手术步骤与配合

手术步骤	手术配合
(1)消毒皮肤，铺手术单	递消毒钳，75%乙醇纱球消毒颜面部，递 75%乙醇棉球消毒双侧鼻腔；按头面部手术常规铺单
(2)连接设备	检查、连接、调节内镜摄像系统、光源系统、电外科设备、动力系统、超声电刀吸引器，操作端妥善固定于手术台上
(3)收缩血管	递枪状镊夹持 0.01%盐酸肾上腺素盐水棉片填塞鼻腔进行鼻腔局部麻醉，递头端圆钝吸引器逐步将棉片推入深部扩张手术通道，收缩鼻腔黏膜血管
(4)开放筛窦	在 0°内镜下切除钩突，完整暴露筛泡，将中鼻甲向鼻中隔方向移位，扩大手术进路。开放筛泡，按全筛窦切除术的方法清除前、后组筛窦气房。筛窦切除后，清除筛房破碎和窦内陈旧性积血，检查筛顶、纸样片、蝶骨前壁有无骨折线或骨破坏，尤其在视神经管隆突，清理局部碎骨屑和凝血块；如果骨片附着紧，则需要磨钻磨平或磨薄后视周围神经情况再取，检查有无脑脊液漏
(5)开放蝶窦	充分扩大蝶窦前壁，用 70°内镜探查蝶窦墙内情况，常可见蝶窦腔内有血液或血块，吸干净血液，严格止血，注意吸引器不要触及蝶窦外侧壁。70°内镜下观察蝶窦外侧壁结构，认清视神经和颈内动脉在蝶窦腔内的压迹，并寻找骨折部位，判定骨折性质和程度，骨折线常需要剥除局部黏膜后才能看到。处理方法视骨折情况而定。谨慎清除蝶窦外侧壁的碎骨片，骨折片与视神经-颈内动脉间隔的骨质有连续时，不可盲目摘取，否则有损伤颈内动脉和眼动脉的可能。可用锋利的小咬骨钳或鹰嘴钳断碎骨片，或用电钻磨薄局部骨折片，禁忌左右旋转咬钳以试图咬断骨片
(6)定位	视神经管总是位于蝶窦的外上，通常可以用作定位视神经管的解剖参考标志包括颈动脉-视神经隐窝、视上隐窝、蝶鞍、蝶骨平台及眶尖。其中，当上述标志都不清楚，特别是板障型蝶窦，需要首先经后筛确认眶尖后，沿眶尖至蝶窦外侧壁，磨除局部骨质后，可以找到视神经管
(7)开放视神经管	用电钻磨薄视神经骨管，再用小镰状钩剔除视神经管隆突的骨质，同时开放此区部分纸样板，视神经被鞘膜包裹。视神经开放应由眶尖到蝶窦近中线，骨管开放应大于周径的 1/2

续表

手术步骤	手术配合
(8)选择切开视神经鞘膜	视神经管开放以后，如受压时间长，视神经充血水肿，则选择用小镰状刀切开视神经的鞘膜和前端的总腱环，可有少量脑脊液流出
(9)检查术野，止血	检查手术部位有无活动性出血，用庆大霉素冲洗伤口并且进行止血
(10)核对手术用物	共同清点手术用物
(11)填塞鼻腔	递吸引器吸除鼻咽腔内血液；裸露的视神经需要用采自鼻腔（如钩突）黏膜覆盖保护，递枪状镊夹持明胶海绵填蝶窦和后组筛窦，术腔不需要其他填塞

七、操作注意事项

本法操作注意事项同本章第四节"经鼻内镜鼻中隔穿孔修补术"。

第十五节　经鼻内镜鼻腔泪囊吻合术
一、应 用 解 剖

眼眶为骨性结构。眶口高 34.9～36.7mm；宽 38.5～39.5mm；长 46.9～47.9mm。眼眶由 7 块颅骨组成，包括额骨、筛骨、泪骨、上颌骨、蝶骨、额骨和颧骨。眶内容积平均为 27.4～29.3mm。眼眶的上壁由额骨的眶板构成，前上为额窦，有薄骨板相隔；眼眶的下壁由上颌窦顶构成，窦壁骨板厚 0.2～0.4mm，眼眶的内后壁由蝶骨小翼构成，视神经管由此穿入，其内侧为蝶窦。因此，鼻腔鼻窦的感染或手术极容易波及眼眶和眶内结构。据以上特点，也可行筛上颌窦入路的眶减压术治疗眶内压增高症。

泪骨位于眼内眦深部。前泪嵴由上颌骨额突组成，前泪嵴后方为泪骨，后泪嵴即由泪骨形成，前后泪嵴之间容纳膜性泪囊的窝即为泪囊窝。泪骨与前筛房和鼻丘相邻。泪道包括泪点、泪小管、泪囊和鼻泪管。泪囊和鼻泪管是泪腺产生的泪液的引流通路。内囊位于内眦外下方的泪囊窝的膜性囊，泪囊窝前界为上颌骨额突的前泪嵴，后界为泪骨的后泪嵴。泪囊下半部延续为鼻泪管。鼻泪管有两部分：上端的骨性部分和下端的膜性部位。鼻泪管向下、向后和略向外走行，终端开口于下鼻道。鼻泪管于泪囊下直通下鼻道的外侧壁。总长 15～20mm，直径为 3～7mm。骨性部：长约 12.4mm；鼻道部：位于下鼻道外侧壁的黏膜内，下鼻甲附着缘前端处开口，距前鼻孔的外侧缘 30～40mm（图 7-18）。

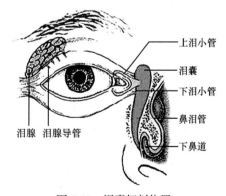

图 7-18　泪囊解剖位置

二、适 应 证

1. 慢性泪囊炎，泪道不通，长期溢泪。
2. 因鼻部疾病引起的鼻泪管阻塞。

三、麻 醉 方 式

本法麻醉方式为经口气管插管全身麻醉或局部麻醉，选择原则应依据患者情况及病变的过程和范围。

四、手术体位与手术室布局

1. 体位　患者取水平仰卧位。
2. 手术室布局　经鼻内镜鼻腔泪囊吻合术的手术布局同本章第四节"经鼻内镜鼻中隔穿孔修补术"图 7-7。

五、物 品 准 备

1. 设备　内镜手术系统、电外科设备、动力系统、超声外科吸引器、负压吸引器。
2. 器械　经鼻手术器械；长柄双极电凝镊；内镜手术器械，包括 0°内镜、30°内镜；不同型号的吸引器、镰状刀、剥离子、咬钳、电钻、骨凿、扩张管。
3. 其他　除常规物品外，另需凡士林油纱、脑棉片、止血材料（明胶海绵或止血纤维等）、肾上腺素、1%丁卡因、注射器。

六、手术步骤与配合

经鼻内镜鼻腔泪囊吻合术的手术步骤与配合见表 7-15。

表 7-15　经鼻内镜鼻腔泪囊吻合术的手术步骤与配合

手术步骤	手术配合
（1）消毒皮肤，铺手术单	递消毒钳，75%乙醇纱球消毒颜面部，递 75%乙醇棉球消毒双侧鼻腔；按头面部手术常规铺单
（2）连接设备	检查、连接、调节内镜摄像系统、光源系统、电外科设备、动力系统、超声电刀吸引器，操作端妥善固定于手术台上
（3）收缩血管	递枪状镊夹持 0.01%盐酸肾上腺素盐水棉片填塞鼻腔进行鼻腔局部麻醉，递头端圆钝吸引器或枪状镊逐步将棉片推入深部扩张手术通道，收缩鼻腔黏膜血管

续表

手术步骤	手术配合
(4)暴露鼻丘部	递 0°内镜和 30°内镜探查鼻腔，若中鼻甲前端肥大或鼻中隔高位偏曲，可以做中鼻甲前端部分切除或鼻中隔黏膜下矫正术，充分暴露鼻丘部
(5)暴露上颌骨额突及泪骨前部	以钩突为后界，以中鼻甲前部附着界为上界，递镰状刀向前向下作一 1.5cm×1.5cm 的圆形黏膜切口，或作一蒂在后方的黏膜瓣，分离黏膜至骨面，将表面黏膜去除，或将黏膜瓣向后翻，暴露出上颌骨额突及泪骨前部，显露出两者的接合骨缝
(6)暴露泪囊	递电钻或骨凿去除上颌骨额突，递剥离子分离泪骨前部并将其去除，形成一直径约 1cm 的骨窗，暴露出略呈淡蓝色的泪囊内壁。为了准确定位，可以经泪小点，泪小管倒入探针，进入泪囊。经内镜探查，验证泪囊是否已经充分暴露
(7)吻合	递镰状刀或显微剪刀切开，去除泪囊内壁，或做倒"U"形切开，向下翻转覆盖在骨孔下缘。递生理盐水冲洗液清理骨窗周围的骨屑及递黏膜钳清理黏膜，冲洗泪囊，将扩张管经泪小点导入，自鼻腔泪囊造口引出，上端止于泪总管，下端缝合固定于中鼻甲，或将扩张管经商、下泪小点导入，自鼻腔泪囊造口处引出，缝合固定于鼻腔外侧壁
(8)检查术野，止血	检查手术部位的出血情况，冲洗手术部位并进行止血
(9)核对手术用物	共同清点手术用物
(10)填塞鼻腔	递枪状镊夹持明胶海绵或止血纤维填塞，递吸引器吸除鼻咽腔内血液；递膨胀海绵填塞鼻腔，压迫止血

七、操作注意事项

本法操作注意事项同本章第四节"经鼻内镜鼻中隔穿孔修补术"。

第十六节　经鼻内镜鼻颅眶沟通肿瘤切除术
一、应　用　解　剖

颅前窝底为颅底的前部，是颅底骨质最薄处。其前下方为额窦，隔骨板有大脑额叶的底部和嗅球；下方是眶部，正中下方是筛骨的筛板，骨质呈网状，有嗅丝通入鼻腔，筛板前部的鸡冠两侧有筛前神经入鼻腔，筛板下有眶颅骨、眶筛管；后方为视神经交叉及垂体等重要组织(图 7-19)。颅底可有先天性缺损，脑膜并同脑组织可突入鼻腔、眶后壁、翼腭窝等处，形成脑膜或脑膜膨出，需与鼻息肉及鼻部和颅底的良性肿瘤相鉴别。筛板若有先天性缺损或陈旧性外伤裂隙，则颅内蛛网膜憩室可经此进入鼻腔，在此基础上，若颅内压持续或暂时升高，也可引发自发性脑脊液鼻漏。

颅中窝的中央部即蝶骨体，形状甚似马鞍，故称蝶鞍。垂体窝及位于蝶鞍中部凹陷处，仅以薄层骨板与蝶窦隔开。颅中窝底位于颅前、后窝之间，主要由蝶骨和岩锥构成。垂体窝下方的蝶骨体内有左右各一的蝶窦，垂体窝的前床突前方紧邻视交叉沟和视神经孔。垂体窝内容纳垂体，两旁有颈内动脉沟；此沟前端与视神经孔相距约 1.5cm，后端即为颈内动脉管内口，海绵窦底位于此沟内。海绵窦覆盖于蝶鞍和蝶窦两侧，颈内动脉、外展神经呈前后走行与窦内，并有动眼神经、滑车神经、眼神经、上颌神经穿海绵窦至前方的眶上裂入眶。蝶鞍两侧向后外下依次有圆孔、卵圆孔、棘孔，分别走行三叉神经的上颌神经、下颌神经、棘孔神经和脑膜中动脉。

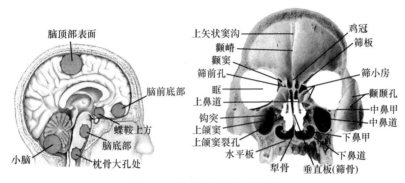

图 7-19　鼻颅眶沟通肿瘤位置

　　颅鼻眶处肿瘤性质有脑膜瘤、嗅神经母细胞瘤、低分化癌、横纹肌肉瘤、鳞状细胞癌等。眼眶及颅眶沟通脑膜瘤可原发于眼眶，也可与颅内脑膜瘤互相蔓延，较常见者为嗅叶沟或眶顶处的脑膜瘤，大多为良性，但具有侵入性行为。颅鼻眶处肿瘤多见于中年女性，一般为良性病变，起病缓慢。脑膜瘤外面虽有包膜，但可无孔不入地占据整个眶窝，引起眼球后部受压和眼眶血液回流障碍，从而引起眼球突出，眼球运动障碍，视力减退。肿瘤发展的晚期，可引起球结膜水肿、视盘水肿、继发视神经萎缩甚至失明。脑膜瘤的病理组织结构呈多样性，可分为砂粒型、纤维型、类上皮细胞型、混合型、血管型、内皮细胞型及肉瘤型等。后三者的病和发展较快，恶性程度也较高，可破坏颅骨、眶骨及鼻窦而引起死亡。

二、适　应　证

　　本法适用于颅鼻眶交界区肿瘤患者。

三、麻　醉　方　式

　　本法麻醉方式为经口气管插管全身麻醉。

四、手术体位与手术室布局

1. **体位**　患者取水平仰卧位。
2. **手术室布局**　经鼻内镜鼻颅眶沟通肿瘤切除术手术室布局见图 7-20。

五、物品准备

1. 设备　内镜手术系统、电外科设备、动力系统、超声外科吸引器、导航系统、负压吸引器。

2. 器械　经鼻手术器械;长柄双极电凝镊;内镜手术器械,包括 0°内镜、30°内镜;不同型号的吸引器、取瘤钳、镰状刀、剥离子、枪状咬钳、吸引管、镰状钩、磨钻、小刮匙等。

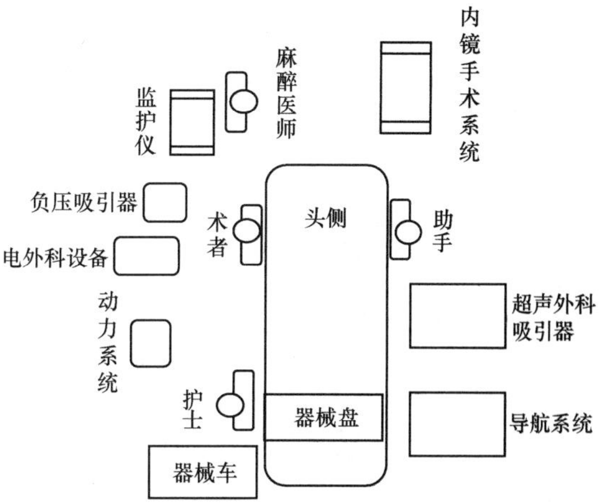

3. 其他　除常规物品外,另需凡士林油纱、脑棉片、止血材料(明胶海绵或止血纤维等)、0.1%盐酸肾上腺素、1%丁卡因、注射器。

图 7-20　经鼻内镜鼻颅眶沟通肿瘤切除手术室设置

六、手术步骤与配合

经鼻内镜鼻颅眶沟通肿瘤切除术的手术步骤与配合见表 7-16。

表 7-16　经鼻内镜鼻颅眶沟通肿瘤切除术的手术步骤与配合

手术步骤	手术配合
(1)消毒皮肤,铺手术单	递消毒钳,75%乙醇纱球消毒颜面部,递 75%乙醇棉球消毒双侧鼻腔;按头面部手术常规铺单
(2)连接设备	检查、连接、调节内镜摄像系统、光源系统、电外科设备、动力系统、超声电刀吸引器,操作端妥善固定于手术台上
(3)收缩血管	递枪状镊夹持 0.01%盐酸肾上腺素盐水棉片填塞鼻腔进行鼻腔局部麻醉,递头端圆钝吸引器逐步将棉片推入深部扩张手术通道,收缩鼻腔黏膜血管
(4)显露蝶窦	递内镜插入鼻腔,辨认蝶窦口递直镰状刀弧形切开鼻黏膜,递枪状剪刀剪开鼻腔黏膜和蝶窦黏膜连接部,递枪状剥离子推开骨性鼻中隔,显露犁骨
(5)暴露肿瘤	递剥离子游离左侧鼻中隔黏膜,保留黏膜瓣,递磨钻,高速磨钻磨除梨状骨后,可见肿瘤破坏眶内侧壁、蝶窦、筛窦、颅底骨质,肿瘤质地坚硬
(6)切除肿瘤	采用超声吸引装置(CUSA)行瘤内分块切除,递枪状咬钳,将肿瘤咬除,拿湿的纱布进行接咬除的骨质肿瘤。递磨钻磨开鞍底骨质,开放直径为 1～1.5cm 骨窗,显露鞍底硬膜。递穿刺针穿刺鞍内;递双极电凝烧灼,递直镰状刀切开硬膜,暴露肿瘤;递取瘤钳夹取肿瘤组织,递环形刮匙和吸引器分块切除肿瘤。术中见少量脑脊液漏,遂将人工生物膜放置在硬膜下,以人工骨片加压修补颅底骨质缺损处,再用止血纱和鼻中隔游离黏膜瓣覆盖
(7)检查术野,止血	递吸引器吸除积血和积液,检查肿瘤切除情况及手术部位的出血情况,冲洗手术部位且进行止血
(8)核对手术用物	共同清点手术用物
(9)填塞鼻腔	递枪状镊夹持明胶海绵或止血纤维填塞,递吸引器吸除鼻咽腔内血液;递膨胀海绵填塞鼻腔,压迫止血

七、操作注意事项

1. 设备操作　①手术开始前开机检查设备状态；摄像系统图像是否清晰，光源灯泡是否处于有效寿命时间内；正确安装、连接内镜附件，再开设备电源开关。②手术前，将各种仪器摆放在适当位置，如鼻内镜成像系统放在患者头部前左侧，显示器倾斜 45° 面对术者，并且把脚控开关放在合适位置。③连接好鼻内镜导线、鼻吸切器、双极电凝、冷光源等各种导线，由弱到强缓慢调节冷光源至适宜的亮度。在连接鼻内镜前，要用擦镜纸将鼻内镜头擦拭干净，以保证良好的显像效果。手术中密切观察设备使用情况，摄像头和导光束不使用时放于安全位置防止跌落。④手术后整理设备及相关配件，光纤和各种导线环绕直径大于 15cm，防止曲折；及时收好，防止跌落损坏。

2. 器械准备　①检查内镜手术器械的完整性，电凝器械前端绝缘层有无破损裸露。②核对常规器械准备情况，确认手术器械到位。

3. 手术体位　①妥善固定患者，双上肢用中单固定于身体两侧，用约束带在膝关节上松紧适宜地固定妥当，防止因术中体位改变导致患者移位、坠床。②患者头部略高于心脏水平，利于静脉回流，降低颅内压及减轻颜面部肿胀。

4. 护理操作　①调节好手术间的温湿度，仔细核对床号、姓名、病变部位，询问患者术前禁食禁饮及术前用药情况。②术前检查患者鼻腔清洁、消毒情况，观察鼻腔黏膜有无损伤。有鼻腔感染者为手术禁忌证。③严格执行手术物品清点制度，防止异物棉片遗留鼻腔。④上下眼睑闭合，粘贴护眼膜，以避免损伤角膜。⑤维持静脉管道通畅，加强出入量管理。⑥受压部位垫抗压保护垫，关注患者保暖。⑦术中严格执行无菌技术操作原则，监督并督促术者及参观手术人员遵守无菌原则，避免引起感染和交叉感染。⑧集中注意力观察手术的进程，正确、快速地传递手术器械，及时提供手术所需物品，对使用的棉片或纱条要心中有数，及时收回、严格清点，避免遗留在术腔内；保管好手术取下的标本，及时固定送检。

第十七节　经鼻内镜脑脊液漏修补术

一、应　用　解　剖

颅前窝底为颅底的前部，是颅底骨质最薄处。其前下方为额窦，隔骨板有大脑额叶的底部和嗅球；下方是眶部，正中下方是筛骨的筛板，骨质呈网状，有嗅丝通入鼻腔，筛板前部的鸡冠两侧有筛前神经入鼻腔，筛板下有眶颅骨、眶筛管；后方为视神经交叉及垂体等重要组织。颅底可有先天性缺损，脑膜并同脑组织可突入鼻腔、眶后壁、翼腭窝等处，形成脑膜或脑膜膨出，需与鼻息肉及鼻部和颅底的良性肿瘤相鉴别。筛板若有先天性缺损或陈旧性外伤裂隙，则颅内蛛网膜憩室可经此进入鼻腔，在此基础上，若颅内压持续或暂地升高，也可以引发自发性脑脊液鼻漏(图 7-21)。

颅中窝的中央部即蝶骨体，形状甚似马鞍，故称蝶鞍。垂体窝及位于蝶鞍中部凹陷处，仅以薄层骨板与蝶窦隔开。颅中窝底位于颅前、后窝之间，主要由蝶骨和岩锥构成。垂体窝下方的蝶骨体内有左右各一的蝶窦，垂体窝的前床突前方紧邻视交叉沟和视神经孔。垂体窝内容纳垂体，两旁有颈内动脉沟；此沟前端与视神经孔相距约 1.5cm，后端即为颈内动脉管内口，海绵窦底位于此沟内。海绵窦覆盖于蝶鞍和蝶窦两侧，颈内动脉、外展神经呈前后走行与窦内，

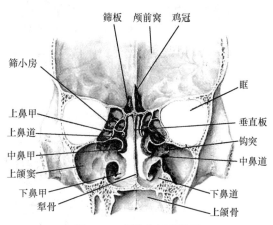

图 7-21　颅前窝解剖位置

并有动眼神经、滑车神经、眼神经、上颌神经穿海绵窦至前方的眶上裂入眶。蝶鞍两侧向后外下依次有圆孔、卵圆孔、棘孔，分别走行三叉神经的上颌神经、下颌神经、棘孔神经和脑膜中动脉。

蝶窦黏膜的静脉一部分流入眼静脉，一部分汇入海绵窦。蝶窦手术或蝶窦入路施行垂体瘤手术时应注意无菌操作，并避免损伤颈内动脉和海绵窦，以避免严重的颅内感染、海绵窦血栓性静脉炎、大出血等并发症发生。颅底骨折多见于颅中窝，尤其是蝶骨体和颞骨岩部，蝶骨骨折时若损伤其两侧颈内动脉和海绵窦，可引起严重的鼻出血、动静脉瘘、假性动脉瘤等。动静脉瘘和假性动脉瘤都可以导致眼静脉淤血和搏动性突眼；若脑膜和蝶窦黏膜损伤，可出现脑脊液鼻漏和继发鼻源性颅内感染。

脑脊液经破裂或损伤的蛛网膜、硬脑膜和颅底骨板流入鼻腔或鼻窦，再经前鼻孔或鼻咽流出，称脑脊液鼻漏。脑脊液鼻漏主要是由于外伤引起，多由筛骨筛板和额窦后壁骨折所致。以骨折发生的部位来看，以颅前窝最多见，筛骨筛板和额窦后壁骨板很薄，与硬脑膜紧密相连，外伤时若脑膜和骨板同时破裂，则导致脑脊液鼻漏。颅中窝骨折可损伤蝶窦上壁，特别是气化良好的蝶窦，其上壁可发育到颅中窝底部，因此颅中窝底骨折也可以发生脑脊液鼻漏。此外，咽鼓管骨部骨折、鼓室盖骨折所造成的脑脊液耳漏，也能通过咽鼓管流到鼻腔，则称脑脊液耳鼻漏。脑脊液漏入鼻内的途径有额窦、筛板、蝶窦、蝶鞍或颞骨中耳经咽骨管至鼻腔。另外，漏出液的数量随头部位置变化而改变，往往提示来自鼻窦，以蝶窦脑脊液鼻漏最为明显；单侧嗅觉丧失，提示瘘孔位于筛板；单侧视力障碍，提示蝶窦外壁或上壁，也可来自最后组筛房的外上部；眶上神经分布区感觉消失，提示瘘孔在额窦后壁。

二、适　应　证

1. 自发性脑脊液鼻漏，经保守治疗无效。
2. 外伤性(包括手术引起的)脑脊液鼻漏，经保守治疗无效。
3. 肿瘤性脑脊液鼻漏。

4. 筛顶及蝶窦区域的脑脊液鼻漏。

三、麻 醉 方 式

本法麻醉方式为经口气管插管全身麻醉。

四、手术体位与手术室布局

1. 体位　患者取水平仰卧位。

2. 手术室布局　经鼻内镜脑脊液漏修补术的手术室布局同本章第四节"经鼻内镜鼻中隔穿孔修补术"图 7-7。

五、物 品 准 备

1. 设备　内镜手术系统、电外科设备、动力系统、超声外科吸引器、负压吸引器。

2. 器械　经鼻手术器械；长柄双极电凝镊；内镜手术器械，包括 0°内镜、30°内镜、70°内镜；不同型号的吸引器、镰状刀、剥离子、咬钳、吸引管、镰状钩、电钻等。

3. 其他　除常规物品外，另需凡士林油纱、脑棉片、止血材料(明胶海绵或止血纤维等)，0.1%盐酸肾上腺素、1%丁卡因、注射器。

六、手术步骤与配合

经鼻内镜脑脊液修补术的手术步骤与配合见表 7-17。

表 7-17　经鼻内镜脑脊液修补术的手术步骤与配合

手术步骤	手术配合
1. 筛顶部脑脊液鼻漏修补术	
(1) 消毒皮肤，铺手术单	递消毒钳，75%乙醇纱球消毒颜面部，递 75%乙醇棉球消毒双侧鼻腔；按头面部手术常规铺单
(2) 连接设备	检查、连接、调节内镜摄像系统、光源系统、电外科设备、动力系统、超声电刀吸引器，操作端妥善固定于手术台上
(3) 收缩血管	递枪状镊夹持 0.01%盐酸肾上腺素盐水棉片填塞鼻腔进行鼻腔局部麻醉，递头端圆钝吸引器逐步将棉片推入深部扩张手术通道，收缩鼻腔黏膜血管
(4) 筛窦切除术	递 0°内镜，在内镜下根据筛窦切除术完成筛窦切除，彻底清理筛顶部位的筛房间隔、肉芽组织和息肉，并刮除筛顶全部黏膜，充分暴露额突

续表

手术步骤	手术配合
(5)寻找瘘孔	如中鼻甲妨碍观察或影响操作，可以做中鼻甲部分切除术。递70°内镜，用吸引器在筛顶部寻找脑脊液鼻漏的瘘孔。找到瘘孔后，递鼻内镜电钻或小刮匙稍扩大瘘孔处前颅底骨板，其扩大范围应超过瘘孔范围2mm，内镜下见瘘孔有搏动性脑脊液外流。整个过程中应严格止血，彻底止血后，用捣碎的肌肉压紧筛顶的筋膜，封压整个筛顶
(6)修补漏口	①术中发现瘘孔比较大，应彻底清理瘘孔周围的气房至筛顶或筛骨水平板，暴露部分硬脑膜。递小刮匙搔刮瘘孔周围组织，形成一宽为2～3mm 的环形新鲜创面。将阔筋膜放在瘘孔表面(若有可能，最好将阔筋膜塞入筛板或筛窦顶骨壁处，以保证良好的固定)。②对于筛顶线性骨折引起的脑脊液鼻漏，手术修补的关键是要扩大漏口，使线性骨折成为一个可见的瘘孔，再用捣碎的肌肉填压漏口，阔筋膜封压整个筛顶，用耳脑胶加固筋膜或肌肉在瘘孔周围
(7)检查术野，止血	检查手术部位的出血情况，冲洗手术部位并进行止血
(8)核对手术用物	共同清点手术用物
(9)填塞鼻腔	递枪状镊夹持浸有抗生素的明胶海绵或止血纤维填塞筛窦及鼻腔，递吸引器吸除鼻咽腔内血液；递膨胀海绵填塞鼻腔，压迫止血

2. 蝶窦部脑脊液鼻漏的修补

(1)经筛窦入路

1)消毒皮肤，铺手术单	递消毒钳，75%乙醇纱球消毒颜面部，递75%乙醇棉球消毒双侧鼻腔；按头面部手术常规铺单
2)连接设备	检查、连接、调节内镜摄像系统、光源系统、电外科设备、动力系统、超声电刀吸引器，操作端妥善固定于手术台上
3)收缩血管	递枪状镊夹持 0.01%盐酸肾上腺素盐水棉片填塞鼻腔进行鼻腔局部麻醉，递头端圆钝吸引器逐步将棉片推入深部扩张手术通道，收缩鼻腔黏膜血管
4)暴露开放蝶窦	在内镜下，按照筛窦切除术切除筛窦，彻底清除后组筛窦气房，充分暴露蝶窦前壁，采用内镜下开放蝶窦方法开放蝶窦
5)寻找瘘孔	通过蝶窦前壁的开放口，插入不同角度(0°、30°、70°等)的内镜寻找脑脊液鼻漏的部位。找到漏口后，递小刮匙将瘘孔周围的蝶窦黏膜刮除，暴露瘘孔
6)修补漏口	利用捣碎的肌肉压在瘘孔处，筋膜铺于其下方，递耳脑胶固定，将肌肉填塞在蝶窦腔内，再用筛窦骨片修补蝶窦前壁
7)检查术野，止血	检查手术部位的出血情况，冲洗手术部位并进行止血
8)核对手术用物	共同清点手术用物
9)填塞鼻腔	递枪状镊夹持浸有抗生素的明胶海绵或止血纤维填塞筛窦及鼻腔，递吸引器吸除鼻咽腔内血液；递膨胀海绵填塞鼻腔，压迫止血

(2)经鼻腔入路(经筛窦入路)

1)消毒皮肤，铺手术单	递消毒钳，75%乙醇纱球消毒颜面部，递75%乙醇棉球消毒双侧鼻腔；按头面部手术常规铺单
2)连接设备	检查、连接、调节内镜摄像系统、光源系统、电外科设备、动力系统、超声电刀吸引器，操作端妥善固定于手术台上
3)收缩血管	递枪状镊夹持 0.01%盐酸肾上腺素盐水棉片填塞鼻腔进行鼻腔局部麻醉，递头端圆钝吸引器逐步将棉片推入深部扩张手术通道，收缩鼻腔黏膜血管

续表

手术步骤	手术配合
4) 寻找瘘孔	在内镜下，经鼻腔入路达蝶窦前壁，进入蝶窦，寻找脑脊液鼻漏瘘孔
5) 修补漏口	递黏膜钳清理全部蝶窦黏膜，彻底清除漏口周围的黏膜息肉和肉芽组织，递枪状镊将阔筋膜和肌肉填塞蝶窦腔；若有可能，最好将阔筋膜经颅骨缺损放置在破裂的硬脑膜与颅骨骨壁之间(硬脑膜外间隙)。蝶窦造口处用筋膜封闭。
6) 检查术野，止血	检查手术部位的出血情况，冲洗手术部位并进行止血
7) 核对手术用物	共同清点手术用物
8) 填塞鼻腔	递枪状镊夹持浸有抗生素的明胶海绵或止血纤维填塞筛窦及鼻腔，递吸引器吸除鼻咽腔内血液；递膨胀海绵填塞鼻腔，压迫止血
(3) 经鼻中隔入路	
1) 消毒皮肤，铺手术单	递消毒钳，75%乙醇纱球消毒颜面部，递 75%乙醇棉球消毒双侧鼻腔；按头面部手术常规铺单
2) 连接设备	检查、连接、调节内镜摄像系统、光源系统、电外科设备、动力系统、超声电刀吸引器，操作端妥善固定于手术台上
3) 收缩血管	递枪状镊夹持 0.01%盐酸肾上腺素盐水棉片填塞鼻腔进行鼻腔局部麻醉，递头端圆钝吸引器逐步将棉片推入深部扩张手术通道，收缩鼻腔黏膜血管
4) 寻找漏口	常规经鼻中隔入路显露鼻嘴，放置神经外科用鼻张开器，经蝶窦前壁进入蝶窦，递 30°内镜和 70°内镜观察蝶窦外侧壁和蝶窦顶壁，找到漏口
5) 修补漏口	递吸引器和黏膜钳清理蝶窦黏膜，注意不损伤视神经和颈内动脉，将阔筋膜和肌肉填塞蝶窦腔
6) 检查术野，止血	检查手术部位的出血情况，冲洗手术部位并进行止血
7) 核对手术用物	共同清点手术用物
8) 填塞鼻腔	递枪状镊夹持浸有抗生素的明胶海绵或止血纤维填塞筛窦及鼻腔，递吸引器吸除鼻咽腔内血液；递膨胀海绵填塞鼻腔，压迫止血

七、操作注意事项

1. 设备操作 ①手术开始前开机检查设备状态；摄像系统图像是否清晰，光源灯泡是否处于有效寿命时间内；正确安装、连接内镜附件，再开设备电源开关。②手术前，将各种仪器摆放在适当位置，如鼻内镜成像系统放在患者头部前左侧，显示器倾斜 45°面对术者，并且把脚控开关放在合适位置。③连接好鼻内镜导线、鼻吸切器、双极电凝、冷光源等各种导线，由弱到强缓慢调节冷光源至适宜的亮度。在连接鼻内镜前，要用擦镜纸将鼻内镜头擦拭干净，以保证良好的显像效果。手术中密切观察设备使用情况，摄像头和导光束不使用时放于安全位置防止跌落。④手术后整理设备及相关配件，光纤和各种导线环绕直径大于 15cm，防止曲折；及时收好，防止跌落损坏。

2. 器械准备 ①检查内镜手术器械的完整性，电凝器械前端绝缘层有无破损裸露。②核对常规器械准备情况，确认手术器械到位。

3. 手术体位 ①妥善固定患者，双上肢用中单固定于身体两侧，用约束带在膝关节上松紧适宜地固定妥当，防止因术中体位改变导致患者移位、坠床。②患者头部略高于心脏水平，以利于静脉回流，降低颅内压及减轻颜面部肿胀。

4. 护理操作　①调节好手术间的温湿度，仔细核对床号、姓名、病变部位，询问患者术前禁食禁饮及术前用药情况。②术前检查患者鼻腔清洁、消毒情况，观察鼻腔黏膜有无损伤。有鼻腔感染者为手术禁忌证。③严格执行手术物品清点制度，防止异物棉片遗留鼻腔。④上下眼睑闭合，粘贴护眼膜，避免损伤角膜。⑤维持静脉管道通畅，加强出入量管理。⑥受压部位垫抗压保护垫，关注患者保暖。⑦术中严格执行无菌技术操作原则，监督并督促术者及参观手术人员遵守无菌原则，避免引起感染和交叉感染。⑧集中注意力观察手术的进程，正确、快速地传递手术器械，及时提供手术所需物品，对使用的棉片或纱条要心中有数，及时收回、严格清点，避免遗留在术腔内；保管好手术取下的标本，及时固定送检。

第十八节　经鼻内镜咽鼓管球囊扩张术

一、应 用 解 剖

鼻咽部位于鼻后孔的后部，颅中窝底和软腭之间。前壁是两侧鼻后孔和鼻中隔，上下径约为 25mm，横径约为 12.5mm。顶后壁呈穹隆状，主要是蝶骨体和枕骨底以及第一、二颈椎椎体前面。侧壁的咽鼓管前区在咽鼓管前缘至鼻后孔之间；咽鼓管和隆突之间；咽鼓管后区为咽鼓管隆突后上的咽隐窝处(图 7-22)。

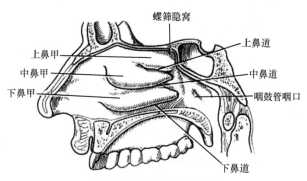

图 7-22　咽鼓管解剖位置

咽鼓管呈弓状弯曲，整个管道长 35～39mm，由软骨部与骨部两部分所组成。它的外 1/3 为骨部，内则有颈内动脉，在鼓室前壁的偏上部是鼓室口；内 2/3 为软骨部，内侧端的咽口位于鼻咽部的侧壁，具体位置是在下鼻甲后端的后下方。骨性部是管的外侧较短的部分，其鼓室端开口于鼓室的前壁；软骨部经咽鼓管咽口，开口于鼻咽部的侧壁。软骨部平时闭合，仅在吞咽或呵欠时开放，以平衡中耳和外耳的气压，有利于鼓膜的正常振动。由于咽鼓管与鼻咽部相通，故咽部感染易沿咽鼓管侵入鼓室，引起中耳炎。咽鼓管从鼓室口向内、向前、向下直到咽口，与水平面约成 40°倾斜。鼓室口高出咽口 2～2.5cm，呈漏斗状，是骨部内径最宽的地方，约 4.5mm，以后越向内越狭窄。在骨部与软骨部交界处最窄，内径仅 1～2mm。由此向咽口管道又逐渐增宽，达咽口处为最宽，上、下径可达 9mm。

咽鼓管黏膜与鼻咽部鼓室黏膜相延续，由假复层纤毛柱状上皮细胞组成，有相当多的分泌细胞。这些细胞分泌的液体，维持恰当的咽鼓管张力，使之既不完全开放，却又能在适当的机会，如张口、吞咽、打呵欠或咀嚼时偶尔开放一下，以此来调节鼓室内压力，从而保持鼓室内外压力的平衡。咽鼓管是中耳通气引流的唯一通道，主要功能是引导鼻咽部气体进入鼓室，以维持鼓膜两侧压力平衡，从而保证鼓膜的正常振动。如果咽鼓管闭塞或鼻咽部炎症造成咽口闭合都可致鼓室压力降低，外界压力相对增高，从而使鼓膜内陷而影响听力，此时宜行咽鼓管导管扩张术。咽鼓管球囊扩张术于 2009 年起源于德国，手术在鼻内镜下使用专业配套植入器械将一条带有球囊的导管插入咽鼓管中，球囊定好位后(通常将球囊至于咽鼓管的软骨部)，通过压力泵将生理盐水推入球囊，使球囊扩张，压力泵保持 1000kPa 压力，持续加压 2min 后，吸出球囊内生理盐水，牵拉导丝将球囊取出，手术结束。手术过程非常精细，对患者的正常生理组织和器官几乎没有创伤。

二、适 应 证

1. 单纯性中耳性耳闷。
2. 分泌性中耳炎，治疗后反复。
3. 鼓室膨胀不全，上鼓室内陷袋。
4. 慢性化脓性中耳炎。
5. 胶耳。
6. 鼓膜内陷。
7. 头部压迫感，保守治疗无效。

三、麻 醉 方 式

本法麻醉方式为经口气管插管全身麻醉。

四、手术体位与手术室布局

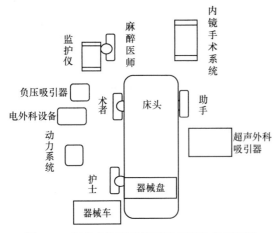

图 7-23　经鼻内镜咽鼓管球囊扩张手术室设置

1. 体位　患者取颈后仰卧位。
2. 手术室布局　经鼻内镜咽鼓管球囊扩张手术室布局见图 7-23。

五、物 品 准 备

1. 设备　内镜手术系统、电外科设备、动力系统、超声外科吸引器、负压吸引器。
2. 器械　经鼻手术器械；长柄双极电凝镊；内镜手术器械，包括 0°内镜、不同型号的吸引器、鼻窦镜、一次性咽鼓管球囊扩张器等。

3. 其他　除常规物品外，另需凡士林油纱、脑棉片、止血材料(明胶海绵或止血纤维等)、液状石蜡、0.1%盐酸肾上腺素、1%丁卡因、注射器。

六、手术步骤与配合

经鼻内镜咽鼓管球囊扩张术的手术步骤与配合见表7-18。

表7-18　经鼻内镜咽鼓管球囊扩张术的手术步骤与配合

手术步骤	手术配合
(1)消毒皮肤，铺手术单	递消毒钳，75%乙醇纱球消毒颜面部，递75%乙醇棉球消毒双侧鼻腔；按头面部手术常规铺单
(2)连接设备	检查、连接、调节内镜摄像系统、光源系统、电外科设备、吸引器，操作端妥善固定于手术台上
(3)收缩血管	递枪状镊夹持 0.01%盐酸肾上腺素盐水棉片填塞鼻腔进行鼻腔局部麻醉，递头端圆钝吸引器逐步将棉片推入深部扩张手术通道，收缩鼻腔黏膜血管
(4)连接球囊	将咽鼓管球囊扩张器械的手柄和一次性咽鼓管球囊扩张导管接好，并检查咽鼓管球囊的气囊以及性能的完整性
(5)咽鼓管扩张	递0°鼻内镜，内镜下寻找咽鼓管口，在内镜引导下，递插入器械经鼻送至咽鼓管咽口并固定，并通过该器械，递持物器械将45°的导管的尖端置于咽鼓管鼻咽入口处，通过推送将咽鼓管球囊扩张导管送入咽鼓管管腔，将位于导管远端的球囊送至咽鼓管峡部，其近端接压力泵，固定好卡锁调节器后加压，压力达水压表10～12压力单位处，持续加压2min，打开卡锁减压后撤出器械及导管，检查导管的气囊完整性
(6)检查术野，止血	检查手术部位的出血情况，冲洗手术部位并进行止血
(7)核对手术用物	共同清点手术用物

七、操作注意事项

1. 设备操作　①手术开始前开机检查设备状态；摄像系统图像是否清晰，光源灯泡是否处于有效寿命时间内；正确安装、连接内镜附件，再开设备电源开关。②手术前，将各种仪器摆放在适当位置，如鼻内镜成像系统放在患者头部前左侧，显示器倾斜45°面对术者，并且把脚控开关放在合适位置。③连接好鼻内镜导线、鼻吸切器、双极电凝、冷光源等各种导线，由弱到强缓慢调节冷光源至适宜的亮度。在连接鼻内镜前，要用擦镜纸将鼻内镜头擦拭干净，以保证良好的显像效果。手术中密切观察设备使用情况，摄像头和导光束不使用时放于安全位置防止跌落。④手术后整理设备及相关配件，光纤和各种导线环绕直径大于15cm，防止曲折；及时收好，防止跌落损坏。

2. 器械准备　①检查内镜手术器械的完整性，电凝器械前端绝缘层有无破损裸露。②核对常规器械准备情况，确认手术器械到位。

3. 手术体位　①妥善固定患者，双上肢用中单固定于身体两侧，用约束带在膝关节上松紧适宜地固定妥当，防止因术中体位改变导致患者移位、坠床。②患者头部略高于心脏水平，以利于静脉回流，降低颅内压及减轻颜面部肿胀。

4. 护理操作　①调节好手术间的温湿度，仔细核对床号、姓名、病变部位，询问患者术前禁食禁饮及术前用药情况。②术前检查患者鼻腔清洁、消毒情况，观察鼻腔黏膜有无损伤。有鼻腔感染者为手术禁忌证。③严格执行手术物品清点制度，防止异物棉片遗留鼻腔。④上下眼睑闭合，粘贴护眼膜，以避免损伤角膜。⑤维持静脉管道通畅，加强出入量管理。⑥受压部位垫抗压保护垫，关注患者保暖。⑦术中严格执行无菌技术操作原则，监督并督促术者及参观手术人员遵守无菌原则，避免引起感染和交叉感染。⑧集中注意力观察手术的进程，正确、快速地传递手术器械，及时提供手术所需物品，对使用的棉片或纱条要心中有数，及时收回、严格清点，避免遗留在术腔内；保管好手术取下的标本，及时固定送检。

（谭淑芳　林　静　李凤卿）

参 考 文 献

韩德民，2001. 鼻内镜外科学. 北京：人民卫生出版社.

韩德民，2012. 鼻内镜外科学. 第 2 版. 北京：人民卫生出版社.

蒋冬梅，王建荣，2005. 眼科、耳鼻咽喉科、口腔颌面外科手术配合. 长沙：湖南科技出版社.

刘丽庭，2005. 现代鼻科学. 北京：中国中医药出版社.

沃莫尔德 PJ，2006. 内镜鼻窦外科学：解剖学基础、CT 三维重建和手术技术. 韩德民译. 北京：人民卫生出版社.

张庆泉，2013. 耳鼻咽喉头颈外科影像导航技术. 北京：人民卫生出版社.

钟玲，陈吉，刘世喜，2015. 图解耳鼻咽喉-头颈外科手术配合. 北京：科学出版社.

周兵，2016. 高级鼻内镜鼻窦手术技术. 北京：中国协和医科大学出版社.

第八章 喉内镜手术护理配合

第一节 经喉内镜异物取出术

一、应 用 解 剖

喉为气管前端的膨大部分，既是呼吸的通道，也是发音器官。它位于颈前正中，上通喉咽，下接气管。喉由软骨、韧带、肌肉及黏膜构成。喉的入口称为喉口，喉壁腹前缘的会厌软骨在吞咽时可遮盖喉口，食物和水经会厌上面进入食管，可防止食物和水误入气管。平时喉口开启是空气进出气管的门户。由甲状软骨和环状软骨构成的喉腔（图 8-1），在中部的侧壁上有黏膜褶所形成的声带为发声器官，开始出现于无尾两栖类，但以哺乳类最发达（仅单孔类及有袋类缺如）。

喉部有喉上神经和喉返神经，前者主要司理喉腔感觉，后者支配声带运动，两者均为迷走神经的分支（图 8-2）。

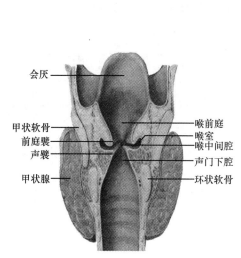

图 8-1 喉腔的应用解剖

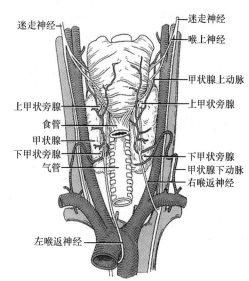

图 8-2 喉神经的应用解剖

喉部动脉主要来自颈外动脉的甲状腺上动脉，有喉上动脉和环甲动脉二支。喉上动脉穿过甲状舌骨膜入喉，供应喉上部黏膜、肌肉。环甲动脉自环甲膜上部入喉。甲状腺下动脉（由锁骨下动脉的甲状腺颈干发出）上行后转入内侧发出的喉下动脉，于环甲关节后方入喉，供应喉下部的肌肉、黏膜。喉的静脉与动脉伴行，汇入甲状腺上、中、下静脉。

二、适 应 证

1. 活动且不易碎的异物。

2. 异物已引起声门下水肿，不宜用支气管镜取出者。

3. 异物卡于声门或声门下致严重呼吸困难须紧急处理者。

三、麻 醉 方 式

成人可用 1%丁卡因呼吸道黏膜表面麻醉下进行手术。小儿一般采用静脉复合全身麻醉，也有根据手术需要采用无麻醉下手术。

四、手术体位与手术室布局

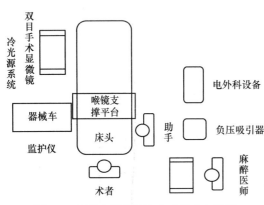

图 8-3 经喉内镜异物取出术手术室设置

1. 手术体位　患者取颈后仰卧位、垫肩，颈部挺直，下颌抬高，使喉与气管成一直线。对于老年人或颈椎有疾病时，可不用垫肩，平卧头后仰即可。

2. 手术室布局　经喉内镜异物取出术的手术室布局见图 8-3。

五、物 品 准 备

1. 设备　双目手术显微镜、冷光源系统、电外科设备、负压吸引器、喉镜支撑平台。

2. 器械　支撑喉镜器械(塑料牙齿保护器等)、喉显微手术器械(喉钳、吸引器头等)、电凝器械。

3. 其他　除常规物品外，另需 0.1%盐酸肾上腺素 1 支，脑棉片、棉球，备气管切开包。

六、手术步骤及配合

手术步骤及配合见表 8-1。

表 8-1　经喉内镜异物取出术手术步骤与配合

手术步骤	手术配合
(1)消毒皮肤，铺手术单	递海绵钳钳夹 75%乙醇纱球消毒，按头面部手术常规铺单进行
(2)连接设备	检查、连接、调节双目手术显微镜、冷光源系统、电外科设备、负压吸引器，操作端妥善固定于手术台上

续表

手术步骤	手术配合
(3)显露声门,显露异物	递塑料牙齿保护器,保护切牙,递支撑喉镜,术者左手持支撑喉镜,抬起舌根,吸净口腔内分泌物,然后徐徐推入,挑起会厌,逐步显露声门并显露异物,协助医师将支撑架固定于患者胸前托盘上
(4)钳取异物	递抓钳(抓钳一般选择鳄齿抓钳,关节要灵活),术者右手持抓钳钳住异物,过声门时旋转90°使异物钳两钳页分开声带,顺利取出异物
(5)检查术野,彻底止血	检查术野,准备好0.01%盐酸肾上腺素溶液的脑棉片或棉球止血,必要时采用单极电凝吸引头止血
(6)清点用物	共同清点手术用物,退出喉镜,撤离手术物品

七、操作注意事项

1. **设备操作**　①手术开始前开机检查设备状态;冷光源灯泡是否处于有效寿命时间内;正确安装、连接内镜附件,再开设备电源开关。②手术中密切观察设备使用情况,导光束不使用时放于安全位置防止跌落,根据手术进度及时调整光源亮度。③手术后整理设备及相关配件,光纤和各种导线环绕直径大于15cm,防止曲折。

2. **器械准备**　检查内镜手术器械的完整性,电凝器械前端绝缘层有无破损裸露。

3. **手术体位**　妥善固定患者,防止颈后悬空,防止因术中体位改变导致患者移位、坠床;患者头部略高于心脏水平,以利于静脉回流,降低颅内压及减轻颜面部肿胀。

4. **护理操作**　①严格执行手术物品清点制度,防止遗留。②闭合患者双眼后用透明膜粘贴上下眼睑以保护角膜。③使用牙套,避免损伤切牙。④维持静脉管道通畅,加强出入量管理。⑤监督手术医师盐酸肾上腺素盐水的使用剂量和配比浓度,并与麻醉医师沟通。⑥受压部位垫抗压保护垫,关注患者保暖。⑦妥善保管取出的手术标本,并及时与医师确认手术标本的完整性、名称及送检项目,在手术标本离体30min之内及时送检。⑧术中要彻底止血,必要时可结合单极电凝止血。⑨在撤出喉镜前应将喉腔内分泌物吸除干净。⑩严格无菌操作,防止感染。⑪术中出现窒息时,应行紧急气管切开。

第二节　经喉内镜舌根病损切除术

一、应 用 解 剖

舌的上面有一向前开放的"V"形沟称为界沟,将舌分为前2/3的舌体和后1/3的舌根(图8-4)。舌体的前端称为舌尖。舌的下面正中有一黏膜皱襞,称为舌系带。在舌系带根部的两侧有一对小的隆起,称为舌下阜,阜顶上有下颌下腺管和舌下腺管的共同开口。由舌下阜向后外侧延伸的黏膜隆起,称为舌下襞,此襞深面藏有舌下腺。

舌面上的黏膜表面有许多小的突起,称为舌乳头(图8-5)。按其形状可分为丝状乳头、菌状乳头、轮廓乳头等。丝状乳头数量最多,呈白色丝绒状,具有一般感觉的功能。菌状乳头数量较少，为红色钝圆形的小突起，散在于丝状乳头之间，内含有味蕾，司味觉。轮廓乳头最大，有 7～11 个，排列在界沟的前方，乳头中央隆起，周围有环状沟，沟壁内含有味蕾，司味觉。

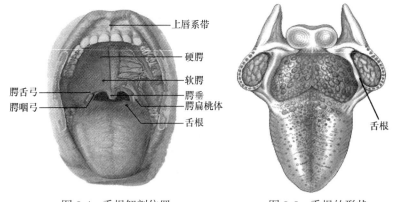

图 8-4　舌根解剖位置　　　　　　图 8-5　舌根的形状

　　每个味蕾由若干个味细胞组成，味细胞通过顶端的纤毛伸出味蕾小孔，感觉出溶解在水中的化学物质是什么味道。固体或气体物质也要先溶解在唾液中，味蕾才能尝出味道。味细胞末端连接着传入神经。当味细胞兴奋时，冲动就沿着传入神经传入大脑的味觉中枢，产生味觉。基本味觉只有酸、甜、苦、咸四种，其余都是混合味觉，是基本味觉的不同组合。四种基本味觉由四种不同的味细胞感受，它们在舌面上的分布是不均匀的。感受甜味和味觉细胞多集中在舌尖，所以舌尖对甜味最敏感。同样的道理，舌的两侧中部对酸味最敏感，舌的两侧前部对咸味最敏感，对苦味最敏感的是舌根。味觉同其他感觉，特别是同嗅觉、皮肤觉相联系。例如，辣觉是热觉、痛觉和基本味觉的混合。

二、适 应 证

　　舌根部较小的良性肿瘤。

三、麻 醉 方 式

　　经口气管插管全身麻醉。

四、手术体位与手术室布局

　　1. 手术体位　患者取颈后仰卧位、垫肩，颈部挺直，下颌抬高，使喉与气管成一直线。对于老年人或颈椎有疾病时，可不用垫肩，平卧头后仰即可。

　　2. 手术室布局　经喉内镜舌根病损切除术的手术室布局同本章第一节"经喉内镜异物取出术"图 8-3。

五、物 品 准 备

1. 设备 双目手术显微镜、冷光源系统、电外科设备、负压吸引器、喉镜支撑平台。
2. 器械 支撑喉镜器械(塑料牙齿保护器)、喉显微手术器械(喉钳、吸引器头等)。
3. 其他 除常规物品外,另需 0.1%盐酸肾上腺素 1 支,脑棉片、棉球。

六、手术步骤及配合

手术步骤及配合见表 8-2。

表 8-2 经喉内镜舌根病损切除术手术步骤与配合

手术步骤	手术配合
(1)消毒皮肤,铺手术单	同本章第一节表 8-1
(2)连接设备	同本章第一节表 8-1
(3)显露舌根,显露舌根病损	递塑料牙齿保护器,保护切牙,递支撑喉镜,术者左手持支撑喉镜,抬起舌根,吸净口腔内分泌物,显露舌根病损,协助医师将支撑架固定于患者胸前托盘上
(4)切除舌根病损	递显微喉钳,术者左手持显微喉钳钳住舌根病损;递显微喉剪,术者右手持显微喉剪从舌根病损根部完整剪除舌根病损组织
(5)检查病损组织的完整性,彻底止血	检查术野及病损组织的完整性,如还有病损未切除干净可再次切除,准备好 0.01%盐酸肾上腺素溶液的脑棉片或棉球止血,必要时采用单极电凝止血
(6)清点用物	共同清点手术用物,退出喉镜,撤离手术物品

七、操作注意事项

1. 设备操作 同本章第一节"经喉内镜异物取出术"。
2. 器械准备 同本章第一节"经喉内镜异物取出术"。
3. 手术体位 同本章第一节"经喉内镜异物取出术"。
4. 护理操作 ①严格执行手术物品清点制度,防止遗留。②闭合患者双眼后用透明膜粘贴上下眼睑以保护角膜。③使用牙套,避免损伤切牙。④维持静脉管道通畅,加强出入量管理。⑤监督手术医师盐酸肾上腺素盐水的使用剂量和配比浓度,并与麻醉医师沟通。⑥受压部位垫抗压保护垫,关注患者保暖。⑦妥善保管取出的手术标本,并及时与医师确认手术标本的完整性、名称及送检项目,在手术标本离体 30min 之内及时送检。⑧术中要彻底止血,必要时可结合单极电凝止血。⑨在撤出喉镜前应将喉腔内分泌物吸除干净。⑩严格无菌操作,防止感染。

第三节　经喉内镜环杓关节复位术

一、应 用 解 剖

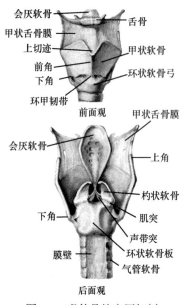

图 8-6　喉软骨的应用解剖

喉的支架由软骨构成,包括单一的会厌软骨、甲状软骨、环状软骨和成对的杓状软骨、楔状软骨、小角软骨(图 8-6)。其中,小角软骨和楔状软骨很小,临床意义不大。杓状软骨呈三角锥体形,左右各一,位于环状软骨板的外上缘,其底部和环状软骨连接成环杓关节。杓状软骨沿环状软骨板上缘滑动和旋转时,可使声带张开或闭合。底部前端为声带突,为声带后端的附着处。底部外侧有肌突,环杓后肌附着于其后部;环杓侧肌及甲杓肌外侧部的部分肌纤维附着于其前外侧面。

环杓关节(图 8-7)由杓状软骨底与环状软骨(图 8-8)板上缘的关节面构成。杓状软骨在此关节上可沿垂直轴做旋转运动,使声带突向内、外侧移动,因而能开大及缩小声门。杓状软骨也可左右滑行。

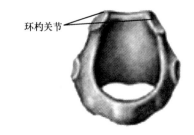

图 8-7　环杓关节解剖位置

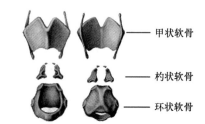

图 8-8　甲状软骨、杓状软骨、环状软骨解剖

二、适 应 证

环杓关节脱位包括全脱位和半脱位,前脱位和后脱位。

三、麻 醉 方 式

表面麻醉。

四、手术体位与手术室布局

1. 手术体位　患者取颈后仰卧位、垫肩，颈部挺直，下颌抬高，使喉与气管成一直线。对于老年人或颈椎有疾病时，可不用垫肩，平卧头后仰即可。

2. 手术室布局　经喉内镜环杓关节复位术的手术室布局同本章第一节"经喉内镜异物取出术"图 8-3。

五、物　品　准　备

1. 设备　双目手术显微镜、冷光源系统、电外科设备、负压吸引器、喉镜支撑平台。

2. 器械　支撑喉镜器械(塑料牙齿保护器)、长柄枪状喉镜手术器械、长柄扁桃体剥离子。

3. 其他　除常规物品外，另备 1%丁卡因 5 支，医用喷壶 1 个。

六、手术步骤及配合

手术步骤及配合见表 8-3。

表 8-3　经喉内镜环杓关节复位术手术步骤与配合

手术步骤	手术配合
(1)消毒皮肤，铺手术单	递海绵钳钳碘伏纱球消毒颜面部及颈部；按头面部手术常规铺单
(2)连接设备	检查、连接、调节内镜摄像系统、光源系统、电外科设备、负压吸引器等
(3)实施麻醉	递表面麻醉喷壶、1%丁卡因喷咽部 3 次实施表面麻醉，递 10ml 注射器抽 1%丁卡因 3ml 滴 2 次会厌喉面及梨状隐窝
(4)显露环杓关节、梨状隐窝及声带	递塑料牙齿保护器，保护切牙，递光源系统连接到喉镜通道上，待喉镜通道置入喉部，显露环杓关节、梨状隐窝及声带，助手协助将喉镜通道固定到支撑平台上
(5)复位	递扁桃体剥离器伸入脱位侧梨状隐窝下方，前脱位者嘱患者发"衣"音的同时，剥离器向后、向上、向内侧用力拨动杓状软骨；后脱位者于吸气时，向前、向上、向内拨动杓状软骨使其复位
(6)检查术野	递带吸引器抽吸术野分泌物，检查有无出血
(7)清点用物	共同清点手术用物
(8)撤出喉镜系统	撤出并检查喉镜系统

七、操作注意事项

1. 设备操作　同本章第一节"经喉内镜异物取出术"。

2. 器械准备　同本章第一节"经喉内镜异物取出术"。

3. 手术体位　同本章第一节"经喉内镜异物取出术"。

4. 护理操作　①严格执行手术物品清点制度，防止遗留。②闭合患者双眼后用透明膜粘贴上下眼睑以保护角膜。③使用牙套，避免损伤切牙。④维持静脉管道通畅，加强出入量管理。⑤受压部位垫抗压保护垫，关注患者保暖。⑥术中止血要彻底，必要时可结合单极电凝止血。⑦在撤出喉镜前应将喉腔内分泌物吸除干净。⑧严格无菌操作，防止感染。⑨术中要严密观察患者各项生命体征，保持与患者的有效沟通，给予心理疏导，使其以最佳状态积极配合手术。

第四节　经喉内镜喉良性肿瘤切除术

一、应 用 解 剖

喉（见图 8-1）为气管前端的膨大部分，既是呼吸的通道，也是发音器官。喉上通口咽，下接气管，为呼吸与发音的重要器官。其位于颈前正中部，在成人相当于第 3～6 颈椎部，为一组软骨、韧带、喉肌及黏膜构成的锥形管状器官。喉的入口称为喉口，喉壁腹前缘的会厌软骨在吞咽时可遮盖喉口，食物和水经会厌上面进入食管，可防止食物和水误入气管。平时喉口开启，是空气进出气管的门户。由甲状软骨和环状软骨构成的喉腔，在中部的侧壁上有黏膜褶所形成的声带为发声器官。

二、适 应 证

喉部良性肿物。

三、麻 醉 方 式

经口气管插管全身麻醉。

四、手术体位与手术室布局

1. 手术体位　患者取颈后仰卧位、垫肩，颈部挺直，下颌抬高，使喉与气管成一直线。对于老年人或颈椎有疾病时，可不用垫肩，平卧头后仰即可。

2. 手术室布局　经喉内镜良性肿瘤切除术手术室布局同本章第一节"经喉内镜异物取出术"图 8-3。

五、物 品 准 备

1. 设备　双目手术显微镜、冷光源系统、电外科设备、负压吸引器、喉镜支撑平台。
2. 器械　支撑喉镜器械(塑料牙齿保护器)、长柄枪状喉镜手术器械、带电凝吸引器、长柄单双极器械。
3. 其他　除常规物品外,另需 0.1%盐酸肾上腺素 1 支,脑棉片、棉球。

六、手术步骤及配合

手术步骤及配合见表 8-4。

表 8-4　经喉内镜喉良性肿瘤切除术手术步骤与配合

手术步骤	手术配合
(1)消毒皮肤,铺手术单	同本章第三节表 8-3
(2)连接设备	同本章第三节表 8-3
(3)建立喉镜通道	递塑料牙齿保护器,保护切牙,递冷光源系统连接到喉镜通道上,将喉镜通道置入喉部
(4)固定支撑架	协助将喉架连接部一端固定于喉撑开器上,另一端与支架相连接
(5)显露并切除喉肿物	递侧开口显微喉钳夹持喉肿物最突出部位,递喉显微剥离子剥离肿物,递喉翘头钳、喉剪、喉刀沿边缘将肿物切除
(6)检查术野,彻底止血	递长柄枪状钳夹持 0.01%盐酸肾上腺素盐水脑棉片压迫止血,用长尖状刀头电凝或用电凝吸引器彻底止血
(7)清点用物	共同清点手术用物
(8)撤出喉镜系统	撤出并检查喉镜系统

七、操作注意事项

操作注意事项同本章第二节"经喉内镜舌根病损切除术"。

第五节　经喉内镜声带肿物切除术
一、应 用 解 剖

声带(图 8-9)又称声壁,是发声器官的主要组成部分。其位于喉腔中部,由声带肌、声带韧带和黏膜三部分组成,左右对称。声带的固有膜是致密结缔组织,在皱襞的边缘有强韧的弹性纤维和横纹肌,弹性大。

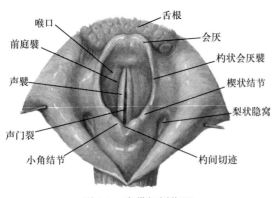

图 8-9 声带解剖位置

两侧声带及杓状软骨底之间的裂隙称为声门裂，是喉腔最狭窄的部位。声门裂的前 2/3 位于两侧声襞之间，称为膜间部；而声门裂的后 1/3 位于两侧杓状软骨的底和声带突之间，称为软骨间部。将声带和声门裂合称为声门。

发声时，两侧声带拉紧，声门裂变窄甚至几乎关闭，从气管和肺冲出的气流不断冲击声带，引起振动而发声，在喉内肌肉协调作用的支配下，使声门裂受到有规律性的控制。

二、适 应 证

1. 声带小结　经一段时间的发声训练而无改善者，不论小结大小，以嗓音受影响的程度和患者的职业需要为决定手术的主要依据。

2. 声带息肉　所有声带息肉都是嗓音外科手术的适应证，发音训练在声带息肉的治疗中同样起着重要的作用。

三、麻 醉 方 式

经口气管插管全身麻醉。

四、手术体位与手术室布局

1. 手术体位　患者取颈后仰卧位、垫肩，颈部挺直，下颌抬高，使喉与气管成一直线。对于老年人或颈椎有疾病时，可不用垫肩，平卧头后仰即可。

2. 手术室布局　经喉内镜声带肿物切除术手术室布局同本章第一节"经喉内镜异物取出术"图 8-3。

五、物 品 准 备

1. 设备　双目手术显微镜、冷光源系统、电外科设备、负压吸引器、喉镜支撑平台。

2. 器械　支撑喉镜器械(塑料牙齿保护器)、喉显微手术器械(喉钳、吸引器头等)。

3. 其他　除常规物品外，另需 0.1%盐酸肾上腺素 1 支，脑棉片、棉球。

六、手术步骤及配合

手术步骤及配合见表 8-5。

表 8-5　经喉内镜声带肿物切除术手术步骤与配合

手术步骤	手术配合
(1) 消毒皮肤，铺手术单	同本章第一节表 8-1
(2) 连接设备	同本章第一节表 8-1
(3) 显露声带肿物	递塑料牙齿保护器，保护切牙，递支撑喉镜，术者左手持支撑喉镜，抬起舌根，吸净口腔内分泌物，然后沿麻醉插管表面徐徐推入，挑起会厌，逐步显露声门，充分显露声带肿物，协助医师将支撑架固定于患者胸前托盘上
(4) 切除声带肿物	递喉钳(管式，切割型)，术者右手持喉钳钳住肿物，切除并完整取出
(5) 检查术野，彻底止血	检查术野，准备好 0.01%盐酸肾上腺素的脑棉片或棉球止血，必要时采用二氧化碳激光或单极电凝止血
(6) 清点用物	共同清点手术用物，退出喉镜，撤离手术物品

七、操作注意事项

操作注意事项同本章第二节"经喉内镜舌根病损切除术"。

第六节　经喉内镜 CO_2 激光喉肿物切除术

一、应 用 解 剖

应用解剖同本章第四节"经喉内镜喉良性肿瘤切除术"。

二、适 应 证

喉肿物。

三、麻 醉 方 式

经口气管插管全身麻醉。

四、手术体位与手术室布局

1. **手术体位**　患者取颈后仰卧位、垫肩，颈部挺直，下颌抬高，使喉与气管成一直

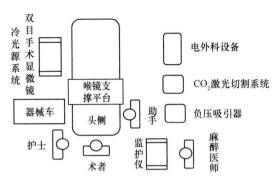

图 8-10　经喉内镜 CO_2 喉肿物切除术手术室设置

线。对于老年人或颈椎有疾病时，可不用垫肩，平卧头后仰即可。

2. 手术室布局　经喉内镜 CO_2 喉肿物切除术的手术室布局见图 8-10。

五、物 品 准 备

1. 设备　冷光源系统、双目手术显微镜、电外科设备、CO_2 激光切割系统、负压吸引器、喉镜支撑平台。

2. 器械　支撑喉镜器械(塑料牙齿保护器)、CO_2 激光光纤、喉显微手术器械、负压吸引器，长柄单极、双极电凝器械。

3. 其他　除喉内镜常规物品外，另需 0.1%盐酸肾上腺素 1 支、脑棉片、棉球、五官科纱条、激光防护镜、激光安全警示牌。

六、手术步骤及配合

手术步骤及配合见表 8-6。

表 8-6　经喉内镜 CO_2 激光喉肿物切除术手术步骤与配合

手术步骤	手术配合
(1) 消毒皮肤，铺手术单	同本章第一节表 8-1
(2) 连接设备	检查、连接、调节内镜摄像系统、光源系统、电外科设备、CO_2 激光切割系统、显微镜系统、负压吸引器
(3) 建立喉镜通道	递塑料牙齿保护器，保护切牙，递光源系统连接到喉镜通道上，将喉镜通道置入喉部
(4) 固定支撑架，撑开喉腔	协助将喉架连接部一端固定于喉撑开器上，另一端与支架相连接，中间调节螺丝锁紧。撑开喉腔，递湿五官科纱条保护气管插管、患者切牙及上唇。递长柄枪状钳夹持湿脑棉片覆盖声门下方插管气囊，防止激光引燃套囊，检查有无气体逸出，确保封闭患者下呼吸道
(5) 显微镜耦联，连接 CO_2 激光切割系统	协助将 CO_2 激光治疗机、双目显微镜系统与喉镜通道连接，调节 CO_2 激光治疗机模式及功率
(6) 显露并切除喉肿物	递侧开口显微喉钳夹持喉肿物最突出部位，递激光光纤沿肿物边缘 2～3mm 切除肿物，递长柄显微喉钳将肿物取出送检
(7) 检查术野，彻底止血	递长柄枪状钳夹持 0.01%盐酸肾上腺素盐水脑棉片压迫创面止血，用双极电凝、带电凝吸引器彻底止血
(8) 清点用物	共同清点手术用物
(9) 撤出喉镜系统	撤出并检查喉镜系统

七、操作注意事项

1. 设备操作　①手术开始前开机检查设备状态；冷光源灯泡是否处于有效寿命时间

内；正确安装、连接内镜附件、激光光纤，再开设备电源开关。②手术中密切观察设备使用情况，导光束、激光光纤不使用时放于安全位置防止跌落，根据手术进度及时调整光源亮度。③手术后整理设备及相关配件，光纤和各种导线环绕直径大于15cm，防止曲折。

2. 器械准备　同本章第一节"经喉内镜异物取出术"。

3. 手术体位　同本章第一节"经喉内镜异物取出术"。

4. 护理操作

(1)严格执行手术物品清点制度，防止遗留。

(2)闭合患者双眼后用透明膜粘贴上下眼睑以保护角膜。

(3)使用牙套，避免损伤切牙。

(4)维持静脉管道通畅，加强出入量管理。

(5)监督手术医师盐酸肾上腺素盐水的使用剂量和配比浓度，并与麻醉医师沟通。

(6)受压部位垫抗压保护垫，关注患者保暖。

(7)妥善保管取出的手术标本，并及时与医师确认手术标本的完整性、名称及送检项目，在手术标本离体30min之内及时送检。

(8)术中止血要彻底，必要时可结合单极电凝止血。

(9)在撤出喉镜前应将喉腔内分泌物吸除干净。

(10)严格无菌操作，防止感染。

(11)激光操作中的护理要点：①术前将激光安全警示牌悬挂于手术间门口，建立激光安全控制区，准备足够数量的激光防护镜。②术中，所有参与激光手术的医护人员戴上防护镜，根据医师的要求操作激光仪，在使用过程中不可离开激光仪，更换气体之前关闭激光仪，在激光治疗附近使用无反光的器械。③术中激光光纤末端可造成热灼伤，使用完的激光光纤末端应放在湿纱布或敷料上。

第七节　经喉内镜 CO_2 激光声带沟切除+喉功能重建术

一、应 用 解 剖

声带沟(图8-11)又称沟状声带、双重声带或声带萎缩纹等，是指平行于声带游离缘的沟样凹陷，可位于双侧或单侧声带，其长度、深浅不一，患者出现不同程度的发声障碍。组织学上声带沟为固有层浅层发生改变，致使上皮附着于其下方的声韧带甚至声带肌、声带边缘畸形伴部分组织缺乏，声带边缘的僵硬程度增加，声带形态及振动模式因此而发生改变，引起一系列相应的症状。

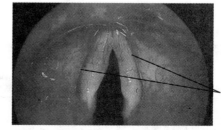

声带沟

图8-11　声带沟解剖位置

二、适 应 证

病理性声带沟，以持续性中度、重度声音嘶哑为主要表现，同时可伴有发声疲劳、发声无力、努力性发声、紧张性发声和气息声等。

三、麻 醉 方 式

经口气管插管全身麻醉。

四、手术体位与手术室布局

1. 手术体位　患者取颈后仰卧位、垫肩，颈部挺直，下颌抬高，使喉与气管成一直线。对于老年人或颈椎有疾病时，可不用垫肩，平卧头后仰即可。

2. 手术室布局　经喉内镜 CO_2 激光声带沟切除+喉功能重建术手术室布局同本章第六节"经喉内镜 CO_2 激光喉肿物切除术"图 8-10。

五、物 品 准 备

1. 设备　冷光源系统、双目手术显微镜、电外科设备、CO_2 激光切割系统、负压吸引器、喉镜支撑平台。

2. 器械　支撑喉镜器械(塑料牙齿保护器)、CO_2 激光光纤、喉显微手术器械、吸引装置，长柄单极、双极电凝器械。

3. 其他　除喉内镜常规物品外，另需 0.1%盐酸肾上腺素 1 支、脑棉片、棉球、五官科纱条、激光防护镜、激光安全警示牌。

六、手术步骤及配合

手术步骤及配合见表 8-7。

表 8-7　经喉内镜 CO_2 激光声带沟切除+喉功能重建术手术步骤与配合

手术步骤	手术配合
(1)消毒皮肤，铺手术单	同本章第六节表 8-6
(2)连接设备	同本章第六节表 8-6

手术步骤	手术配合
(3)建立喉镜通道	同本章第六节表 8-6
(4)固定支撑架,撑开喉腔	同本章第六节表 8-6
(5) 连接显微镜耦联,CO$_2$ 激光切割系统	同本章第六节表 8-6
(6)显露声带沟并切除,重建喉功能	递激光光纤切取阔筋膜约 25mm×30mm 大小,切除沟内黏膜,递显微喉钳协助剥离黏膜固有层,制作沟上、下黏膜微瓣,形成囊袋,将备用阔筋膜植入声带沟内,递长柄针持夹持 5-0 可吸收缝线缝合黏膜下和上、下黏膜微瓣
(7)检查术腔,止血	递长柄枪状钳夹持盐酸肾上腺素盐水脑棉片压迫止血,用长尖状刀头电凝止血
(8)清点用物	共同清点手术用物
(9)撤出喉镜系统	撤出并检查喉镜系统

七、操作注意事项

操作注意事项同本章第六节"经喉内镜 CO$_2$ 激光喉肿物切除术"。

第八节 经喉内镜 CO$_2$ 激光喉癌切除术

一、应 用 解 剖

应用解剖同本章第四节"经喉内镜喉良性肿瘤切除术"。

二、适 应 证

1. 声门型喉癌 T$_1$～T$_2$ 病变 多数人都认为支撑喉镜下激光手术是治疗声带原位癌、T$_{1a}$ 病变的首选治疗,部分声带癌 T$_{1b}$(双侧声带膜部病变,前连合未受侵)及 T$_2$ 病变为激光治疗的适应证。此类病变可在支撑喉镜下完全显露,切除时保留相对的安全界线(2～3mm),目前疗效已得到临床研究的认可。

2. 舌骨上会厌癌 T$_1$～T$_2$ 病变 肿瘤位置较高,下界有较大的安全界线,容易在支撑喉镜下显露,上界为会厌游离缘。

3. 局限的杓会厌襞癌 早期杓会厌襞癌未侵犯声门旁间隙和梨状隐窝,肿瘤的上界和两侧缘游离,支撑喉镜可完全显露肿瘤,将杓会厌襞前缘切开,再分别切开室带上缘和梨状隐窝内侧壁,可完整切除肿瘤。

4. 室带癌 早期室带癌是激光手术的适应证,重要的是判断肿瘤有无深层浸润,支撑喉镜可充分显露室带,激光手术向外可达甲状软骨内软骨膜,切除室带和部分声门旁间隙,完整切除肿瘤。

三、麻 醉 方 式

经口气管插管全身麻醉。

四、手术体位与手术室布局

1. 手术体位　患者取颈后仰卧位、垫肩，颈部挺直，下颌抬高，使喉与气管成一直线。对于老年人或颈椎有疾病时，可不用垫肩，平卧头后仰即可。

2. 手术室布局　经喉内镜 CO_2 激光喉癌切除术手术室布局同本章第六节"经喉内镜 CO_2 激光喉肿物切除术"图 8-10。

五、物 品 准 备

1. 设备　冷光源系统、双目手术显微镜、电外科设备、CO_2 激光切割系统、负压吸引器、喉镜支撑平台。

2. 器械　支撑喉镜器械(塑料牙齿保护器)、CO_2 激光光纤、喉显微手术器械、吸引装置，长柄单极、双极电凝器械。

3. 其他　除喉内镜常规物品外，另需 0.1%盐酸肾上腺素 1 支、脑棉片、棉球、五官科纱条、激光防护镜、激光安全警示牌。

六、手术步骤及配合

手术步骤及配合见表 8-8。

表 8-8　经喉内镜 CO_2 激光喉癌切除术手术步骤与配合

手术步骤	手术配合
(1) 消毒皮肤，铺手术单	同本章第六节表 8-6
(2) 连接设备	同本章第六节表 8-6
(3) 建立喉镜通道	同本章第六节表 8-6
(4) 固定支撑架，撑开喉腔	同本章第六节表 8-6
(5) 显微镜耦联，连接 CO_2 激光切割系统	同本章第六节表 8-6
(6) 显露、切除喉癌	手术操作前，嘱麻醉师使用混合氧吸入麻醉。递激光光纤距肿瘤边缘 2～5cm 切除肿瘤，切缘行多点活检，确定无肿瘤残存为止
(7) 检查术腔，止血	递长柄枪状钳夹持盐酸肾上腺素盐水脑棉片压迫创面止血，用电凝彻底止血
(8) 清点用物	清点台上用物
(9) 撤出喉镜系统	撤出并检查喉镜系统

七、操作注意事项

操作注意事项同本章第六节"经喉内镜 CO_2 激光喉肿物切除术"。

第九节　经喉内镜 CO_2 激光第三鳃裂瘘口封闭术

一、应 用 解 剖

鳃裂瘘管为鳃囊、鳃沟相通或鳃沟不消失而生成鳃裂瘘管的外瘘口及全程，因瘘管位于颈部，故又称为颈侧瘘管。因囊肿与瘘管同属一种来源的疾病，因此一般凡在颈侧皮肤、耳道及咽内均有开口者称为瘘管；仅在颈侧皮肤、耳道或咽内一端有开口者称为不完全瘘管或窦道；如两端均无开口，仅为残留在组织内的上皮腔隙，则多会因分泌物的潴留而发展为囊肿，因此囊肿与瘘管多一起论述。第一鳃裂瘘管伴有耳内流脓。第二、三鳃裂瘘管在胸锁乳突肌前缘中 1/3 和下 1/3 处有外瘘口，扁桃体窝、食管上端有内瘘口，沿外瘘口向上触诊，可触及有坚实条索状物。第三鳃裂(图 8-12)形成瘘管临床少见，瘘道外口位置常常很低，多数患者仅在颈胸交界部有一外口，形成一短小的窦道。

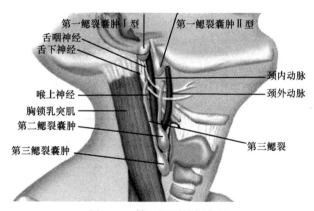

图 8-12　第三鳃裂解剖位置

二、适 应 证

第三鳃裂瘘。

三、麻 醉 方 式

经口气管插管全身麻醉。

四、手术体位与手术室布局

1. **手术体位** 患者取颈后仰卧位、垫肩，颈部挺直，下颌抬高，使喉与气管成一直线。对于老年人或颈椎有疾病时，可不用垫肩，平卧头后仰即可。

2. **手术室布局** 经喉内镜 CO_2 激光第三鳃裂瘘口封闭术手术室布局同本章第六节"经喉内镜 CO_2 激光喉肿物切除术"图 8-10。

五、物 品 准 备

1. **设备** 冷光源系统、双目手术显微镜、电外科设备、CO_2 激光切割系统、负压吸引器、喉镜支撑平台。

2. **器械** 支撑喉镜器械(塑料牙齿保护器)、CO_2 激光光纤、喉显微手术器械、吸引装置，长柄单极、双极电凝器械，长柄持针器。

3. **其他** 除喉内镜常规物品外，另需 0.1%盐酸肾上腺素 1 支、脑棉片、棉球、五官科纱条、4-0 可吸收缝线、激光防护镜、激光安全警示牌。

六、手术步骤及配合

手术步骤及配合见表 8-9。

表 8-9 经喉内镜 CO_2 激光第三鳃裂瘘口封闭术手术步骤与配合

手术步骤	手术配合
(1) 消毒皮肤，铺手术单	同本章第六节表 8-6
(2) 连接设备	同本章第六节表 8-6
(3) 建立喉镜通道	同本章第六节表 8-6
(4) 固定支撑架，撑开喉腔	同本章第六节表 8-6
(5) 显微镜耦联，连接 CO_2 激光切割系统	同本章第六节表 8-6
(6) 显露梨状隐窝，探查第三鳃裂内瘘口	在喉镜下显露梨状隐窝,递长柄扁桃体剥离子探查显露第三鳃裂内瘘口
(7) 切除、封闭第三鳃裂内瘘口	递 CO_2 激光光纤在梨状隐窝外侧壁上切除内瘘口周边组织,递长柄持针器、4-0 可吸收线先内翻缝合,再荷包缝合切缘,封闭瘘口
(8) 检查术野，彻底止血	递长柄枪状钳夹持盐酸肾上腺素盐水脑棉片压迫创面止血、双极电凝、带电凝吸引器彻底止血
(9) 清点用物	共同清点手术用物
(10) 撤出喉镜系统	撤出并检查喉镜系统

七、操作注意事项

操作注意事项同本章第六节"经喉内镜 CO_2 激光喉肿物切除术"。

第十节　经喉内镜 CO_2 激光下咽癌切除术

一、应 用 解 剖

咽(图 8-13)是一前后略扁的漏斗形肌性管道，位于第 1～6 颈椎前方，上端附于颅底，向下于第 6 颈椎下缘或环状软骨的高度续于食管。咽有前壁、后壁及侧壁，其前壁不完整，故咽向前分别与鼻腔、口腔及喉腔相通。咽腔分别以软腭与会厌上缘为界，分为鼻咽、口咽和喉咽三部分。喉咽又称下咽，上起自会厌上缘平面，下至第 6 颈椎体下缘平面与食管相续。前壁有喉口通向喉腔。喉咽为咽的 3 个部分中最下的部分，稍狭窄，是消化管与呼吸道的共同通道。下咽部在临床上分为 3 个解剖区：梨状隐窝、环状软骨后区(简称环后区)和喉咽后壁区。

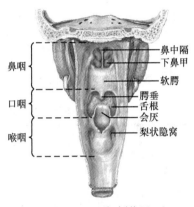

图 8-13　咽解剖位置

二、适 应 证

下咽癌。

三、麻 醉 方 式

经口气管插管全身麻醉。

四、手术体位与手术室布局

1. 手术体位　患者取颈后仰卧位、垫肩，颈部挺直，下颌抬高，使喉与气管成一直线。对于老年人或颈椎有疾病时，可不用垫肩，平卧头后仰即可。

2. 手术室布局　经喉内镜 CO_2 激光下咽癌切除术手术布局同本章第六节"经喉内镜 CO_2 激光喉肿物切除术"图 8-10。

五、物 品 准 备

1. 设备　冷光源系统、双目手术显微镜、电外科设备、CO_2激光切割系统、负压吸引器、喉镜支撑平台。

2. 器械　支撑喉镜器械(塑料牙齿保护器)、CO_2激光光纤、喉显微手术器械、吸引器械、长柄双极电凝器械。

3. 其他　除喉内镜常规物品外，另需 0.1%盐酸肾上腺素 1 支、脑棉片、棉球、五官科纱条、激光防护镜、激光安全警示牌。

六、手术步骤及配合

手术步骤及配合见表 8-10。

表 8-10　经喉内镜 CO_2 激光下咽癌切除术手术步骤与配合

手术步骤	手术配合
(1)消毒皮肤，铺手术单	同本章第六节表 8-6
(2)连接设备	同本章第六节表 8-6
(3)建立喉镜通道	同本章第六节表 8-6
(4)固定支撑架，撑开喉腔	同本章第六节表 8-6
(5)显微镜耦联，连接 CO_2 激光切割系统	同本章第六节表 8-6
(6)显露并切除肿物	递长柄扁桃体剥离子探查暴露肿物，递侧开口显微喉钳、激光光纤沿肿物边缘 2～3mm 切除肿物
(7)检查术野，彻底止血	递长柄枪状钳夹持盐酸肾上腺素盐水脑棉片压迫创面止血，电凝彻底止血
(8)清点用物	共同清点手术用物
(9)撤出喉镜系统	撤出并检查喉镜系统

七、操作注意事项

操作注意事项同本章第六节"经喉内镜 CO_2 激光喉肿物切除术"。

第十一节　经喉内镜下杓状软骨切除术
一、应 用 解 剖

杓状软骨(图 8-14)位于环状软骨板上缘两侧，在构成喉的软骨中，杓状软骨是成对软骨，其形状近似三棱锥形，可分尖、底和二突。底朝下与环状软骨板上缘的关节面构成环杓关节。由底向前伸出的突起有声韧带附着，称为声带突。由底向外侧伸出的突起有喉肌附着，称为肌突。

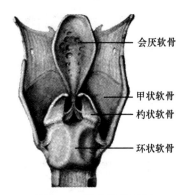

图 8-14 杓状软骨解剖

会厌软骨

甲状软骨

杓状软骨

环状软骨

二、适 应 证

1. 杓状软骨因神经源性或关节强直而致呼吸不畅或呼吸困难者。

2. 因双侧声带外展麻痹而行气管切开术后经保守治疗仍不能拔管，患者不愿意长期戴气管套管者。

三、麻 醉 方 式

经口气管插管全身麻醉。

四、手术体位与手术室布局

1. 手术体位 患者取颈后仰卧位、垫肩，颈部挺直，下颌抬高，使喉与气管成一直线。对于老年人或颈椎有疾病时，可不用垫肩，平卧头后仰即可。

2. 手术室布局 经喉内镜杓状软骨切除术的手术室布局见图 8-15。

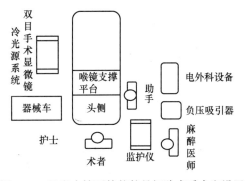

图 8-15 经喉内镜下杓状软骨切除术手术室设置

五、物 品 准 备

1. 设备 双目手术显微镜、冷光源系统、电外科设备、负压吸引器，喉镜支撑平台。

2. 器械　支撑喉镜器械(塑料牙齿保护器等)、喉显微手术器械(喉钳、吸引器头等)、电凝器械。

3. 其他　除常规物品外，另需 0.1%盐酸肾上腺素 1 支、脑棉片、棉球。

六、手术步骤及配合

手术步骤及配合见表 8-11。

表 8-11　经喉内镜下杓状软骨切除术手术步骤与配合

手术步骤	手术配合
(1)消毒皮肤，铺手术单	同本章第一节表 8-1
(2)连接设备	同本章第一节表 8-1
(3)显露喉部，连接支撑喉镜	递塑料牙齿保护器，保护切牙，递支撑喉镜，术者左手持支撑喉镜，抬起舌根，吸净口腔内分泌物，然后沿麻醉插管表面徐徐推入，挑起会厌，将喉镜远端尖部越过会厌，挑起会厌，调整喉镜的位置至能满意显露喉部时，协助医师将支撑架固定于患者胸前托盘上
(4)调试手术显微镜，显露声门	移动手术显微镜，使手术显微镜的物镜能通过喉镜看到声门，对准焦距后，固定手术显微镜
(5)切除杓状软骨	用喉显微手术器械，在杓状软骨表面做切口,切开杓状会厌襞黏膜，分离黏膜下的软组织，显露出杓状软骨的上部，以小钳子夹住杓状软骨，分离周围组织，取出杓状软骨
(6)检查术野，彻底止血	检查术野，准备好浸有盐酸肾上腺素的小棉球压迫出血点止血，必要时采用单极电凝止血；电灼去除杓状软骨后的组织腔，以利于以后瘢痕形成牵拉声带向外侧移位，对合杓状会厌襞上的切口
(7)清点用物，撤出喉镜系统	共同清点手术用物，退出喉镜，撤离手术物品

七、操作注意事项

1. 设备操作　同本章第一节 "经喉内镜异物取出术"。
2. 器械准备　同本章第一节 "经喉内镜异物取出术"。
3. 手术体位　同本章第一节 "经喉内镜异物取出术"。
4. 护理操作　同本章第二节 "经喉内镜舌根病损切除术"。

第十二节　经喉内镜瘢痕切除成形术
一、应 用 解 剖

喉(见图 8-11)为气管前端的膨大部分，既是呼吸的通道，也是发音器官。喉由软骨、韧带、肌肉及黏膜构成。喉的入口称为喉口，喉壁腹前缘的会厌软骨在吞咽时可遮盖喉口，食物和水经会厌上面进入食管，可防止食物和水误入气管。平时喉口开启，是空气进出气管的门户。由甲状软骨和环状软骨构成的喉腔，在中部的侧壁上有黏膜褶所形成的声带为发声器官。

喉部瘢痕引起的喉狭窄会导致喉腔变狭窄，影响呼吸和发声功能。其主要症状有声嘶、喉喘鸣、咳嗽、呼吸困难，严重者可发生发绀或窒息。

二、适 应 证

喉瘢痕性狭窄导致的发声、呼吸等功能障碍。

三、麻 醉 方 式

经口气管插管全身麻醉。

四、手术体位与手术室布局

1. 手术体位　患者取颈后仰卧位、垫肩，颈部挺直，下颌抬高，使喉与气管成一直线。对于老年人或颈椎有疾病时，可不用垫肩，平卧头后仰即可。

2. 手术室布局　经喉内镜瘢痕切除成形术手术室布局同本章第六节"经喉内镜 CO_2 激光喉肿物切除术"图 8-10。

五、物 品 准 备

1. 设备　冷光源系统、双目手术显微镜、电外科设备、CO_2 激光切割系统、负压吸引器、喉镜支撑平台。

2. 器械　支撑喉镜器械(塑料牙齿保护器)、CO_2 激光光纤、喉显微手术器械、吸引装置，长柄单极、双极电凝器械。

3. 其他　除喉内镜常规物品外，另需 0.1%盐酸肾上腺素 1 支、脑棉片、棉球、五官科纱条、激光防护镜、激光安全警示牌。

六、手术步骤及配合

手术步骤及配合见表 8-12。

表 8-12 经喉内镜瘢痕切除成形术手术步骤与配合

手术步骤	手术配合
(1)消毒皮肤，铺手术单	递海绵钳钳碘伏纱球消毒颜面部及颈部；按头面部手术常规铺单
(2)连接设备	检查、连接、调节内镜摄像系统、冷光源系统、电外科设备、CO_2 激光切割系统、双目显微镜系统、负压吸引器
(3)建立喉镜通道	递塑料牙齿保护器，保护切牙，递光源系统连接到喉镜通道上，将喉镜通道置入喉部
(4)固定支撑架，撑开喉腔	协助将喉架连接部一端固定于喉撑开器上，另一端与支架相连接，中间调节螺丝锁紧。撑开喉腔，递湿五官科纱条保护气管插管、患者切牙及上唇。递长柄枪状钳夹持湿脑棉片覆盖声门下方插管气囊，防止激光引燃套囊，检查有无气体逸出，确保封闭患者下呼吸道
(5)显微镜耦联，连接 CO_2 激光切割系统	协助将 CO_2 激光切割系统、双目镜显微镜系统与喉镜通道连接，调节 CO_2 激光治疗机模式及功率
(6)显露并切除瘢痕组织、喉腔成形	递长柄扁桃体剥离子探查显露瘢痕组织，递长柄显微喉钳、激光光纤沿瘢痕边缘切除瘢痕组织及部分甲状软骨板，分离双蒂胸骨舌骨肌瓣和甲状软骨膜修补喉腔
(7)检查术野，彻底止血	递长柄枪状钳夹持肾上腺素盐水脑棉片压迫创面止血，电凝彻底止血
(8)清点用物	共同清点手术用物
(9)撤出喉镜系统	撤出并检查喉镜系统

七、操作注意事项

操作注意事项同本章第六节"经喉内镜 CO_2 激光喉肿物切除术"。

第十三节 经喉内镜下声带充填术

一、应 用 解 剖

应用解剖同本章第五节"经喉内镜声带肿物切除术"。

二、适 应 证

声门闭合不全性声嘶。

三、麻 醉 方 式

经鼻气管插管全身麻醉。

四、手术体位与手术室布局

1. 手术体位 患者取颈后仰卧位，肩下置长枕，头部后仰 15°～20°，颈后置小枕预防颈部悬空，头部两侧置沙袋固定。

2. 手术室布局 经喉内镜声带充填术的手术室布局同本章第一节"经喉内镜异物取出术"图 8-3。

五、物 品 准 备

1. 设备 双目手术显微镜、冷光源系统、电外科设备、负压吸引器、喉镜支撑平台。

2. 器械 支撑喉镜器械（塑料牙齿保护器等）、长柄枪状喉镜手术器械、带电凝吸引器。

3. 其他 除常规物品外，另需 0.1%盐酸肾上腺素、脑棉片、棉球，5ml 注射器 1个、长注射针头、无菌液状石蜡。

六、手术步骤及配合

手术步骤及配合见表 8-13。

表 8-13 经喉内镜声带充填术手术步骤与配合

手术步骤	手术配合
(1)消毒皮肤，铺手术单	同本章第六节表 8-6
(2)连接设备	检查、连接、调节内镜摄像系统、冷光源系统、电外科设备、负压吸引器等
(3)建立喉镜通道	递塑料牙齿保护器，保护切牙，递光源系统连接到喉镜通道上，待喉镜通道置入喉部，助手协助将喉镜通道固定到支撑平台上
(4)固定支撑架，显露声门	协助将喉架连接部一端固定于喉撑开器上，另一端与支架相连接，显露声门
(5)注射、填充声门	递 5ml 注射器抽取无菌液状石蜡，注射针斜面向外从喉室底进针 3～4mm，通过 1、2 个进针点(1 侧)，注入无菌液状石蜡，使声带基本推至中线位为止
(6)检查术野，彻底止血	递长柄枪状钳夹持盐酸肾上腺素盐水脑棉片压迫止血，电凝止血
(7)清点用物	共同清点手术用物
(8)撤出喉镜系统	撤出并检查喉镜系统

七、操作注意事项

操作注意事项同本章第二节"经喉内镜舌根病损切除术"。

第十四节　经喉内镜难治性呼吸道乳头状瘤切除术

一、应 用 解 剖

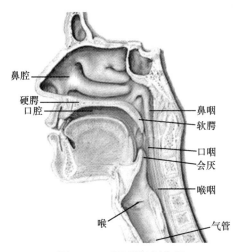

图 8-16　呼吸道解剖位置

标注：鼻腔、硬腭、口腔、鼻咽、软腭、口咽、会厌、喉咽、喉、气管

乳头状瘤为咽、喉部较常见的良性肿瘤，可能与人乳头状瘤病毒感染有关，手术后易复发。男性占多数，多为单发。鳞状上皮向外过度生长形成乳头，乳头呈圆形或椭圆形上皮团块，中心有疏松而富有脉管的结缔组织。

肿瘤多发生于腭弓、扁桃体、软腭缘、腭垂，其次见于软腭背面、下咽后壁、杓会厌襞等处(图 8-16)。多数肿瘤表面呈砂粒状、带蒂小蘑菇状，也有无蒂可移动的扁平状、桑葚状，呈淡红色或灰色，质较软，瘤体多为数毫米大小，也有达数厘米的。多数患者无自觉症状，或在咽部检查时发现，少数可有咽干、痒、异物感等，较大者可有吞咽及呼吸不适或障碍。多数患者是单发，但在小儿可呈弥漫性、多发性。

二、适 应 证

咽部、喉部乳头状瘤。

三、麻 醉 方 式

经口气管插管全身麻醉。

四、手术体位与手术室布局

1. 手术体位　患者取仰卧位、垫肩，头部后仰，颈部挺直，下颌抬高，使喉与气管成一直线。对于老年人或颈椎有疾病时，可不用垫肩，平卧头后仰即可。

2. 手术室布局　经喉内镜难治性呼吸道乳头状瘤切除术手术室布局同本章第一节"经喉内镜异物取出术"图 8-3。

五、物 品 准 备

1. 设备　双目手术显微镜、冷光源系统、电外科设备、负压吸引器、喉镜支撑平台。
2. 器械　支撑喉镜器械(塑料牙齿保护器等)、长柄枪状喉镜手术器械、带电凝吸引器，长柄单极、双极器械等。
3. 其他　除常规物品外，另需 0.1%盐酸肾上腺素、脑棉片、棉球。

六、手术步骤及配合

手术步骤及配合见表 8-14。

表 8-14　经喉内镜难治性呼吸道乳头状瘤切除术手术步骤与配合

手术步骤	手术配合
(1)消毒皮肤，铺手术单	递海绵钳钳碘伏纱球消毒颜面部及颈部；递 75%乙醇棉签消毒口腔；按头面部手术常规铺单
(2)连接设备	检查、连接、调节内镜摄像系统、冷光源系统、电外科设备、吸引装置等
(3)建立喉镜通道	递塑料牙齿保护器，保护切牙，递光源系统连接到喉镜通道上，待喉镜通道置入喉部，助手协助将喉镜通道固定到支撑平台上
(4)固定支撑架	协助将喉架连接器一端固定于喉撑开器上，另一端与支架相连接
(5)显露、探查肿物	递喉显微剥离子显露探查肿物
(6)切除肿物	递长柄显微杯状钳钳夹肿物，长柄显微剪沿肿物基底部与正常黏膜交界处分离并切除肿物
(7)检查术野，彻底止血	递长柄枪状钳夹持盐酸肾上腺素盐水脑棉片压迫止血，电凝彻底止血
(8)清点用物	共同清点手术用物
(9)撤出喉镜系统	撤出并检查喉镜系统

七、操作注意事项

操作注意事项同本章第二节"经喉内镜舌根病损切除术"。

第十五节　经喉内镜喉蹼切除成形术
一、应 用 解 剖

在喉腔间有一先天性膜状物，称为先天性喉蹼，大者可占喉腔之大部，称为喉隔。其喉蹼之薄厚不一，为结缔组织，有少数毛细胞血管，覆有喉部黏膜上皮层。

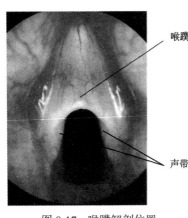

喉蹼

声带

图 8-17 喉蹼解剖位置

喉蹼分为声门上、声门及声门下三型，以发生于声门区者多见，较薄，发生于声门上、下及喉后部者极少（图 8-17）。

二、适 应 证

先天性喉蹼。

三、麻 醉 方 式

经口气管插管全身麻醉。

四、手术体位与手术室布局

1. 手术体位　患者取颈后仰卧位、垫肩，颈部挺直，下颌抬高，使喉与气管成一直线。对于老年人或颈椎有疾病时，可不用垫肩，平卧头后仰即可。

2. 手术室布局　经喉内镜喉蹼切除成形术的手术室布局同本章第一节"经喉内镜异物取出术"图 8-3。

五、物 品 准 备

1. 设备　双目手术显微镜、冷光源系统、电外科设备、负压吸引器、喉镜支撑平台。

2. 器械　支撑喉镜器械(塑料牙齿保护器等)、长柄枪状喉镜手术器械、带电凝吸引器、长柄双极器械等。

3. 其他　除常规物品外，另需 0.1%盐酸肾上腺素 1 支、脑棉片、棉球。

六、手术步骤及配合

手术步骤及配合见表 8-15。

表 8-15　经喉内镜喉蹼切除成形术手术步骤与配合

手术步骤	手术配合
(1)消毒皮肤，铺手术单	同本章第一节表 8-1
(2)连接设备	同本章第一节表 8-1
(3)建立喉镜通道	递塑料牙齿保护器，保护切牙，递光源系统连接到喉镜通道上，待喉镜通道置入喉部，助手协助将喉镜通道固定到支撑平台上

续表

手术步骤	手术配合
(4)固定支撑架，显露声门	协助将喉架连接部一端固定于喉撑开器上，另一端与支架相连接，显露声门
(5)显露、切除喉蹼	递长柄显微喉钳夹持喉蹼中间部，递显微喉剪沿右声带边缘剪开膜状物，再剪开声带左侧缘膜状物，至前联合，将膜状物用喉钳取出
(6)检查术野，彻底止血	递长柄枪状钳夹持盐酸肾上腺素盐水脑棉片或棉球压迫止血，长柄双极彻底止血
(7)清点用物	共同清点手术用物
(8)撤出喉镜系统	撤出并检查喉镜系统

七、操作注意事项

操作注意事项同本章第二节"经喉内镜舌根病损切除术"。

（龚凤球　吴耀业　曾　臻）

参 考 文 献

丁文龙，王海杰，2015. 系统解剖学. 第 3 版. 北京：人民卫生出版社.

韩德民，Sataloff R T，2007. 嗓音医学. 北京：人民卫生出版社.

贺吉群，2012. 图解内镜手术护理. 长沙：湖南科学技术出版社.

黄定强，梁传余，2013. 咽喉疾病内镜诊断与鉴别诊断. 成都：四川科学技术出版社.

黄选兆，汪吉宝，1998. 实用耳鼻咽喉科学. 北京：人民卫生出版社.

赛思·德利，苏尼尔·韦马尔，2015. 喉部解剖与手术指南. 天津：天津科技翻译出版有限公司.

孙彦，李娜，杨松凯，2004. 耳鼻喉头颈外科手术技巧. 北京：科学技术文献出版社.

魏革，2011. 手术室护理学. 第 2 版. 北京：人民军医出版社.

钟玲，陈吉，刘世喜，2015. 图解耳鼻咽喉-头颈外科手术配合. 北京：科学出版社.

附　　录

附录A　内镜清洗消毒技术操作规范(2004年版)

第一章　总　　则

第一条　为规范医疗机构内镜清洗消毒工作，保障医疗质量和医疗安全，制定本规范。

第二条　本规范适用于开展内镜诊疗工作的医疗机构。

第三条　开展内镜诊疗工作的医疗机构，应当将内镜的清洗消毒工作纳入医疗质量管理，加强监测和监督。

第四条　各级地方卫生行政部门负责辖区内医疗机构内镜清洗消毒工作的监督管理。

第二章　基本要求

第五条　开展内镜诊疗工作的医疗机构应当制定和完善内镜室管理的各项规章制度，并认真落实。

第六条　从事内镜诊疗和内镜清洗消毒工作的医务人员，应当具备内镜清洗消毒方面的知识，接受相关的医院感染管理知识培训，严格遵守有关规章制度。

第七条　内镜的清洗消毒应当与内镜的诊疗工作分开进行，分设单独的清洗消毒室和内镜诊疗室，清洗消毒室应当保证通风良好。

内镜诊疗室应当设有诊疗床、吸引器、治疗车等基本设施。

第八条　不同部位内镜的诊疗工作应当分室进行；上消化道、下消化道内镜的诊疗工作不能分室进行的，应当分时间段进行；不同部位内镜的清洗消毒工作的设备应当分开。

第九条　灭菌内镜的诊疗应当在达到手术标准的区域内进行，并按照手术区域的要求进行管理。

第十条　工作人员清洗消毒内镜时，应当穿戴必要的防护用品，包括工作服、防渗透围裙、口罩、帽子、手套等。

第十一条　根据工作需要，按照以下要求配备相应内镜及清洗消毒设备：

一、内镜及附件：其数量应当与医院规模和接诊患者数相适应，以保证所用器械在使用前能达到相应的消毒、灭菌合格的要求，保障患者安全。

二、基本清洗消毒设备：包括专用流动水清洗消毒槽(四槽或五槽)、负压吸引器、超声清洗器、高压水枪、干燥设备、计时器、通风设施，与所采用的消毒、灭菌方法相适应的必备的消毒、灭菌器械，50ml注射器、各种刷子、纱布、棉棒等消耗品。

三、清洗消毒剂：多酶洗液、适用于内镜的消毒剂、75%乙醇。

第十二条　内镜及附件的清洗、消毒或者灭菌必须遵照以下原则：

一、凡进入人体无菌组织、器官或者经外科切口进入人体无菌腔室的内镜及附件，如腹腔镜、关节镜、脑室镜、膀胱镜、宫腔镜等，必须灭菌。

二、凡穿破黏膜的内镜附件，如活检钳、高频电刀等，必须灭菌。

三、凡进入人体消化道、呼吸道等与黏膜接触的内镜，如喉镜、气管镜、支气管镜、胃镜、肠镜、乙状结肠镜、直肠镜等，应当按照《消毒技术规范》的要求进行高水平消毒。

四、内镜及附件用后应当立即清洗、消毒或者灭菌。

五、医疗机构使用的消毒剂、消毒器械或者其他消毒设备，必须符合《消毒管理办法》的规定。

六、内镜及附件的清洗、消毒或者灭菌时间应当使用计时器控制。

七、禁止使用非流动水对内镜进行清洗。

第十三条　内镜室应当做好内镜清洗消毒的登记工作，登记内容应当包括：就诊病人姓名、使用内镜的编号、清洗时间、消毒时间以及操作人员姓名等事项。

第十四条　医院感染管理部门应当按照本规范，负责对本机构内镜使用和清洗、消毒质量的监督管理。

第三章　软式内镜的清洗与消毒

第十五条　软式内镜使用后应当立即用湿纱布擦去外表面污物，并反复送气与送水至少10s，取下内镜并装好防水盖，置合适的容器中送清洗消毒室。

清洗步骤、方法及要点包括：

一、水洗

(一)将内镜放入清洗槽内：

1. 在流动水下彻底冲洗，用纱布反复擦洗镜身，同时将操作部清洗干净。

2. 取下活检入口阀门、吸引器按钮和送气送水按钮，用清洁毛刷彻底刷洗活检孔道和导光软管的吸引器管道，刷洗时必须两头见刷头，并洗净刷头上的污物。

3. 安装全管道灌流器、管道插塞、防水帽和吸引器，用吸引器反复抽吸活检孔道。

4. 全管道灌流器接50ml注射器，吸清水注入送气送水管道。

5. 用吸引器吸干活检孔道的水分并擦干镜身。

(二)将取下的吸引器按钮、送水送气按钮和活检入口阀用清水冲洗干净并擦干。

(三)内镜附件如活检钳、细胞刷、切开刀、导丝、碎石器、网篮、造影导管、异物钳等使用后，先放入清水中，用小刷刷洗钳瓣内面和关节处，清洗后并擦干。

(四)清洗纱布应当采用一次性使用的方式，清洗刷应当一用一消毒。

二、酶洗

(一)多酶洗液的配置和浸泡时间按照产品说明书。

(二)将擦干后的内镜置于酶洗槽中，用注射器抽吸多酶洗液100ml，冲洗送气送水管道，用吸引器将含酶洗液吸入活检孔道，操作部用多酶洗液擦拭。

(三)擦干后的附件、各类按钮和阀门用多酶洗液浸泡，附件还需在超声清洗器内清洗5～10min。

(四)多酶洗液应当每清洗1条内镜后更换。

三、清洗

(一)多酶洗液浸泡后的内镜，用水枪或者注射器彻底冲洗各管道，以去除管道内的多酶洗液及松脱的污物，同时冲洗内镜的外表面。

(二)用 50ml 的注射器向各管道冲气，排出管道内的水分，以免稀释消毒剂。

第十六条　软式内镜采用化学消毒剂进行消毒或者灭菌时，应当按照使用说明进行，并进行化学监测和生物学监测。

第十七条　采用 2%碱性戊二醛浸泡消毒或者灭菌时，应当将清洗擦干后的内镜置于消毒槽并全部浸没消毒液中，各孔道用注射器灌满消毒液。

非全浸式内镜的操作部，必须用清水擦拭后再用 75%乙醇擦拭消毒。

第十八条　需要消毒的内镜采用 2%碱性戊二醛灭菌时，浸泡时间为：

(一)胃镜、肠镜、十二指肠镜浸泡不少于 10min。

(二)支气管镜浸泡不少于 20min。

(三)结核杆菌、其他分枝杆菌等特殊感染患者使用后的内镜浸泡不少于 45min。

第十九条　需要灭菌的内镜采用 2%碱性戊二醛灭菌时，必须浸泡 10h。

第二十条　当日不再继续使用的胃镜、肠镜、十二指肠镜、支气管镜等需要消毒的内镜采用 2%碱性戊二醛消毒时，应当延长消毒时间至 30min。

第二十一条　采用其他消毒剂、自动清洗消毒器械或者其他消毒器械时，必须符合本规范第十二条第五款的规定，并严格按照使用说明进行操作。

在使用器械进行清洗消毒之前，必须先按照第十五条的规定对内镜进行清洗。

第二十二条　软式内镜消毒后，应当按照以下方法、步骤进行冲洗和干燥：

一、内镜从消毒槽取出前，清洗消毒人员应当更换手套，用注射器向各管腔注入空气，以去除消毒液。

二、将内镜置入冲洗槽，流动水下用纱布清洗内镜的外表面，反复抽吸清水冲洗各孔道。

三、用纱布擦干内镜外表面，将各孔道的水分抽吸干净。取下清洗时的各种专用管道和按钮，换上诊疗用的各种附件，方可用于下一病人的诊疗。

四、支气管镜经上述操作后，还需用 75%的乙醇或者洁净压缩空气等方法进行干燥。

第二十三条　采用化学消毒剂浸泡灭菌的内镜，使用前必须用无菌水彻底冲洗，去除残留消毒剂。

第二十四条　内镜附件的消毒与灭菌方法及要点包括：

一、活检钳、细胞刷、切开刀、导丝、碎石器、网篮、造影导管、异物钳等内镜附件必须一用一灭菌。首选方法是压力蒸汽灭菌，也可用环氧乙烷、2%碱性戊二醛浸泡 10h 灭菌，或者选用符合本规范第十二条第五款规定的适用于内镜消毒的消毒剂、消毒器械进行灭菌，具体操作方法遵循使用说明。

二、弯盘、敷料缸等应当采用压力蒸汽灭菌；非一次性使用的口圈可采用高水平化学消毒剂消毒，如用有效氯含量为 500mg/L 的含氯消毒剂或者 2000mg/L 的过氧乙酸浸泡消毒 30min。消毒后，用水彻底冲净残留消毒液，干燥备用；注水瓶及连接管采用高水平以上无腐蚀性化学消毒剂浸泡消毒，消毒后用无菌水彻底冲净残留消毒液，干燥备用。注水瓶内的用水应为无菌水，每天更换。

第二十五条　灭菌后的附件应当按无菌物品储存要求进行储存。

第二十六条　每日诊疗工作结束，用 75%的乙醇对消毒后的内镜各管道进行冲洗、干燥，储存于专用洁净柜或镜房内。镜体应悬挂，弯角固定钮应置于自由位。

储柜内表面或者镜房墙壁内表面应光滑、无缝隙、便于清洁，每周清洁消毒一次。

第二十七条　每日诊疗工作结束，必须对吸引瓶、吸引管、清洗槽、酶洗槽、冲洗槽进行清洗消毒，具体方法及要点包括：

一、吸引瓶、吸引管经清洗后，用有效氯含量为 500mg/L 的含氯消毒剂或者 2000mg/L 的过氧乙酸浸泡消毒 30min，刷洗干净，干燥备用。

二、清洗槽、酶洗槽、冲洗槽经充分刷洗后，用有效氯含量为 500mg/L 的含氯消毒剂或者 2000mg/L 过氧乙酸擦拭。

消毒槽在更换消毒剂时必须彻底刷洗。

第二十八条　每日诊疗工作开始前，必须对当日拟使用的消毒类内镜进行再次消毒。如采用 2%碱性戊二醛浸泡，消毒时间不少于 20min，冲洗、干燥后，方可用于病人诊疗。

第四章　硬式内镜的清洗消毒

第二十九条　硬式内镜的清洗步骤、方法及要点包括：

一、使用后立即用流动水彻底清洗，除去血液、黏液等残留物质，并擦干。

二、将擦干后的内镜置于多酶洗液中浸泡，时间按使用说明。

三、彻底清洗内镜各部件，管腔应当用高压水枪彻底冲洗，可拆卸部分必须拆开清洗，并用超声清洗器清洗 5～10min。

四、器械的轴节部、弯曲部、管腔内用软毛刷彻底刷洗，刷洗时注意避免划伤镜面。

第三十条　硬式内镜的消毒或者灭菌方法及要点包括：

一、适于压力蒸汽灭菌的内镜或者内镜部件应当采用压力蒸汽灭菌，注意按内镜说明书要求选择温度和时间。

二、环氧乙烷灭菌方法适于各种内镜及附件的灭菌。

三、不能采用压力蒸汽灭菌的内镜及附件可以使用 2%碱性戊二醛浸泡 10h 灭菌。

四、达到消毒要求的硬式内镜，如喉镜、阴道镜等，可采用煮沸消毒 20min 的方法。

五、用消毒液进行消毒、灭菌时，有轴节的器械应当充分打开轴节，带管腔的器械腔内应充分注入消毒液。

六、采用其他消毒剂、消毒器械必须符合本规范第十二条第五款的规定，具体操作方法按使用说明。

第三十一条　采用化学消毒剂浸泡消毒的硬式内镜，消毒后应当用流动水冲洗干净，再用无菌纱布擦干。

采用化学消毒剂浸泡灭菌的硬式内镜，灭菌后应当用无菌水彻底冲洗，再用无菌纱布擦干。

第三十二条　灭菌后的内镜及附件应当按照无菌物品储存要求进行储存。

第五章 内镜消毒灭菌效果的监测

第三十三条 消毒剂浓度必须每日定时监测并做好记录，保证消毒效果。

消毒剂使用的时间不得超过产品说明书规定的使用期限。

第三十四条 消毒后的内镜应当每季度进行生物学监测并做好监测记录。

灭菌后的内镜应当每月进行生物学监测并做好监测记录。

消毒后的内镜合格标准为：细菌总数每件＜20cfu，不能检出致病菌；灭菌后内镜合格标准为：无菌检测合格。

第三十五条 内镜的消毒效果监测采用以下方法：

(一)采样方法：监测采样部位为内镜的内腔面。用无菌注射器抽取 10ml 含相应中和剂的缓冲液，从待检内镜活检口注入，用 15ml 无菌试管从活检出口收集，及时送检，2h 内检测。

(二)菌落计数：将送检液用旋涡器充分震荡，取 0.5ml，加入 2 只直径 90mm 无菌平皿，每个平皿分别加入已经熔化的 45～48℃营养琼脂 15～18ml，边倾注边摇匀，待琼脂凝固，于 35℃培养 48h 后计数。

结果判断：菌落数/镜=2 个平皿菌落数平均值×20。

(三)致病菌检测：将送检液用旋涡器充分震荡，取 0.2ml 分别接种 90mm 血平皿、中国蓝平皿和 SS 平皿，均匀涂布，35℃培养 48h，观察有无致病菌生长。

第六章 附 则

第三十六条 医疗机构设有内镜诊疗中心的，其建筑面积应当与医疗机构的规模和功能相匹配，设立病人候诊室(区)、诊疗室、清洗消毒室、内镜储藏室等。

诊疗室内的每个诊疗单位应当包括诊疗床 1 张、主机(含显示器)、吸引器、治疗车等，每个诊疗单位的净使用面积不得少于 20m^2。

第三十七条 本规范自 2004 年 6 月 1 日起施行。

原《医院感染管理规范(试行)》第六章第十一节"内镜室的医院感染管理"同时废止，其他与本规范不一致的规定以本规范为准。

附录 B 医疗机构消毒技术规范(2012 年版)

1 范围 本标准规定了医疗机构消毒的管理要求：消毒与灭菌的基本原则；清洗与清洁，消毒与灭菌方法；清洁、消毒与灭菌的效果监测等。

本标准适用于各级各类医疗机构。

2 规范性引用文件 下列文件对于本文件的应用是必不可少的。凡是注日期的引用文件，仅注日期的版本适用于本文件。凡是不注明日期的引用文件，其最新版本(包括所有的修改单)适用于本文件。

GB/T 16886.7 医疗器械生物学评价 第 7 部分：环氧乙烷灭菌残留量

GB 19258 紫外线杀菌灯

GB/T 19633 最终灭菌医疗器械的包装

GB 50333　医院洁净手术部建筑技术规范

WS 310.1　医院消毒供应中心　第 1 部分：管理规范

WS 310.2　医院消毒供应中心　第 2 部分：清洗消毒及灭菌技术操作规范

WS 310.3　医院消毒供应中心　第 3 部分：清洗消毒及灭菌效果监测标准

WS/T 311　医院隔离技术规范

WS/T 313　医务人员手卫生规范

YY/T 0506.1　患者、医护人员和器械用手术单、手术衣和洁净服　第 1 部分：制造厂、处理厂和产品的通用要求

YY/T 0698.2　最终灭菌医疗器械包装材料　第 2 部分：灭菌包裹材料要求和试验方法

YY/T 0698.4　最终灭菌医疗器械包装材料　第 4 部分：纸袋要求和试验方法

YY/T 0698.5　最终灭菌医疗器械包装材料　第 5 部分：透气材料与塑料膜组成的可密封组合袋和卷材要求和试验方法

YY/T 0698.8　最终灭菌医疗器械包装材料　第 8 部分：蒸汽灭菌器用重复性使用灭菌容器要求和试验方法

3　术语和定义　下列术语和定义适用于本文件

3.1　清洁(cleaning)：去除物体表面有机物、无机物和可见污染物的过程。

3.2　清洗(washing)：去除诊疗器械、器具和物品上污物的全过程，流程包括冲洗、洗涤、漂洗和终末漂洗。

3.3　清洁剂(detergent)：洗涤过程中帮助去除被处理物品上有机物、无机物和微生物的制剂。

3.4　消毒(disinfection)：清除或杀灭传播媒介上病原微生物，使其达到无害化的处理。

3.5　消毒剂(disinfectant)：能杀灭传播媒介上的微生物并达到消毒要求的制剂。

3.6　高效消毒剂(high-efficacy disinfectant)：能杀灭一切细菌繁殖体(包括分枝杆菌)、病毒、真菌及其孢子等，对细菌芽孢也有一定杀灭作用的消毒制剂。

3.7　中效消毒剂(intermediate-efficacy disinfectant)：能杀灭分枝杆菌、真菌、病毒及细菌繁殖体等微生物的消毒制剂。

3.8　低效消毒剂(intermediate-efficacy disinfectant)：能杀灭细菌繁殖体和亲脂病毒的消毒制剂。

3.9　灭菌(sterilization)：杀灭或清除医疗器械、器具和物品上一切微生物的制剂。

3.10　灭菌剂(sterilant)：能杀灭一切微生物(包括细菌芽孢)，并达到灭菌要求的制剂。

3.11　无菌保证水平(sterility assurance level，SAL)：灭菌处理后单位产品上存在活微生物的概率。SAL 通示为 10^{-n}。医学灭菌一般设定 SAL 为 10^{-6}。即经灭菌处理后在一百万件物品中最多只允许一件物品存在活微生物。

3.12　斯伯尔丁分类法(E.H.Spaulding classification)：1968 年 E.H.Spaulding 根据医疗器械污染后使用所致感染的危险性大小及在患者使用之间的消毒或灭菌要求，将医疗器械分为三类，即高度危险性物品(critical items)、中度危险性物品(semi-critical items)和低度危险性物品(non- critical items)。

3.13　高度危险性物品(critical items)：进入人体无菌组织、器官、脉管系统，或有

无菌体液从中流过的物品或接触破损皮肤、破损黏膜的物品，一旦被微生物污染，具有极高感染风险，如手术器械、穿刺针、腹腔镜、活检钳、心脏导管、植入物等。

3.14 中度危险性物品(semi-critical items)：与完整黏膜相接触，而不进入人体无菌组织、器官和血流，也不接触破损皮肤、破损黏膜的物品，如胃肠道内镜、气管镜、喉镜、肛表、口表、呼吸机管道、麻醉机管道、压舌板、肛门直肠压力测量导管等。

3.15 低度危险性物品(non-critical items)：与完整皮肤接触而不与黏膜接触的器材，如听诊器、血压计袖带等；病床围栏、床面以及床头柜、被褥；墙面、地面；痰盂(杯)和便器等。

3.16 灭菌水平(sterilization level)：杀灭一切微生物包括细菌芽孢，达到无菌保证水平。达到灭菌水平常用的方法包括热力灭菌、辐射灭菌等物理灭菌方法，以及采用环氧乙烷、过氧化氢、甲醛、戊二醛、过氧乙酸等化学灭菌剂在规定条件下，以合适的浓度和有效的作用时间进行灭菌的方法。

3.17 高水平消毒(high level disinfection)：杀灭一切细菌繁殖体包括分枝杆菌、病毒、真菌及其孢子和绝大多数细菌芽孢。达到高水平消毒常用的方法包括采用含氯制剂、二氧化氯、邻苯二甲醛、过氧乙酸、过氧化氢、臭氧、碘酊等以及能达到灭菌效果的化学消毒剂在规定的条件下，以合适的浓度和有效的作用时间进行消毒的方法。

3.18 中水平消毒(middle level disinfection)：杀灭除细菌芽孢以外的各种病原微生物包括分枝杆菌。达到中水平消毒常用的方法包括采用碘类消毒剂(碘伏、氯己定碘等)、醇类和氯己定的复方、醇类和季铵盐类化合物的复方、酚类等消毒剂，在规定条件下，以合适的浓度和有效的作用时间进行消毒的方法。

3.19 低水平消毒(low level disinfection)：能杀灭细菌繁殖体(分枝杆菌除外)和亲脂病毒的化学消毒方法及通风换气、冲洗等机械除菌法如采用季铵盐类消毒剂(苯扎溴铵等)、双胍类消毒剂(氯己定)等，在规定的条件下，以合适的浓度和有效的作用时间进行消毒的方法。

3.20 有效氯(available chlorine)：与含氯消毒剂氧化能力相当的氯量，其含量用mg/L 或%(g/100ml)浓度表示。

3.21 生物指示物(biological indicator)：含有活微生物，对特定灭菌过程提供特定的抗力的测试系统。

3.22 中和剂(neutralizer)：在微生物杀灭试验中，用以消除试验微生物与消毒剂的混悬液中和微生物表面上残留的消毒剂，使其失去对微生物抑制和杀灭作用的试剂。

3.23 终末消毒(terminal disinfection)：感染源离开疫源地后进行的彻底消毒。

3.24 暴露时间(exposure time)：消毒或灭菌物品接触消毒或灭菌因子的作用时间。

3.25 存活时间(survival time，ST)：在进行生物指示物抗力鉴定时，受试指示物样本经杀菌因子作用不同时间，全部样本培养均有菌生长的最长作用时间(min)。

3.26 杀灭时间(killing time，KT)：在进行生物指示物抗力鉴定时，受试指示物样本经杀菌因子作用不同时间，全部样本培养均无菌生长的最短作用时间(min)。

3.27 D 值(D value)：在设定的条件下，灭活 90%的试验菌所需的时间(min)。

3.28 消毒产品(disinfection product)：包括消毒剂、消毒器械(含生物指示物、化学指示物和灭菌物品包装物)和卫生用品。

3.29 卫生用品(sanitary products)：为达到人体生理卫生或卫生保健目的，直接或间接与人体接触的日常生活用品。

3.30 菌落形成单位：在活菌培养计数时，由单个菌体或聚集成团的多个菌体在固体培养基上生长繁殖所形成的集落，称为菌落形成单位，以其表达活菌的数量。

4 管理要求

4.1 医疗机构应根据本规范的要求，结合本单位实际情况，制定科学、可操作的消毒、灭菌制度与标准操作程序，并具体落实。

4.2 医疗机构应加强对医务人员及消毒、灭菌工作人员的培训。培训内容应包括消毒、灭菌工作对预防和控制医院感染的意义、相关法律法规的要求、消毒与灭菌的基本原则与知识、消毒与灭菌工作中的职业防护等。

4.3 医疗机构使用的诊疗器械、器具与物品，应符合以下要求：

a)进入人体无菌组织、器官、腔隙，或接触人体破损皮肤、破损黏膜、组织的诊疗器械、器具和物品应进行灭菌。

b)接触完整皮肤、完整黏膜的诊疗器械、器具和物品应进行消毒。

4.4 医疗机构使用的消毒产品应符合国家有关规定，并应对消毒产品的相关证明进行审核，存档备案。

4.5 医疗机构应保持诊疗环境表面的清洁与干燥，遇污染应及时进行有效的消毒；对感染高风险的部门应定期进行消毒。

4.6 医疗机构应结合本单位消毒灭菌工作实际，为从事诊疗器械、器具和物品清洗、消毒与灭菌的工作人员提供相应的防护用品，保障医务人员的职业安全。

4.7 医疗机构应定期对消毒工作进行检查与监测，及时总结分析与反馈，如发现问题应及时纠正。

4.8 医务人员应掌握消毒与灭菌的基本知识和职业防护技能。

4.9 医疗机构从事清洁、消毒、灭菌效果监测的人员应经过专业培训，掌握相关消毒灭菌知识，熟悉消毒产品性能，具备熟练的检验技能；按标准和规范规定的方法进行采样、检测和评价。清洁、消毒与灭菌的效果监测应遵照附A的规定，消毒试验用试剂和培养基配方见附C。

5 消毒、灭菌基本原则

5.1 基本要求

5.1.1 重复作用的诊疗器械、器具和物品，使用后应先清洁，再进行消毒或灭菌。

5.1.2 被朊病毒、气性坏疽及突发不明原因的传染病病原体污染的诊疗器械、器具和物品，应执行本规范第11条的规定。

5.1.3 耐热、耐湿的手术器械，应首选压力蒸汽灭菌，不应采用化学消毒剂浸泡灭菌。

5.1.4 环境与物体表面，一般情况下先清洁，再消毒；当受到患者的血液、体液等污染时，先去除污染物，再清洁与消毒。

5.1.5 医疗机构消毒工作中使用的消毒产品应经卫生行政部门批准或符合相应标准

技术规范，并应遵循批准使用的范围、方法和注意事项。

5.2 消毒、灭菌方法的选择原则

5.2.1 根据物品污染后导致感染的风险高低选择相应的消毒或灭菌方法：

a) 高度危险性物品，应采用灭菌方法处理。

b) 中度危险性物品，应采用达到中水平消毒以上效果的消毒方法。

c) 低度危险性物品，宜采用低水平消毒方法，或做清洁处理；遇有病原微生物污染时，针对所污染病原微生物的种类选择有效的消毒方法。

5.2.2 根据物品上污染微生物的种类、数量选择消毒或灭菌方法：

a) 对受到致病菌芽孢、真菌孢子、分枝杆菌和经血传播病原体(乙型肝炎病毒、丙型肝炎病毒、艾滋病病毒等)污染的物品，应采用高水平消毒或灭菌。

b) 对受到真菌、亲水病毒、螺旋体、支原体、衣原体等病原微生物污染的物品，应采用中水平以上的消毒方法。

c) 对受到一般细菌和亲脂病毒等污染的物品，应采用达到中水平或低水平的消毒方法。

d) 杀灭被有机物保护的微生物时，应加大消毒药剂的使用剂量和(或)延长消毒时间。

e) 消毒物品上微生物污染特别严重时，应加大消毒药剂的使用剂量和(或)延长消毒时间。

5.2.3 根据消毒物品的性质选择消毒或灭菌方法：

a) 耐高热、耐湿的诊疗器械、器具和物品，应首选压力蒸汽灭菌；耐热的油剂类和干粉类等应采用干热灭菌。

b) 不耐热、不耐湿的物品，宜采用低温灭菌方法如环氧乙烷灭菌、过氧化氢低温等离子体灭菌或低温甲醛蒸汽灭菌等。

c) 物体表面消毒，应考虑表面性质，光滑表面宜选择合适的消毒剂擦拭或紫外线消毒器近距离照射；多孔材料表面宜采用浸泡或喷雾消毒法。

5.3 职业防护

5.3.1 应根据不同的消毒与灭菌方法，采取适宜的职业防护措施。

5.3.2 在污染诊疗器械、器具和物品的回收、清洗等过程中应预防发生医务人员职业暴露。

5.3.3 处理锐利器械和用具，应采取有效防护措施，避免或减少利器伤的发生。

5.3.4 不同消毒、灭菌方法的防护如下：

a) 热力消毒、灭菌：操作人员接触高温物品和设备时应使用防烫的棉手套。着长袖工装；排除压力蒸汽灭菌器蒸汽泄漏故障时应进行防护，防止皮肤的灼伤。

b) 紫外线消毒：应避免对人体的直接照射，必要时戴防护镜和穿防护服进行保护。

c) 气体化学消毒、灭菌：应预防有毒有害消毒气体对人体的危害，使用环境应通风良好。对环氧乙烷灭菌应严防发生燃烧和爆炸。环氧乙烷、甲醛气体灭菌和臭氧消毒的工作场所，应定期检测空气中的浓度，并达到国家规定的要求。

d) 液体化学消毒、灭菌：应防止过敏及对皮肤、黏膜的损伤。

6　清洗与清洁

6.1　适用范围：清洗适用于所有耐湿的诊疗器械、器具和物品；清洁适用于各类物体表面。

6.2　清洗与清洁方法

6.2.1　清洗：重复使用的诊疗器械、器具和物品应由消毒供应中心(CSSD)及时回收后，进行分类、清洗、干燥和检查保养。手工清洗适用于复杂器械、有特殊要求的医疗器械、有机物污染较重器械的初步处理以及无机械清洗设备的情况等；机械清洗适用于大部分常规器械的清洗。具体清洗方法及注意事项遵循 WS310.2 的要求。

6.2.2　清洁：治疗车、诊疗工作台、仪器设备台面、床头柜、新生儿暖箱等物体表面使用清洁布巾或消毒布巾擦拭。擦拭不同患者单元的物品之间应更换布巾。各种擦拭布巾及保洁手套应分区域使用，用后统一清洗消毒，干燥备用。

6.3　注意事项

6.3.1　有管腔和表面不光滑的物品，应用清洁剂浸泡后手工仔细刷洗或超声清洗。能拆卸的复杂物品应拆开后清洗。

6.3.2　清洗用水、清洁剂等的要求遵循 WS310.1 的规定。

6.3.3　手工清洗工具如毛刷等每天使用后，应进行清洁、消毒。

6.3.4　内镜、口腔器械的清洗应遵循国家的有关规定。

6.3.5　对于含有小量血液或体液等物质的溅污，可先清洁再进行消毒；对于大量的溅污，应先用吸湿材料去除可见的污染物，然后再清洁和消毒。

6.3.6　用于清洁物体表面的布巾应每次使用后进行清洗消毒，干燥备用。

7　常用消毒与灭菌方法　常用消毒与灭菌方法应遵照附录 C 的规定，对使用产品应查验相关证件。

8　高度危险性物品的灭菌

8.1　手术器械、器具和物品的灭菌

8.1.1　灭菌前准备：清洗、包装、装载遵循 WS310.2 的要求。

8.1.2　灭菌方法

8.1.2.1　耐热、耐湿手术器械　应首选压力蒸汽灭菌。

8.1.2.2　不耐热、不耐湿手术器械　应采用低温灭菌方法。

8.1.2.3　不耐热、耐湿手术器械　应首选低温灭菌方法，无条件的医疗机构可采用灭菌剂浸泡灭菌。

8.1.2.4　耐热、不耐湿手术器械　可采用干热灭菌方法。

8.1.2.5　外来医疗器械　医疗机构应要求器械公司提供清洗、包装、灭菌方法和灭菌循环参数，并遵循其灭菌方法和灭菌循环参数的要求进行灭菌。

8.1.2.6　植入物　医疗机构应要求器械公司提供植入物的材质、清洗、包装、灭菌方法和灭菌循环参数，并遵循其灭菌方法和灭菌循环参数的要求进行灭菌，植入物灭菌应在生物监测结果合格后放行；紧急情况下植入物的灭菌，应遵循 WS310.3 的要求。

8.1.2.7　动力工具　分气动式和电动式，一般由钻头、锯片、主机、输气连接线、电池等组成。应按照使用说明的要求对各种部件进行清洗、包装与灭菌。

8.2　手术敷料的灭菌

8.2.1　灭菌前准备

8.2.1.1　手术敷料灭菌前应存放于温度 18～22℃，相对湿度 35%～70%的环境。

8.2.1.2　棉布类敷料可采用符合 YY/T 0698.2 要求的棉布包装；棉纱类敷料可选用符合 YY/T 0698.2、YY/T 0698.4、YY/T 0698.5 要求的医用纸袋、非织造布、皱纹纸或复合包装袋，采用小包装或单包装。

8.2.2　灭菌方法

8.2.2.1　棉布类敷料和棉纱类敷料应首选压力蒸汽灭菌。

8.2.2.2　符合 YY/T 0506.1 要求的手术敷料，应根据材质不同选择相应的灭菌方法。

8.3　手术缝线的灭菌

8.3.1　手术缝线分类：分为可吸收缝线和非吸收缝线。可吸收缝线包括普通肠线、铬肠线、人工合成可吸收缝线等。非吸收缝线包括医用丝线、聚丙烯缝线、聚酯缝线、尼龙线、金属线等。

8.3.2　灭菌方法：根据不同材质选择相应的灭菌方法。

8.3.3　注意事项：所有缝线不应重复灭菌使用。

8.4　其他高度危险性物品的灭菌：应根据被灭菌物品的材质，采用适宜的灭菌方法。

9　中度危险性物品的消毒

9.1　消毒方法

9.1.1　中度危险性物品如口腔护理用具等耐热、耐湿物品，应首选压力蒸汽灭菌，不耐热的物品如体温计（肛表或口表）、氧气面罩、麻醉面罩应采用高水平消毒或中水平消毒。

9.1.2　通过管道间接与浅表体腔黏膜接触的器具如氧气湿化瓶、胃肠减压器、吸引器、引流瓶等的消毒方法如下：

a)耐高温、耐湿的管道与引流瓶应首选湿热消毒。

b)不耐高温的部分可采用中效或高效消毒剂如含氯消毒剂等以上的消毒剂浸泡消毒。

c)呼吸机和麻醉机的螺纹管及配件宜采用清洗消毒机进行清洗与消毒。

d)无条件的医院，呼吸机和麻醉机的螺纹管及配件可采用高效消毒剂如含氯消毒剂等以上的消毒剂浸泡消毒。

9.2　注意事项

9.2.1　待消毒物品在消毒灭菌前应充分清洗干净。

9.2.2　管道中有血迹等有机物污染时，应采用超声波和医用清洗剂浸泡清洗。清洗后的物品应及时进行消毒。

9.2.3　使用中的消毒剂应监测其浓度，在有效期内使用。

10　低度危险性物品的消毒

10.1　诊疗用品的清洁与消毒：诊疗用品如血压计袖带、听诊器等，保持清洁，遇有污染应及时先清洁，后采用中、低效的消毒剂进行消毒。

10.2　患者生活卫生用品的清洁与消毒：患者生活卫生用品如毛巾、面盆、痰盂（杯）、便器、餐饮具等，保持清洁，个人专用，定期消毒；患者出院、转院或死亡进行终末消毒。消毒方法可采用中、低效的消毒剂消毒；便器可使用冲洗消毒器进行清洗消毒。

10.3　患者床单元的清洁与消毒

10.3.1　医疗机构应保持床单元的清洁

10.3.2　医疗机构应对床单元(含床栏、床头柜等)的表面进行定期清洁和(或)消毒，遇污染应及时清洁与消毒；患者出院时应进行终末消毒。消毒方法应采用合法、有效的消毒剂如复合季铵盐消毒液、含氯消毒剂擦拭消毒，或采用合法、有效的床单元消毒器进行清洗和(或)消毒，消毒剂或消毒器使用方法与注意事项等应遵循产品的使用说明。

10.3.3　直接接触患者的床上用品如床单、被套、枕套等，应一人一更换；患者住院时间长时，应每周更换；遇污染应及时更换。更换后的用品应及时清洗与消毒。消毒方法应合法、有效。

10.3.4　间接接触患者的被芯、枕芯、褥子、病床隔帘、床垫等，应定期清洗与消毒；遇污染应及时更换、清洗与消毒。甲类及按甲类管理的乙类传染病患者、不明原因病原体感染患者等使用后的上述物品应进行终末消毒，消毒方法应合法、有效，其使用方法与注意事项等遵循产品的使用说明，或按医疗废物处置。

11　朊病毒、气性坏疽和突发不明原因传染病的病原体污染物品和环境的消毒

11.1　朊病毒

11.1.1　消毒方法

11.1.1.1　感染朊病毒患者或疑似感染朊病毒患者宜选用一次性使用诊疗器械、器具和物品，使用后应进行双层密闭封装焚烧处理。

11.1.1.2　可重复使用的被感染朊病毒患者或疑似感染朊病毒患者的高度危险组织(大脑、硬脑膜、垂体、眼、脊髓等组织)污染的中度和高度危险性物品，可选以下方法之一进行消毒灭菌，且灭菌的严格程度逐步递增：

a)将使用后的物品浸泡于 1mol/L 氢氧化钠溶液内作用 60min，然后按 WS310.2 中的方法进行清洗、消毒与灭菌，压力蒸汽灭菌应采用 134～138℃，18min 或 132℃，30min，或 121℃，60min。

b)将使用后的物品采用清洗消毒机(宜选用具有杀朊病毒活性的清洗剂)或其他安全的方法去除可见污染物，然后浸泡于 1mol/L 氢氧化钠溶液内作用 60min，并置于压力蒸汽灭菌 121℃，30min；然后清洗，并按照一般程序灭菌。

c)将使用后的物品浸泡于 1mol/L 氢氧化钠溶液内作用 60min，去除可见污染物，清水漂洗，置于开口盘内，下排气压力蒸汽灭菌器内 121℃灭菌 60min 或预排气压力蒸汽灭菌器 134℃灭菌 60min，然后清洗，并按照一般程序灭菌。

11.1.1.3　被感染朊病毒患者或疑似感染朊病毒患者高度危险组织污染的低度危险物品和一般物体表面应用清洁剂清洗，根据待消毒物品的材质采用 10 000mg/L 的含氯消毒剂或 1mol/L 氢氧化钠溶液擦拭或浸泡消毒，至少作用 15min，并确保所有污染表面均接触到消毒剂。

11.1.1.4　被朊病毒患者或疑似感染朊病毒患者高度危险组织污染的环境表面应用清洁剂清洗，采用 10 000mg/L 的含氯消毒剂消毒，至少作用 15min。为防止环境和

一般物体表面污染，宜采用一次性塑料薄膜覆盖操作台，操作完成后按特殊医疗废物焚烧处理。

11.1.1.5 被感染朊病毒患者或疑似感染朊病毒患者低度危险组织(脑脊液、肾、肝、脾、肺、淋巴结、胎盘等组织)污染的中度和高度危险物品，传播朊病毒的风险还不清楚，可参照上述措施处理。

11.1.1.6 被感染朊病毒患者或疑似感染朊病毒患者低度危险组织污染的低度危险物品、一般物体表面和环境表面可只采取相应常规消毒方法处理。

11.1.1.7 被感染朊病毒患者或疑似感染朊病毒患者其他无危险组织污染的中度和高度危险物品，采取以下措施处理：

a)清洗并按常规高水平消毒和灭菌程序处理。

b)除接触中枢神经系统的神经外科内镜外，其他内镜按照国家有关内镜清洗消毒技术规范处理。

c)采用标准消毒方法处理低度危险性物品和环境表面，可采用500～1000mg/L的含氯消毒剂或相当剂量的其他消毒剂处理。

11.1.2 注意事项

11.1.2.1 当确诊患者感染朊病毒时，应告知医院感染管理科及诊疗涉及的相关临床科室。培训相关人员朊病毒相关医院感染、消毒处理等知识。

11.1.2.2 感染朊病毒患者或疑似感染朊病毒患者高度危险组织污染的中度和高度危险物品，使用后应立即处理，防止干燥；不应使用快速灭菌程序；没有按正确方法消毒灭菌处理的物品应召回重新按规定处理。

11.1.2.3 感染朊病毒患者或疑似感染朊病毒患者高度危险组织污染的中度和高度危险物品，不能清洗和只能低温灭菌的，宜按特殊医疗废物处理。

11.1.2.4 使用的清洁剂、消毒剂应每次更换。

11.1.2.5 每次处理工作结束后，应立即消毒清洗器具，更换个人防护用品，进行手的清洁与消毒。

11.2 气性坏疽病原体

11.2.1 消毒方法

11.2.1.1 伤口的消毒 采用3%过氧化氢溶液冲洗，伤口周围皮肤可选择碘伏原液擦拭消毒。

11.2.1.2 诊疗器械的消毒 应先消毒，后清洗，再灭菌。消毒可采用含氯消毒剂1000～2000mg/L浸泡消毒30～45min，有明显污染物时应采用含氯消毒剂5000～10 000mg/L浸泡消毒≥60min，然后按规定清洗，灭菌。

11.2.1.3 物体表面的消毒 手术部(室)或换药室，每例感染患者之间应及时进行物体表面消毒，采用0.5%过氧乙酸或500mg/L含氯消毒剂擦拭。

11.2.1.4 环境表面的消毒 手术部(室)、换药室、病房环境表面有明显污染时，随时消毒，采用0.5%过氧乙酸或1000mg/L含氯消毒剂擦拭。

11.2.1.5 终末消毒 手术结束，患者出院、转院或死亡后应进行终末消毒。终末消毒可采用3%过氧化氢或过氧乙酸熏蒸，3%过氧化氢按照20ml/m³气溶胶喷雾，过氧乙

酸按照 $1g/m^3$ 加热熏蒸,湿度为 70%~90%,密闭 24h;5%过氧乙酸溶液按照 $2.5ml/m^3$ 气溶胶喷雾,湿度为 20%~40%。

11.2.1.6 织物 患者用过的床单、被罩、衣物等单独收集,需重复使用时应专包密封,标识清晰,压力蒸汽灭菌后再清洗。

11.2.2 注意事项

11.2.2.1 患者宜使用一次性诊疗器械、器具和物品。

11.2.2.2 医务人员应做好职业防护,防护和隔离应遵循 WS/T 311 的要求;接触患者时应戴一次性手套,手卫生应遵循 WS/T 313 的要求。

11.2.2.3 接触患者创口分泌物的纱布、布垫等敷料、一次性医疗用品、切除的组织如坏死肢体等双层封装,按医疗废物处理。医疗废物应遵循《医疗废物管理条例》的要求进行处置。

11.3 突发不明原因传染病的病原体:突发不明原因的传染病病原体污染的诊疗器械、器具与物品的处理应符合国家届时发布的规定要求。没有要求时,其消毒的原则为在传播途径不明时,应按照多种传播途径,确定消毒的范围和物品;按病原体所属微生物类别中抵抗力最强的微生物,确定消毒的剂量(可按杀芽孢的剂量确定);医务人员应做好职业防护。

12 皮肤与黏膜的消毒

12.1 皮肤消毒

12.1.1 穿刺部位的皮肤消毒

12.1.1.1 消毒方法

12.1.1.1.1 用浸有碘伏消毒液原液的无菌棉球或其他替代物品局部擦拭 2 遍,作用时间遵循产品的使用说明。

12.1.1.1.2 使用碘酊原液直接涂擦皮肤表面 2 遍以上,作用时间 1~3min,待稍干后再用 70%~80%乙醇(体积分数)脱碘。

12.1.1.1.3 使用有效含量≥2g/L 氯己定-乙醇(70%,体积分数)溶液局部擦拭 2~3 遍,作用时间遵循产品的使用说明。

12.1.1.1.4 使用 70%~80%(体积分数)乙醇溶液擦拭消毒 2 遍,作用 3min。

12.1.1.1.5 使用复方季铵盐消毒剂原液皮肤擦拭消毒,作用时间 3~5min。

12.1.1.1.6 其他合法、有效的皮肤消毒产品,按照产品的使用说明书操作。

12.1.1.2 消毒范围

肌肉、皮下及静脉注射、针灸部位、各种诊疗性穿刺等消毒方法主要是涂擦,以注射或穿刺部位为中心,由内向外缓慢旋转,逐步涂擦,共 2 次,消毒皮肤面积应≥5cm×5cm。中心静脉导管如短期中心静脉导管、PICC、植入式血管通路的消毒范围直径应>15cm,至少应大于敷料面积(10cm×12cm)。

12.1.2 手术切口部位的皮肤消毒

12.1.2.1 清洁皮肤:手术部位的皮肤应先清洁;对于器官移植手术和处于重度免疫抑制状态的患者,术前可用抗菌或抑菌皂液或 20 000mg/L 葡萄糖酸氯己定擦拭洗净全身皮肤。

12.1.2.2 消毒方法

12.1.2.2.1 使用浸有碘伏消毒液原液的无菌棉球或其他替代物品局部擦拭 2 遍，作用≥2min。

12.1.2.2.2 使用碘酊原液直接涂擦皮肤表面，待稍干后再用 70%～80%乙醇(体积分数)脱碘。

12.1.2.2.3 使用有效含量≥2g/L 氯己定-乙醇(70%，体积分数)溶液局部擦拭 2～3 遍，作用时间遵循产品的使用说明。

12.1.2.2.4 其他合法、有效的手术切口皮肤消毒产品，按照产品使用说明书操作。

12.1.2.3 消毒范围：应在手术野及其外扩展≥15cm 部位由内向外擦拭。

12.1.3 病原微生物污染皮肤的消毒

12.1.3.1 彻底冲洗。

12.1.3.2 消毒：采用碘伏原液擦拭作用 3～5min，或用乙醇、异丙醇与氯己定配制成的消毒液等擦拭消毒，作用 3～5min。

12.2 黏膜、伤口创面消毒

12.2.1 擦拭法

12.2.1.1 使用含有效碘 1000～2000mg/L 的碘伏擦拭，作用到规定时间。

12.2.1.2 使用有效含量≥2g/L 氯己定-乙醇(70%,体积分数)溶液局部擦拭 2～3 遍，作用时间遵循产品的使用说明。

12.2.1.3 采用 1000～2000mg/L 季铵盐，作用到规定时间。

12.2.2 冲洗法

12.2.2.1 使用有效含量≥2g/L 氯己定水溶液冲洗或漱洗，至冲洗液或漱洗液变清为止。

12.2.2.2 采用 3%(30g/L)过氧化氢冲洗伤口、口腔含漱，作用到规定时间。

12.2.2.3 使用含有效碘 500mg/L 的消毒液冲洗，作用到规定时间。

12.2.3 注意事项

12.2.3.1 其他合法、有效的黏膜、伤口创面消毒产品，按照产品使用说明书进行操作。

12.2.3.2 如消毒液注明不能用于孕妇，则不可用于妊娠妇女的会阴部及阴道手术部位的消毒。

13 地面和物体表面的清洁与消毒

13.1 清洁和消毒方法

13.1.1 地面的清洁与消毒：地面无明显污染时，采用湿式清洁。当地面受到患者血液、体液等明显污染时，先用吸湿材料去除可见的污染物，再清洁和消毒。

13.1.2 物体表面的清洁与消毒：室内用品如桌子、椅子、凳子、床头柜等的表面无明显污染时，采用湿式清洁。当受到明显污染时，先用吸湿材料去除可见的污染物，然后再清洁和消毒。

13.1.3 感染高风险的部门其地面和物体表面的清洁与消毒:感染高风险的部门如手术部(室)、产房、导管室、洁净病房、骨髓移植病房、器官移植病房、重症监护病房、新生儿室、血液透析病房、烧伤病房、感染疾病科、口腔科、检验科、急诊等病房与部门的地面与物体表面，应保持清洁、干燥，每天进行消毒，遇明显污染随时去污、清洁与消毒。地面消毒采用400～700mg/L有效氯的含氯消毒液擦拭，作用30min。物体表面消毒方法同地面或采用1000～2000mg/L季铵盐类消毒液擦拭。

13.2　注意事项：地面和物体表面应保持清洁，当遇到明显污染时，应及时进行消毒处理，所用消毒剂应符合国家相关要求。

14　清洁用品的消毒

14.1　手工清洗与消毒

14.1.1　擦拭布巾：清洗干净，在250mg/L有效氯消毒剂(或其他有效消毒剂)中浸泡30min，冲净消毒液，干燥备用。

14.1.2　地巾：清洗干净，在500mg/L有效氯消毒剂中浸泡30min，冲净消毒液，干燥备用。

14.2　自动清洗与消毒：使用后的布巾、地巾等物品放入清洗机内，按照清洗器产品的使用说明进行清洗与消毒，一般程序包括水洗、洗涤剂洗、清洗、消毒、烘干，取出备用。

14.3　注意事项：布巾、地巾应分区使用

附A：清洁、消毒与灭菌的效果监测

A.1　清洗与清洁效果监测

A.1.1　诊疗器械、器具和物品清洗的效果监测

A.1.1.1　日常监测：在检查包装时进行，应目测和(或)借助带光源的放大镜检查。清洗后的器械表面及其关节、齿牙应光洁、无血渍、污渍、水垢等残留物质和锈斑。

A.1.1.2　定期抽查：每月应随机至少抽查3个待灭菌包内全部物品的清洗效果，检查的方法与内容同日常监测，并记录监测结果。

A.1.1.3　可采用蛋白残留测定、ATP生物荧光测定等监测清洗与清洁效果的方法及其灵敏度的要求，定期测定诊疗器械、器具和物品的蛋白残留或其清洗与清洁的效果。

A.1.2　清洗消毒器及其效果监测

A.1.2.1　日常监测：应每批次监测清洗消毒器的物理参数及运转情况，并记录。

A.1.2.2　定期监测

A.1.2.2.1　对清洗消毒器的清洗效果可每年采用清洗效果测试指示物进行监测。当清洗物品或清洗程序发生改变时，也可采用清洗效果测试指示物进行清洗效果的监测。

A.1.2.2.2　监测方法应遵循生产厂家的使用说明或指导手册；监测结果不符合要求，清洗消毒器应停止使用。清洗效果测试指示物应符合有关标准的要求。

A.1.2.2.3　清洗消毒器新安装、更新、大修、更换清洗剂、消毒方法、改变装载方法等时，应遵循生产厂家的使用说明或指导手册进行检测，清洗消毒效果检测合格后，清洗消毒器方可使用。

A.2　灭菌效果的监测

A.2.1　压力蒸汽灭菌效果的监测

A.2.1.1　压力蒸汽灭菌效果的监测包括物理监测法、化学监测法、重物监测法和B-D

测试，应遵循 WS310.3 的要求。

A.2.1.2　标准生物测试包的制作方法如下：

a) 标准指示菌株：嗜热脂肪杆菌芽孢，菌片含菌及抗力符合国家有关标准。

b) 标准测试包的制作：由 16 条 41cm×66cm 的全棉手术巾制成。制作方法：将每条手术巾的长边先折成 3 层，短边折成 2 层，然后叠放，制成 23cm×23cm×15cm 的测试包。

c) 标准生物测试包或生物 PCD 的制作方法：将至少一个标准指示菌片装入灭菌小纸袋内或至少一个自含式生物指示剂，置于标准试验包的中心部位即完成标准生物测试包或生物 PCD 的制作。

d) 培养方法：经一个灭菌周期后，在无菌条件下取出标准试验包的指示菌片，投入溴甲酚紫葡萄糖蛋白胨水培养基中，经 56℃±1℃ 培养 7d（自含式生物指示物按产品说明书执行），观察培养结果。

e) 结果判定：阳性对照组培养阳性，阴性对照组培养阴性，试验组培养阴性，判定为灭菌合格。阳性对照组培养阳性，阴性对照组培养阴性，试验组培养阳性，则灭菌不合格；同时应进一步鉴定试验组阳性的细菌是否为指示菌或是污染所致。自含式生物批示物不需要做阴性对照。

f) 小型压力蒸汽灭菌器因一般无标准生物监测包，应选择灭菌器常用的、有代表性的灭菌包制作生物测试包或生物 PCD，置于灭菌器最难灭菌的部位，且灭菌器应处于满载状态。生物测试包或生物 PCD 应侧放，体积大时可平放。

g) 采用快速压力蒸汽灭菌程序灭菌时，应直接将一支生物指示物，置于空载的灭菌器内，经一个灭菌周期后取出，规定条件下培养，观察结果。

h) 可使用一次性标准生物测试包，对灭菌器的灭菌质量进行生物监测。

i) 注意事项

1) 监测所用菌片或自含式菌管应取得卫生部消毒产品卫生许可证批件，并在有效期内使用。

2) 如果 1d 内进行多次生物监测，且生物指示剂为同一批号，则只设一次阳性对照即可。

A.2.1.3　B-D 测试方法如下：

a) B-D 测试包的制作方法：B-D 测试包由 100%脱脂纯棉布或 100%全棉手术巾折叠成长 30cm±2cm、宽 25cm±2cm、高 25～28cm 大小的布包；将专用 B-D 测试纸，放入上述布包的中间；制成的 B-D 测试包的重量要求为(4±0.2)kg；或采用一次性使用或反复使用的 B-D 测试包。

b) B-D 测试方法：测试前先预热灭菌器，将 B-D 测试包水平放于灭菌柜内灭菌车的前底层，靠近柜门与排气口底前方；柜内除测试包外无任何物品；在 134℃温度下，时间不超过 3.5min，取出测试包，观察 B-D 测试纸颜色变化。

c) 结果判定：B-D 测试纸均匀一致变色，说明 B-D 试验通过，灭菌器可以使用；变色不均说明 B-D 试验失败，可再重复一次 B-D 测试，合格，灭菌器可以使用；不合格，需检查 B-D 测试失败原因，直至 B-D 测试通过后该灭菌器方能使用。

A.2.2 干热灭菌的效果监测

A.2.2.1 干热灭菌效果的物理监测法、化学监测法和生物测监测法,应遵循 WS310.3 的要求。

A.2.2.2 标准生物测试管的制作方法如下:

a)标准指示菌株:枯草杆菌黑色变种芽孢,菌片含菌及抗力符合国家有关标准。

b)标准生物测试管的制作方法:将标准指示菌片分别装入灭菌中试管内(1 片/管)。

c)监测方法:将标准生物测试管,置于灭菌器最难灭菌的部位,即灭菌器与每层门把手对角线内、外角处放置 2 个含菌片的试管,试管帽置于试管旁,关好柜门,经一个灭菌周期后,待温度降至 80℃时,加盖试管帽后取出试管。并设阳性对照和阴性对照。

d)培养方法:在无菌条件下,加入普通营养肉汤培养基(每管 5ml),36℃±1℃培养 48h,观察初步结果,无菌生长管继续培养至第 7d。

e)结果判定:阳性对照组培养阳性,阴性对照组培养阴性,若每个指示菌片接种的肉汤管均澄清,判为灭菌合格;若阳性对照组培养阳性,阴性对照组培养阴性,而指示菌片之一接种的肉汤管混浊,判为不合格;对难以判定的肉汤管,取 0.1ml 接种于营养琼脂平板,用灭菌 L 棒或接种环涂匀,置于 36℃±1℃培养 48h,观察菌落形态,并做涂片染色镜检,判断是否指示菌生长,若有指示菌生长,判为灭菌不合格;若无指示菌生长,判为灭菌合格。

f)注意事项:监测所用菌片应取得卫生部消毒产品卫生许可批件,并在有效期内使用。

A.2.3 过氧化氢低温等离子灭菌和低温甲醛蒸汽灭菌的效果监测

过氧化氢低温等离子灭菌和低温甲醛蒸汽灭菌的效果监测应遵循 WS 310.3 的要求。

A.2.4 环氧乙烷气体灭菌效果的监测

A.2.4.1 环氧乙烷气体灭菌的物理监测法、化学监测法和生物监测法,应遵循 WS 310.3 的要求。

A.2.4.2 常规生物测试包的制作方法如下:

a)标准指示菌株:枯草杆菌黑色变种芽孢,菌片含菌及抗力符合国家有关标准。

b)常规生物测试包的制作方法:取一个 20ml 的无菌注射器,去掉针头,拔出针栓,将标准生物指示菌放入针筒内,带孔的塑料帽应朝向针头处,再将注射器的针栓插回针筒(注意不要碰及生物指示物),之后用一条全棉小毛巾两层包裹,置于纸塑包装袋中,封装。

c)监测方法:将常规生物测试包放在灭菌器最难灭菌的部位(整个装载灭菌包的中心部位)。灭菌周期完成后应立即取出指示菌片接种于含有复方中和剂的 0.5%的葡萄糖肉汤培养基管中,36℃±1℃培养 7d(自含式生物指示物应遵循产品说明),观察培养基颜色变化,同时设阳性对照。

d)结果判定:阳性对照组培养阳性,试验组培养阴性,判定为灭菌合格。阳性对照组培养阳性,试验组培养阳性,则灭菌不合格;同时应进一步鉴定试验组阳性的细菌是否为指示菌或污染所致。

e)注意事项:监测所用菌片应取得卫生部消毒产品卫生许可批件,并在有效期内使用。

A.3 紫外线消毒的效果监测

A.3.1 紫外线辐照度值的测定

A.3.1.1 监测方法

A.3.1.1.1 紫外线灯辐照计测定法：开启紫外线灯 5min 后，将测定波长为 253.7nm 的紫外线辐照计探头置于被检紫外线灯下垂直距离 1m 的中央处，特殊紫外线灯在推荐使用的距离下测定，待仪表稳定后，所示数据即为该紫外线灯的辐照度值。

A.3.1.1.2 紫外线强度照射指示卡监测法：开启紫外线灯 5min 后，将指示卡置于紫外灯下垂直距离 1m 处，有图案一面朝上，照射 1min，紫外线照射后，观察指示卡色块的颜色，将其与标准色块比较，读出照射强度。

A.3.1.2 结果判定：普通 30W 直管型紫外线灯，新灯管的辐照强度应符合 GB 19258 要求；使用中紫外线灯照射强度≥70μW/cm^2 为合格；30W 高强度紫外线新灯的辐射强度≥180μW/cm^2 为合格。

A.3.1.3 注意事项：测定时电压(220±5)V，温度 20～25℃，相对湿度<60%，紫外线辐照计应在计量部门检定的有效期内使用；指示卡应在获得卫生部消毒产品卫生许可批件，并在有效期内使用。

A.3.2 生物监测法：空气消毒的有效监测按 A.6 的要求执行。

A.3.3 注意事项

A.3.3.1 紫外线灯在投放市场之前应按照卫生部有关规定进行产品卫生安全评价。

A.3.3.2 紫外线消毒效果监测时，采样液(平板)中不加中和剂。

A.4 手和皮肤消毒效果监测

A.4.1 手的消毒效果监测：应遵循 WS/T 313 的要求

A.4.2 皮肤的消毒效果监测

A.4.2.1 采样时间：按照产品使用说明规定的作用时间，达到消毒效果后及时采样。

A.4.2.2 采样方法：用 5cm×5cm 的灭菌规格板，放在被检皮肤处，用浸有含相应中和剂的无菌洗脱液的棉拭子 1 支，在规格板内横竖往返均匀涂擦各 5 次，并随之转动棉拭子，剪去手接触部位后，将棉拭子投入 10ml 含相应中和剂的无菌洗脱液的试管内，及时送检，不规则的皮肤可用棉拭子直接涂擦采样。

A.4.2.3 检测方法：将采样管在混匀器上振荡 20s 或用力振打 80 次，用无菌吸管吸取 1.0ml 检样品接种于灭菌平皿,每一样本接种 2 个平皿,平皿内加入已溶化的 45～48℃的营养琼脂 15～18ml，边倾注边摇匀，待琼脂凝固，置 36℃±1℃温箱培养 48h，计数菌落数。

细菌菌落总数计算方法见式(A.1)：

$$细菌菌落总数(cfu/cm^2) = \frac{平板上菌落数×稀释倍数}{采样面积(cm^2)} \quad (A.1)$$

A.4.2.4 结果判定：皮肤消毒效果的判定标准遵循 WS/T 313 中外科手消毒卫生标准。

A.4.2.5 注意事项：采样皮肤表面不足 5cm×5cm，可用相应面积的规格板采样。

A.5 物体表面的消毒效果监测

A.5.1　采样时间：在消毒处理后或怀疑与医院感染暴发有关时进行采样。

A.5.2　采样方法：用 5cm×5cm 灭菌规格板放在被检物体表面，用浸有无菌 0.03mol/L 磷酸盐缓冲液（PBS）或生理盐水采样液的棉拭子 1 支，在规格板内横竖往返各涂抹 5 次，并随之转动棉拭子，连续采样 4 个规格板面积，被采表面<100cm² 取全部表面；被采面积≥100cm²，取 100cm²。剪去手接触部分，将棉拭子放入装有 10ml 无菌检验用洗脱液的试管中送检。门把手等小型物体则采用棉拭子直接涂抹物体表面采样。采样物体表面有消毒剂残留时，采样液应含相应中和剂。

A.5.3　检测方法：充分震荡采样管后，取不同稀释倍数的洗脱液 1.0ml 接种平皿，将冷至 40～45℃的熔化营养琼脂培养基每皿倾注 15～20ml，36℃±1℃恒温箱培养 48h，计数菌落数。怀疑与医院感染暴发有关时，进行目标微生物的检测。

A.5.4　结果计算

A.5.4.1　规则物体表面：物体表面菌落总数计算方法见式（A.2）。

$$物体表面菌落总数(cfu/cm^2) = \frac{平均每皿菌落数×洗脱液稀释倍数}{采样面积(cm^2)} \qquad (A.2)$$

A.5.4.2　小型物体表面的结果计算，用 cfu/件表示。

A.5.5　结果判定

A.5.5.1　洁净手术部、其他洁净场所，非洁净手术部（室）、非洁净骨髓移植病房、产房、导管室、新生儿室、器官移植病房、烧伤病房、重症监护病房、血液病病区等；物体表面细菌菌落总数≤5cfu/cm²。

A.5.5.2　儿科病房、母婴同室、妇产科检查室、人流室、治疗室、注射室、换药室、输血科、消毒供应中心、血液透析中心（室）、急诊室、化验室、各类普通病室、感染疾病科门诊及其病房等；物体表面细菌菌落总数≤10cfu/cm²。

A.6　空气的消毒效果监测

A.6.1　采样时间：采用洁净技术净化空气的房间在洁净系统自净后与从事医疗活动前采样；未采用洁净技术净化空气的房间在消毒或规定的通风换气后与从事医疗活动前采样；或怀疑与医院感染暴发有关时采样。

A.6.2　监测方法

A.6.2.1　洁净手术部（室）及其他洁净用房可选择沉降法或浮游菌法，参照 GB 50333 要求进行监测。浮游菌法可选择六级撞击式空气采样器或其他经验证的空气采样器。监测时将采样器置于室内中央 0.8～1.5m 高度，按采样器使用说明书操作，每次采样时间不应超过 30min。房间面积>10m² 者，每增加 10m² 增设一个采样点。

A.6.2.2　未采用洁净技术净化空气的房间采用沉降法：室内面积≤30m²，设内、中、外对角线三点，内、外点应距墙壁 1m 处；室内面积>30m²，设四角及中央五点，四角的布点位置应距墙壁 1m 处。将普通营养琼脂平皿（Φ90mm）放置各采样点，采样高度为距地面 0.8～1.5m；采样时将平皿盖打开，扣放于平皿旁，暴露规定时间后盖上平皿盖及时送检。

A.6.2.3　将送检平皿置 36℃±1℃恒温箱培养 48h，计数菌落数。若怀疑与医院感染暴发有关时，进行目标微生物的检测。

A.6.3　结果计算

A.6.3.1　沉降法按平均每皿的菌落数报告：cfu/(皿·暴露时间)

A.6.3.2　浮游菌法计算公式见式(A.3)

$$空气中菌落总数(cfu/m^3) = \frac{采样器各平皿菌落数之和(cfu)}{采样速率(L/min) \times 采样时间(min)} \times 1000 \qquad (A.3)$$

A.6.4　结果判定

A.6.4.1　洁净手术部(室)和其他洁净场所，空气中的细菌菌落总数要求应遵循 GB50333。

A.6.4.2　非洁净手术部(室)、非洁净骨髓移植病房、产房、导管室、新生儿室、器官移植病房、烧伤病房、重症监护病房、血液病病区空气中的细菌菌落总数 ≤4cfu/(15min·直径9cm平皿)。

A.6.4.3　儿科病房、母婴同室、妇产科检查室、人流室、治疗室、注射室、换药室、输血科、消毒供应中心、血液透析中心(室)、急诊室、化验室、各类普通病室、感染疾病科门诊及其病房空气中的细菌菌落总数≤4cfu/(5min·直径9cm平皿)。

A.6.5　注意事项：采样前，关闭门、窗，在无人走动的情况下，静止10min后采样。

A.7　消毒液的监测

A.7.1　常用消毒液有效成分含量测定：库存消毒剂的有效成分含量依照产品企业标准进行检测；使用中消毒液的有效浓度测定可用上述方法，也可使用经国家卫生行政部门批准的消毒剂浓度纸(卡)进行监测。

A.7.2　使用中消毒液染菌量测定

A.7.2.1　监测方法

A.7.2.1.1　用无菌吸管按无菌操作方法吸取1.0ml被检消毒液，加入9ml中和剂中混匀。醇类与酚类消毒剂用普通营养肉汤中和，含氯消毒剂、含碘消毒剂和过氧化物消毒剂用含0.1%硫代硫酸钠中和剂，洗必泰、季铵盐类消毒剂用含0.3%吐温80和0.3%卵磷脂中和剂，醛类消毒剂用含0.3%甘氨酸中和剂，含有表面活性剂的各种复方消毒剂可在中和剂中加入吐温80至3%；也可使用该消毒剂消毒效果检测的中和剂鉴定试验确定的中和剂。

A.7.2.1.2　用无菌吸管吸取一定稀释比例的中和后混合液1.0ml接种平皿，将冷至40～45℃的熔化营养琼脂培养基每皿倾注15～20ml，36℃±1℃恒温箱培养72h，计数菌落数；怀疑与医院感染暴发有关时，进行目标微生物的检测。消毒液染菌量计算见式(A.4)：

$$消毒液染菌量(cfu/ml) = 平均每皿菌落数 \times 10 \times 稀释倍数 \qquad (A.4)$$

A.7.2.2　结果判断：使用中灭菌用消毒液：无菌生长；使用中皮肤黏膜消毒液染菌量：≤10cfu/ml，其他使用中消毒液染菌量≤100cfu/ml。

A.7.3　注意事项：采样后4h内检测。

A8　清洁用品的消毒效果监测

A.8.1　采样时间：消毒后、使用前进行采样。

A.8.2　采样方法：布巾、地巾等物品可用无菌的方法剪取1cm×3cm，直接投入5ml含相应中和剂的无菌生理盐水中，及时送检。

A.8.3　检测方法：将采样管在混匀器上振荡 20s 或用力振打 80 次，取采样液检测致病菌。

A.8.4　结果判定：未检出致病菌为消毒合格。

A.9　致病菌的检测　当怀疑被某致病菌污染时，或怀疑医院感染与某致病菌有关时，致病菌的检测依据污染情况进行相应指标菌的检测。检测方法参考相关标准。

附 B：消毒试验用试剂和培养基配方

B.1　磷酸盐缓冲液（PBS，0.03mol/L，pH7.2）

无水磷酸氢二钠	2.83g
磷酸二氢钾	1.36g
蒸馏水加至	1000ml

将各成分加入到 1000ml 蒸馏水中，待完全溶解后，调 pH 至 7.2～7.4，于 121℃压力蒸汽灭菌 20min 备用。

B.2　无菌检验用洗脱液

吐温-80	1g
蛋白胨	10g
氯化钠	8.5g
蒸馏水	1000ml

将各成分加入到 1000ml 0.03mol/l PBS 液中，加热溶解后调 pH 至 7.2～7.4，于 121℃压力蒸汽灭菌 20min 备用。

B.3　营养琼脂培养基

蛋白胨	10g
牛肉膏	5g
氯化钠	5g
琼脂	15g
蒸馏水	1000ml

除琼脂外其他成分溶解于蒸馏水中，调 pH 至 7.2～7.4，加入琼脂，加热溶解，分装，于 121℃压力蒸汽灭菌 20min 备用。

B.4　溴甲酚紫蛋白胨培养液

蛋白胨	10g
葡萄糖	5g
可溶性淀粉	1g
溴甲酚紫乙醇溶液	10ml
蒸馏水	1000ml

将蛋白胨、葡萄糖溶解于蒸馏水中，调 pH 至 7.0～7.2，加入 1%溴甲酚紫酒精溶液，摇匀后，分装，每管 5ml，于 115℃压力蒸汽灭菌 30min。置 4℃冰箱备用。

B.5　营养肉汤培养基

| 蛋白胨 | 10g |
| 牛肉膏 | 5g |

氯化钠	5g
蒸馏水	1000ml

将各成分溶解于蒸馏水中，调 pH 至 7.2～7.4，分装，于 121℃压力蒸汽灭菌 20min 备用。

B.6 嗜热脂肪杆菌恢复琼脂培养基

蛋白胨	10g
牛肉膏	3g
可溶性淀粉	1g
葡萄糖	1g
琼脂	20g
蒸馏水	1000ml

以上各成分蒸馏水溶解，调 pH 至 7.0～7.2，装瓶，经 115℃压力蒸汽灭菌 30min 后使用。

B.7 0.5%葡萄糖肉汤培养基

蛋白胨	10g
氯化钠	5g
葡萄糖	5g
肉浸液	1000ml

取蛋白胨与氯化钠加入肉浸液内，微温溶解后，调 pH 至弱碱性，煮沸、加入葡萄糖溶解后，摇匀，滤清，调 pH 至 7.0～7.4，分装，于 115℃压力蒸汽灭菌 30min。

B.8 稀释液：胰蛋白胨生理盐水溶液（TPS）

胰蛋白胨	1.0g
氯化钠	8.5g

先用 900ml 以上蒸馏水溶解，并调节 pH 值在 7.0±0.2（20℃），最终用蒸馏水加至 1000ml，分装后，经 121℃压力蒸汽灭菌后使用。

B.9 需氧-厌氧菌琼脂培养基

酪胨（胰酶水解）	15g
牛肉膏	3g
葡萄糖	5g
氯化钠	2.5g
L-胱氨酸	0.5g
硫乙醇酸钠	0.5g
酵母浸出粉	5g
新鲜配制的 0.1%刃天青溶液	1.0ml
（或新配制的 0.2%亚甲蓝溶液）	0.5ml
琼脂	0.5～0.7g
蒸馏水	1000ml

除葡萄糖和刃天青溶液外，取上述成分加入蒸馏水中，微温溶解后，调 pH 至弱碱

性，煮沸、滤清，加入葡萄糖和刃天青溶液，摇匀，调 pH 至 6.9～7.3，分装于 115℃压力蒸汽灭菌 30min。

B.10　无菌试验用真菌培养基

磷酸二氢钾（KH_2PO_4）	1g
硫酸镁（$MgSO_4·7H_2O$）	0.5g
蛋白胨	5g
葡萄糖	10g
蒸馏水	1000ml

除葡萄糖外，上述各成分加入蒸馏水内，微温溶解后，调节 pH 约 6.8，煮沸，加葡萄糖溶解后，摇匀，滤清，调 pH 使灭菌后为 (6.4±0.2)，分装，115℃压力蒸汽灭菌 20min 备用。

B.11　血琼脂培养基

营养琼脂	100ml
脱纤维羊血（或兔血）	10ml

将营养琼脂加热熔化待冷至 50℃左右，以无菌操作将 10ml 脱纤维血加入后摇匀，倒平皿置冰箱备用。

B.12　注意事项

配置培养基注意事项如下：

a) 配制培养基的容器不宜用铜锅或铁锅，以免影响细菌生长；

b) 培养基用的试管口和锥形瓶口应用普通棉花制成的棉塞，再用牛皮纸包好；

c) 试剂与培养基配制好后应置清洁处保存，常温下不超过 1 个月。

附 C：常用消毒与灭菌方法

C.1　压力蒸汽灭菌

C.1.1　适用范围：适用于耐热、耐湿诊疗器械、器具和物品的灭菌。下排气压力蒸汽灭菌还适用于液体的灭菌；快速压力蒸汽灭菌适用于裸露的耐热、耐湿诊疗器械、器具和物品的灭菌。压力蒸汽灭菌不适用于油类和粉剂的灭菌。

C.1.2　分类：根据排放冷空气的方式和程度不同，分为下排气式压力蒸汽灭菌器和预排气压力蒸汽灭菌器两大类。根据灭菌时间的长短，压力蒸汽灭菌程序包括常规压力蒸汽灭菌程序和快速压力蒸汽灭菌程序。

C.1.3　灭菌方法

C.1.3.1　下排气压力蒸汽灭菌：下排气压力蒸汽灭菌器包括手提式压力蒸汽灭菌器和卧式压力蒸汽灭菌器等，灭菌程序一般包括前排气、灭菌、后排气和干燥等过程，具体操作方法遵循生产厂家的使用说明或指导手册。灭菌器的灭菌参数一般为温度 121℃，压力 102.9kPa，器械灭菌时间 20min，敷料灭菌时间 30min。

C.1.3.2　预排气压力蒸汽灭菌：灭菌器的灭菌程序一般包括 3 次以上的预真空和充气等脉动排气、灭菌、后排气和干燥等过程，具体操作方法遵循生产厂家的使用说明或指导手册。灭菌器的灭菌参数一般为温度 132～134℃，压力 205.8kPa，灭菌时间 4min。

C.1.3.3　快速压力蒸汽灭菌：快速压力蒸汽灭菌包括下排气、正压排气和预排气压力蒸汽灭菌。其灭菌参数如时间和温度由灭菌器性质、灭菌物品材料性质（带孔和不带孔）、是否裸露而定，见表 C.1。具体操作方法遵循生产厂家的使用说明或指导手册。

表 C.1 快速压力蒸汽灭菌(132～134℃)所需最短时间

物品种类	下排气		正压排气		预排气	
	灭菌温度（℃）	灭菌时间（min）	灭菌温度（℃）	灭菌时间（min）	灭菌温度（℃）	灭菌时间（min）
不带孔物品	132	3	134	3.5	132	3
带孔物品	132	10	134	3.5	132	4
不带孔-带孔物品	132	10	134	3.5	132	4

C.1.4　注意事项

C.1.4.1　每天设备运行前应进行安全检查，检查内容包括：

a)灭菌器柜门密封圈平整无损坏，柜门安全锁扣灵活、安全有效。

b)灭菌器压力表处在"0"的位置。

c)由柜室排气口倒入 500ml 水，检查有无阻塞。

d)关闭灭菌器柜门，通蒸汽检查有无泄漏。

e)检查蒸汽调节阀是否灵活、准确，压力表与温度计的标示是否吻合、排气口温度计是否完好。

f)记录打印装置处于备用状态。

g)电源、水源、蒸汽、压缩空气等运行条件符合设备要求。

C.1.4.2　灭菌前应进行灭菌器的预热。

C.1.4.3　检查安全阀是否在蒸汽压力达到规定的安全限度时被冲开。

C.1.4.4　灭菌包重量要求：器械包重量不宜超过 7kg，敷料包重量不宜超过 5kg。

C.1.4.5　灭菌包体积要求：下排气压力蒸汽灭菌器不宜超过 30cm×30cm×25cm；预排气压力蒸汽灭菌器不宜超过 30cm×30cm×50cm。

C.1.4.6　灭菌结束后，压力表在蒸汽排尽时应在"0"位。

C.1.4.7　手提式或卧式压力蒸汽灭菌器主体与顶盖应无裂缝和变形，不应使用无排气软管或软管锈蚀的手提式压力蒸汽灭菌器。

C.1.4.8　卧式压力蒸汽灭菌器输入蒸汽的压力不宜过高，夹层的温度不能高于灭菌室的温度。

C.1.4.9　预排气压力蒸汽灭菌器应在每日开始灭菌运行前空载进行 B-D 试验，检测其空气排出效果。具体方法遵循 A.2.1.3。

C.1.4.10　下排气，预排气压力蒸汽灭菌器的具体操作步骤、常规保养和检查措施，应遵循生产厂家的使用说明或指导手册。

C.1.4.11　快速灭菌程序不应作为物品的常规灭菌程序。应急情况下使用时，只适用于灭菌裸露物品，使用卡式盒或者专用灭菌容器盛放。灭菌后的物品应尽快使用，不应储存，无有效期。

C.1.5　压力蒸汽灭菌操作程序：包括灭菌前物品的准备、灭菌物品装载、灭菌操作、无菌物品卸载和灭菌效果的监测等步骤。具体要求遵循 WS 310.2 的要求。

C.2　干热灭菌

C.2.1　适用范围：适用于耐热、不耐湿、蒸汽或气体不能穿透物品的灭菌，如玻璃、金属等医疗用品和油类、粉剂等制品的灭菌。

C.2.2　灭菌方法：采用干热灭菌器进行灭菌，灭菌参数一般为：150℃，150min；160℃，120min；170℃，60min；180℃，30min。

C.2.3　注意事项

C.2.3.1　灭菌时灭菌物品不应与灭菌器内腔底部及四壁接触，灭菌后温度降到40℃以下再开启灭菌器柜门。

C.2.3.2　灭菌物品包体积不应超过 10cm×10cm×30cm，油剂、粉剂的厚度不应超过 0.6cm，凡士林纱布条厚度不应超过 1.3cm，装载高度不应超过灭菌器内腔高度的 2/3，物品间应留有空隙。

C.2.3.3　设置灭菌温度应充分考虑灭菌物品对温度的耐受力；灭菌有机物品或用纸质包装的物品时，温度应≤170℃。

C.2.3.4　灭菌温度达到要求时，应打开柜体的排风装置。

C.2.3.5　灭菌操作应遵循生产厂家的使用说明或指导手册。

C.3　环氧乙炔气体灭菌

C.3.1　适用范围：适用于不耐热、不耐湿的诊疗器械、器具和物品的灭菌，如电子仪器，光学仪器，纸质制品，化纤制品，塑料制品，陶瓷及金属制品等诊疗用品。不适用于食品，液体、油脂类、粉剂类等灭菌。

C.3.2　灭菌方法

C.3.2.1　灭菌程序包括预热、预湿、抽真空、通入气体环氧乙烷达到预定浓度、维持灭菌时间、清除灭菌柜内环氧乙烷气体、解析灭菌物品内环氧乙烷的残留等过程。

C.3.2.2　灭菌时应采用 100%纯环氧乙烷或环氧乙烷和二氧化碳混合气体，不应使用氟利昂。

C.3.2.3　应按照环氧乙烷灭菌器生产厂家的操作使用说明或指导手册，根据灭菌物品种类、包装、装载量与方式不同，选择合适的温度、浓度和时间等灭菌参数，采用新的灭菌程序、新类型诊疗器械、新包装材料使用环氧乙烷气体灭菌前，应验证灭菌效果。

C.3.2.4　除金属和玻璃材质以外的灭菌物品，灭菌后应经过解析，解析时间：50℃，12h；60℃，8h；残留环氧乙烷应符合 GB/T 16886.7 的要求。解析过程应在环氧乙烷灭菌柜内继续进行，输入的空气应经过高效过滤(滤除≥0.3μm 粒子 99.6%以上)，或放入专门的通风柜内，不应采用自然通风法进行解析。

C.3.3　灭菌前物品准备与包装

C.3.3.1　灭菌物品应彻底清洗干净。

C.3.3.2　包装应采用专用的包装材料，包括纸、包装袋(纸袋、纸塑袋等)、非织造布、包装材料应分别符合 YY/T 0698.2、YY/T 0698.4、YY/T 0698.5 和 YY/T 0698.8 的要求，新型包装材料应符合 GB/T 19633 的有关规定。包装操作要求应符合 WS 310.2 的要求。

C.3.4　灭菌物品装载

C.3.4.1 灭菌柜内装载物品周围应留有空隙，物品应放于金属网状篮筐内或金属网架上；纸塑包装应侧放。

C.3.4.2 物品装载量不应超过柜内总体积的 80%。

C.3.5 注意事项

C.3.5.1 灭菌器安装应符合要求，包括通风良好，远离火源，灭菌器各侧（包括上方）应预留 51cm 空间。应安装专门的排气管道，且与大楼其他排气管道完全隔离。

C.3.5.2 应有专门的排气管道系统，排气管应为不通透环氧乙烷的材料如铜管等制成，垂直部分长度超过 3m 时应加装集水器。排气管应导至室外，并于出口处反转向下；距排气口 7.6m 范围内不应有易燃易爆物和建筑物的入风口如门或窗；排气管不应有凹陷或回圈。

C.3.5.3 环氧乙烷灭菌气瓶或气罐应远离火源和静电，通风良好，无日晒，存放温度低于 40℃，不应置于冰箱中，应严格按照国家制定的有关易燃易爆物品储存要求进行处理。

C.3.5.4 每年对于作环境中环氧乙烷浓度进行监测记录，在每日 8h 工作中，环氧乙烷浓度 TWA（时间加权平均浓度）应不超过 $1.82mg/m^3$（1ppm）。

C.3.5.5 消毒员应经专业知识和紧急事故处理的培训。过度接触环氧乙烷后，迅速将其移离中毒现场，立即吸入新鲜空气；皮肤接触后，用水冲洗接触处至少 15min，同时脱去脏衣服；眼睛接触液态环氧乙烷或高浓度环氧乙烷气体至少冲洗眼 10min，并均应尽快就诊。

C.3.5.6 应在环氧乙烷灭菌器内进行，灭菌器应取得卫生部消毒产品卫生许可批件。

C.4 过氧化氢低温等离子体灭菌

C.4.1 适用范围：适用于不耐热、不耐湿的诊疗器械的灭菌，如电子仪器、光学仪器等诊疗器械的灭菌，不适用于布类、纸类、水、油类、粉剂等材质的灭菌。

C.4.2 灭菌方法

C.4.2.1 应在专用的过氧化氢低温等离子体灭菌器内进行，一次灭菌过程包含若干个循环周期，每个循环周期包括抽真空、过氧化氢注入、扩散、等离子化、通风五个步骤。

C.4.2.2 应遵循过氧化氢低温等离子体灭菌生产厂家的操作使用说明书，根据灭菌物品种类、包装、装载量与方式不同，选择合适的灭菌程序，每种程序应满足相对应的温度、过氧化氢浓度和用量、灭菌时间等灭菌参数。

C.4.3 注意事项

C.4.3.1 灭菌物品应清洗干净、干燥。

C.4.3.2 灭菌物品的包装材料应符合 YY/T 0698.2 的非织造布和 YY/T 0698.5 复合型组合袋的要求。

C.4.3.3 灭菌包不应叠放，不应接触灭菌腔内壁。

C.4.3.4 灭菌器应取得卫生部消毒产品卫生许可批件。

C.5 低温甲醛蒸汽灭菌

C.5.1 适用范围：适用于不耐湿、热的诊疗器械、器具和物品的灭菌，如电子仪器、光学仪器、管腔器械、金属器械、玻璃器皿、合成材料物品等。

C.5.2　灭菌方法

C.5.2.1　低温甲醛蒸汽灭菌程序应包括：预热、预真空、排气、蒸汽注入、湿化、升温，反复甲醛蒸发、注入，甲醛穿透，灭菌(在预设的压力、温度下持续一定时间)，反复蒸汽冲洗灭菌腔内甲醛，反复空气冲洗、干燥、冷却，恢复灭菌仓内正常压力。

C.5.2.2　根据低温甲醛蒸汽灭菌器的要求，采用 2%复方甲醛溶液或福尔马林溶液(35%～40%甲醛)进行灭菌，每个循环的 2%复方甲醛溶液或福尔马林溶液(35%～40%甲醛)用量根据装载量不同而异。灭菌参数为温度 55～80℃，灭菌维持时间为 30～60min。

C.5.3　注意事项

C.5.3.1　应采用取得卫生部消毒产品卫生许可批件的低温甲醛蒸汽灭菌器，并使用专用灭菌溶液进行灭菌，不应采用自然挥发或熏蒸的灭菌方法。

C.5.3.2　低温甲醛蒸汽灭菌器操作者应培训上岗，并具有相应的职业防护知识和技能。

C.5.3.3　低温甲醛蒸汽灭菌器的安装及使用应遵循生产厂家使用说明书或指导手册，必要时应设置专用的排气系统。

C.5.3.4　运行时的周围环境甲醛浓度应<0.5mg/m^3，排水内的甲醛浓度应符合国家有关规定，灭菌物品上的甲醛残留均值≤4.5μg/cm^2。在灭菌器内经过甲醛残留处理的灭菌物品，取出后可直接使用。

C.5.3.5　灭菌包装材料应使用与压力蒸汽灭菌法相同或专用的纸塑包装、无纺布、硬质容器，不应使用可吸附甲醛或甲醛不易穿透的材料如布类、普通纸类、聚乙烯膜、玻璃纸等。

C.5.3.6　装载时，灭菌物品应摊开放置，中间留有一定的缝隙，物品表面应尽量暴露。使用纸塑包装材料时，包装应竖立，纸面对塑面依序排放。

C.5.3.7　消毒后，应去除残留甲醛气体，采用抽气通风或用氨水中和法。

C.6　紫外线消毒

C.6.1　适用范围：适用于室内空气和物体表面的消毒。

C.6.2　紫外线消毒灯要求

C.6.2.1　紫外线消毒灯在电压为 220V、相对湿度为 60%、温度为 20℃时，辐射的253.7nm 紫外线强度(使用中的强度)应不低于 70μW/cm^2。

C.6.2.2　应定期监测消毒紫外线的辐照强度，当辐照强度低到要求值以下时，应及时更换。

C.6.2.3　紫外线消毒灯的使用寿命，即由新灯的强度降低到 70μW/cm^2 的时间(功率≥30W)，或降低到原来新灯强度的 70%(功率<30W)的时间，应不低于 1000h。紫外线灯生产单位应提供实际使用寿命。

C.6.3　使用方法

C.6.3.1　在室内无人状态下，采用紫外线灯悬吊式或移动式直接照射消毒。灯管吊装高度距离地面 1.8～2.2m。安装紫外线灯的数量为平均≥1.5W/m^3，照射时间≥30min。

C.6.3.2　采用紫外线消毒器对空气及物体表面进行消毒。其消毒方法及注意事项应遵循生产厂家的使用说明。

C.6.3.3　消毒时对环境的要求　紫外线直接照射消毒空气时，关闭门窗，保持消毒空间内环境清洁、干燥。消毒空气的适宜温度 20～40℃，相对湿度低于 80%。

C.6.4　注意事项

C.6.4.1　应保持紫外线灯表面清洁，每周用乙醇布巾擦拭一次，发现灯管表面有灰尘、油污等时，应随时擦拭。

C.6.4.2　用紫外线灯消毒室内空气时，房间内应保持清洁干燥。当温度低于 20℃ 或高于 40℃，相对湿度大于 60% 时，应适当延长照射时间。

C.6.4.3　采用紫外线消毒物体表面时，应使消毒物品表面充分暴露于紫外线中。

C.6.4.4　采用紫外线消毒纸张、织物等粗糙表面时，应适当延长照射时间，且两面均应受到照射。

C.6.4.5　采用紫外线杀灭被有机物保护的微生物及空气中悬浮粒子多时，应加大照射剂量。

C.6.4.6　不应使紫外线光源直接照射到人。

C.6.4.7　不应在易燃、易爆的场所使用。

C.6.4.8　紫外线强度计每年至少标定一次。

C.7　臭氧

C.7.1　适用范围：适用于无人状态下病房、口腔科等场所的空气消毒和物体表面的消毒。

C.7.2　使用方法

C.7.2.1　空气消毒：在封闭空间内、无人状态下，采用 $20mg/m^3$ 浓度的臭氧，作用 30min，对自然菌的杀灭率达到 90% 以上。消毒后应开窗通风 ≥30min，人员方可进入室内。

C.7.2.2　物体表面消毒：在密闭空间内，相对湿度 ≥70%，采用 $60mg/m^3$ 浓度的臭氧，作用 60～120min。

C.7.3　注意事项

C.7.3.1　有人情况下室内空气中允许臭氧浓度为 $0.16mg/m^3$。

C.7.3.2　臭氧为强氧化剂，使用时对多种物品有损坏，包括使铜片出现绿色锈斑，橡胶老化、变色、弹性降低，织物漂白褪色等。

C.7.3.3　臭氧的杀菌作用受多种因素包括温度、相对湿度和有机物等的影响。

C.8　醛类

C.8.1　戊二醛

C.8.1.1　适用范围：适用于不耐热诊疗器械、器具与物品的浸泡消毒与灭菌。

C.8.1.2　使用方法

C.8.1.2.1　诊疗器械、器具与物品的消毒与灭菌：将洗净、干燥的诊疗器械、器具与物品放入 2% 的碱性戊二醛中完全浸没，并应去除器械表面的气泡，容器加盖，温度 20～25℃，消毒作用到产品使用说明的规定时间，灭菌作用 10h。无菌方式取出后用无菌水反复冲洗干净，再用无菌纱布等擦干后使用。其他戊二醛制剂的用法遵循卫生行政部门或国家相关规定进行。

C.8.1.2.2　用于内镜的消毒或灭菌应遵循国家有关要求。

C.8.1.3　注意事项

C.8.1.3.1　诊疗器械、器具与物品在消毒前应彻底清洗、干燥。新启用的诊疗器械、器具与物品先除去油污及保护膜，再用清洁剂清洗去除油脂，干燥后及时消毒或灭菌。

C.8.1.3.2　戊二醛对人有毒性，应在通风良好的环境中使用。对皮肤和黏膜有刺激性，使用时应注意个人防护。不慎接触，应立即用清水连续冲洗干净，必要时就医。

C.8.1.3.3　戊二醛不应用于物体表面的擦拭或喷雾消毒、室内空气消毒、手和皮肤黏膜的消毒。

C.8.1.3.4　强化酸性戊二醛使用前应先加入 pH 调节剂(碳酸氢钠)，再加防锈剂(亚硝酸盐)充分混匀。

C.8.1.3.5　用于浸泡灭菌的容器，应洁净、密闭，使用前应先经灭菌处理。

C.8.1.3.6　在 20~25℃温度条件下，加入 pH 调节剂和亚硝酸钠后的戊二醛溶液连续使用时间应≤14d。

C.8.1.3.7　应确保使用中戊二醛浓度符合产品使用说明的要求。

C.8.1.3.8　戊二醛应密封，避光，置于阴凉、干燥、通风的环境中保存。

C.8.2　邻苯二甲醛

C.8.2.1　适用范围：适用于不耐热诊疗器械、器具与物品的浸泡消毒。

C.8.2.2　使用方法

C.8.2.2.1　将待消毒的诊疗器械、器具与物品完全淹没于含量为 5.5g/L、pH 为 7.0~8.0、温度 20~25℃的邻苯二甲醛溶液中浸泡，消毒容器加盖，作用 5~12min。

C.8.2.2.2　用于内镜的消毒应遵循国家有关要求。

C.8.2.3　注意事项

C.8.2.3.1　诊疗器械、器具与物品消毒前应彻底清洗、干燥。新启用的诊疗器械、器具与物品先除去油污及保护膜，再用清洁剂清洗去除油脂，干燥后及时消毒。

C.8.2.3.2　使用时应注意通风。直接接触本品会引起眼睛、皮肤、消化道、呼吸道黏膜损伤。接触皮肤、黏膜会导致着色，处理时应谨慎、戴手套；当溅入眼内时应及时用水冲洗，必要时就诊。

C.8.2.3.3　配制使用应采用专用塑料容器。

C.8.2.3.4　消毒液连续使用应≤14d。

C.8.2.3.5　应确保使用中的浓度符合产品使用说明的要求。

C.8.2.3.6　邻苯二甲醛应密封，避光，置于阴凉、干燥、通风的环境中保存。

C.9　过氧化物类

C.9.1　过氧乙酸

C.9.1.1　适用范围：适用于耐腐蚀物品、环境、室内空气等的消毒。专用机械消毒设备适用于内镜的灭菌。

C.9.1.2　使用方法

C.9.1.2.1　消毒液配制：对二元包装的过氧乙酸，使用前按产品使用说明书要求将

A 液、B 液混合并放置所需时间。根据有效成分含量按容量稀释公式 $c_1 \times V_1 = c_2 \times V_2$，$c_1$ 和 V_1 为过氧乙酸原液的浓度和毫升数，c_2 和 V_2 为配制过氧乙酸使用液的浓度和体积，用蒸馏水将过氧乙酸稀释成所需浓度。计算方法及配制步骤为：

计算所需过氧乙酸原液的体积（V_1）：$V_1 = (c_2 \times V_2)/c_1$；

计算所需蒸馏水的体积（V_3）：$V_3 = V_2 - V_1$；

取过氧乙酸原液 V_1（ml），加入蒸馏水 V_3（ml），混匀。

C.9.1.2.2 消毒方法

C.9.1.2.2.1 浸泡法：将待消毒的物品浸没于装有过氧乙酸的容器中，加盖。对一般物体表面，用 0.1%～0.2%（1000～2000mg/L）过氧乙酸溶液浸泡 30min；对耐腐蚀医疗器械的高水平消毒，采用 0.5%（5000mg/L）过氧乙酸冲洗作用 10min，用无菌方法取出后采用无菌水冲洗干净，无菌巾擦干后使用。

C.9.1.2.2.2 擦拭法：大件物品或其他不能用浸泡法消毒的物品用擦拭法消毒。消毒使用的浓度和作用时间同浸泡法。

C.9.1.2.2.3 喷洒法：用于环境消毒时，用 0.2%～0.4%（2000～4000mg/L）过氧乙酸溶液喷洒，作用 30～60min。

C.9.1.2.2.4 喷雾法：采用电动超低容量喷雾器，使用 5000mg/L 过氧乙酸溶液，按照 20～30ml/m³ 的用量进行喷雾消毒，作用 60min。

C.9.1.2.2.5 熏蒸法：使用 15%过氧乙酸（7ml/m³）加热蒸发，相对湿度 60%～80%，室温熏蒸 2h。

C.9.1.2.2.6 使用以过氧乙酸为灭菌剂的专用机械消毒设备灭菌内镜时，应遵循卫生部消毒产品卫生许可批件的适用范围及操作方法。

C.9.1.3 注意事项

C.9.1.3.1 过氧乙酸不稳定，应储存于通风阴凉处，远离可燃物质。用前应测定有效含量，原液浓度低于 12%时不应使用。

C.9.1.3.2 稀释液应现用现配，使用时限≤24h。

C.9.1.3.3 过氧乙酸对多种金属和织物有很强的腐蚀和漂白作用，金属制品与织物经浸泡消毒后，及时用符合要求的水冲洗干净。

C.9.1.3.4 接触过氧乙酸时，应采取防护措施；不慎溅入眼中或皮肤上，应立即用大量清水冲洗。

C.9.1.3.5 空气熏蒸消毒时，室内不应有人。

C.9.2 过氧化氢

C.9.2.1 适用范围：适用于外科伤口、皮肤黏膜冲洗消毒，室内空气的消毒。

C.9.2.2 消毒方法

C.9.2.2.1 伤口、皮肤黏膜消毒，采用 3%（30g/L）过氧化氢冲洗、擦拭，作用 3～5min。

C.9.2.2.2 室内空气消毒，使用气溶胶喷雾器，采用 3%（30g/L）过氧化氢溶液按照 20～30ml/m³ 的用量喷雾消毒，作用 60min。

C.9.2.3 注意事项

C.9.2.3.1 过氧化氢应避光、避热，室温下储存。

C.9.2.3.2　过氧化氢对金属有腐蚀性，对织物有漂白作用。

C.9.2.3.3　喷雾时应采取防护措施；谨防溅入眼内或皮肤黏膜上，一旦溅上及时用清水冲洗。

C.9.3　二氧化氯

C.9.3.1　适用范围：适用于物品、环境、物体表面及空气的消毒。

C.9.3.2　使用方法

C.9.3.2.1　消毒液配制：二元包装消毒液，使用前需在二氧化氯稳定液中加入活化剂；一元包装的粉剂及片剂，应加入蒸馏水溶解，放置所需时间。根据有效含量按稀释定律，用蒸馏水将二氧化氯稀释成所需浓度。具体计算方法及配置步骤按 C.9.1.2.1 进行。

C.9.3.2.2　消毒方法

C.9.3.2.2.1　浸泡法：将待消毒物品浸没于装有二氧化氯溶液的容器中，加盖。对细菌繁殖体污染物品的消毒，用 100~250mg/L 二氧化氯溶液浸泡 30min；对肝炎病毒和结核分枝杆菌污染物品的消毒，用 500mg/L 二氧化氯溶液浸泡 30min；对细菌芽孢污染物品的消毒，用 1000mg/L 二氧化氯溶液浸泡 30min。

C.9.3.2.2.2　擦拭法：大件物品或其他不能用浸泡法消毒的物品用擦拭法消毒。消毒使用的浓度和作用时间同浸泡法。

C.9.3.2.2.3　喷洒法：对细菌繁殖体污染的表面，用 500mg/L 二氧化氯均匀喷洒，作用 30min；对肝炎病毒和结核杆菌污染的表面，用 1000mg/L 二氧化氯均匀喷洒，作用 60min。

C.9.3.2.2.4　室内空气消毒，使用气溶胶喷雾器，采用 500mg/L 二氧化氯溶液按照 20~30ml/m³ 的用量喷雾消毒，作用 30~60min；或采用二氧化氯溶液按照 10~20mg/m³) 加热蒸发或加激活剂熏蒸消毒。消毒剂用量、消毒时间、操作方法和注意事项等应遵循产品的使用说明。

C.9.3.3　注意事项

C.9.3.3.1　置于干燥、通风处保存。

C.9.3.3.2　稀释液应现配现用，使用时限≤24h。

C.9.3.3.3　对碳钢、铝有中度腐蚀性，对铜、不锈钢有轻度腐蚀性。金属制品经二氧化氯消毒后，应及时用符合要求的水冲洗干净、干燥。

C.10　含氯消毒剂

C.10.1　适用范围：适用于物品、物体表面、分泌物、排泄物等的消毒。

C.10.2　使用方法

C.10.2.1　消毒液配制：根据新产品有效氯含量，按稀释定律，用蒸馏水稀释成所需浓度。具体计算方法及配制步骤按 C.9.1.2.1 进行。

C.10.2.2　消毒方法

C.10.2.2.1　将待消毒的物品浸没于装有含氯消毒剂溶液的容器中，加盖。对细菌繁殖体污染物品的消毒，用含有效氯 500mg/L 的消毒液浸泡＞10min，对经血传播病原体、分枝杆菌和细菌芽孢污染物品的消毒，用含有效氯 2000~5000mg/L 消毒液，浸泡＞30min。

C.10.2.2.2　擦拭法：大件物品或其他不能用浸泡消毒的物品用擦拭消毒，消毒所用的浓度和作用时间同浸泡法。

C10.2.2.3　喷洒法：对一般污染的物品表面，用含有效氯 400～700mg/L 的消毒液均匀喷洒，作用 10～30min；对经血传播病原体、结核杆菌等污染表面的消毒，用含有效氯 2000mg/L 的消毒液均匀喷洒，作用＞60min。喷洒后有强烈的刺激性气味，人员应离开现场。

C10.2.2.4　干粉消毒法：对分泌物、排泄物的消毒，用含氯消毒剂干粉加入分泌物、排泄物中，使有效氯含量达到 10 000mg/L，搅拌后作用＞2h；对医院污水的消毒，用干粉按有效氯 50mg/L 用量加入污水中，并搅拌均匀，作用 2h 后排放。

C10.3　注意事项

C10.3 .1　粉剂应于阴凉处避光、防潮、密封保存；水剂应于阴凉处避光、密闭保存。使用液应现配现用，使用时限≤24h。

C10.3.2　配制漂白粉等粉剂溶液时，应戴口罩、手套。

C10.3.3　未加防锈剂的含氯消毒剂对金属有腐蚀性，不应做金属器械的消毒。加防锈剂的含氯消毒剂对金属器械消毒后，应用无菌蒸馏水冲洗干净，干燥后使用。

C10.3.4　对织物有腐蚀和漂白作用，不应用于有色织物的消毒。

C.11　醇类消毒剂(含乙醇、异丙醇、正丙醇或两种成分的复方制剂)

C.11.1　适用范围：适用于手、皮肤、物体表面及诊疗器具的消毒。

C.11.2　使用方法

C.11.2.1　手消毒：使用符合国家有关规定的含醇类手消毒剂，手消毒方法遵循 WS/T 313 的要求。

C.11.2.2　皮肤消毒：使用 70%～80%(体积比)乙醇溶液擦拭皮肤 2 遍，作用 3min。

C.11.2.3　物体表面的消毒：使用 70%～80%(体积比)乙醇溶液擦拭物体表面 2 遍，作用 3min。

C.11.2.4　诊疗器具的消毒：将待消毒的物品浸没于装有 70%～80%(体积比)的乙醇溶液中消毒≥30min，加盖；或进行表面擦拭消毒。

C.11.3　注意事项

C.11.3.1　醇类易燃，不应有明火。

C.11.3.2　不应用于被血、脓、粪便等有机物严重污染表面的消毒。

C.11.3.3　用后应盖紧，密闭，置于阴凉处保存。

C.11.3.4　醇类过敏者慎用。

C.12　含碘类消毒剂

C.12.1　碘伏

C.12.1.1　适用范围：适用于手、皮肤、黏膜及伤口的消毒。

C.12.1.2　使用方法

C.12.1.2.1　消毒液配制：冲洗黏膜时，根据有效碘含量用灭菌蒸馏水或纯化水，按照稀释定律，将碘伏稀释成所需浓度。具体计算方法及配制步骤按 C.9.1.2.1 进行。

C.12.1.2.2　消毒方法

C.12.1.2.2.1 擦拭法：皮肤、黏膜擦拭消毒，用浸有碘伏消毒液原液的无菌棉球或其他替代物品擦拭被消毒部位。外科手消毒用碘伏消毒液原液擦拭揉搓作用至少 3min。手术部位的皮肤消毒，用碘伏消毒液原液局部擦拭 2～3 遍，作用至少 2min。注射部位的皮肤消毒，用碘伏消毒液原液局部擦拭 2 遍，作用时间遵循产品的使用说明。口腔黏膜及创面消毒，用含有效碘 1000～2000mg/L 的碘伏擦拭，作用 3～5min。

C.12.1.2.2.2 冲洗法：对阴道黏膜创面的消毒，用含有效碘 500mg/L 的碘伏冲洗，作用到使用产品的规定时间。

C.12.1.3 注意事项

C.12.1.3.1 应置于阴凉处避光、防潮、密封保存。

C.12.1.3.2 含乙醇的碘制剂消毒液不应用于黏膜和伤口的消毒。

C.12.1.3.3 碘伏对二价金属制品有腐蚀性，不应做相应金属制品的消毒。

C.12.1.3.4 碘过敏者慎用。

C.12.2 碘酊

C.12.2.1 适用范围：适用于注射及手术部位皮肤的消毒。

C.12.2.2 使用方法：使用碘酊原液直接涂擦注射及手术部位皮肤 2 遍以上，作用时间 1～3min，待稍干后再用 70%～80%（体积比）乙醇脱碘。

C.12.2.3 注意事项

C.12.2.3.1 不宜用于破损皮肤、眼及口腔黏膜的消毒。

C.12.2.3.2 不应用于碘酊过敏者；过敏体质者慎用。

C.12.2.3.3 应置于阴凉处避光、防潮、密封保存。

C.12.3 复方碘伏消毒液

C.12.3.1 适用范围：主要适用于医务人员的手、皮肤消毒，有些可用于黏膜消毒。应严格遵循卫生部消毒产品卫生许可批件规定的使用范围。

C.12.3.2 作用方法

C.12.3.2.1 含有乙醇或异丙醇的复方碘伏消毒剂可用于手、皮肤消毒，原液擦拭 1～2 遍，作用 1～2min，不可用于黏膜消毒。

C.12.3.2.2 含有氯己定的复方碘伏消毒剂，用途同普通碘伏消毒剂，应遵循该消毒剂卫生许可批件的使用说明，慎用于腹腔冲洗消毒。

C.12.3.3 注意事项

同碘伏，使用中应注意复方物质的毒副作用。

C.13 氯己定

C.13.1 适用范围：适用于手、皮肤、黏膜的消毒。

C.13.2 使用方法

C.13.2.1 消毒液的配制：根据有效含量用灭菌蒸馏水或纯化水将消毒液稀释成所需浓度。具体计算方法及配制步骤按 C9.1.2.1 进行。一般原液使用。

C.13.2.2 消毒方法

C.13.2.2.1 擦拭法：手术部位及注射部位皮肤和伤口创面消毒，用有效含量≥2g/L 氯己定-乙醇（70%，体积比）溶液局部擦拭 2～3 遍，作用时间遵循产品的使用说明；外科手消毒用有效含量≥2g/L 氯己定-乙醇(70%，体积比)溶液，使用方法及作用时间应遵循产品使用说明。

C.13.2.2.2　冲洗法：对口腔、阴道或伤口创面的消毒，用有效含量≥2g/L 氯己定水溶液冲洗，作用时间遵循产品的使用说明。

C.13.3　注意事项：不应与肥皂、洗衣粉等阴性离子表面活性剂混合使用或前后使用。

C.14　季铵盐类

C.14.1　适用范围：适用于环境、物体表面、皮肤与黏膜的消毒。

C.14.2　使用方法

C.14.2.1　环境、物体表面消毒一般用 1000～2000mg/L 消毒液，浸泡或擦拭消毒，作用时间 15～30min。

C.14.2.2　皮肤消毒：复方季铵盐消毒剂原液皮肤擦拭消毒，作用时间 3～5min。

C.14.2.3　黏膜消毒：采用 1000～2000mg/L 季铵盐消毒液，作用到产品使用说明的规定时间。

C.14.3　注意事项：不宜与阴离子表面活性剂如肥皂、洗衣粉等合用。

C.15　酸性氧化电位水

C.15.1　适用范围：适用于消毒供应中心手工清洗后不锈钢和其他非金属材质器械、器具和物品灭菌有的消毒、物体表面、内镜等的消毒。

C.15.2　使用方法

C.15.2.1　主要有效成分指标要求：有效氯含量 60mg/L±10mg/L，pH 范围 2.0～3.0，氧化还原电位(ORP)≥1100mV，残留氯离子＜1000mg/L。

C.15.2.2　消毒供应中心手工清洗器械灭菌前的消毒：手工清洗后的器械、器具和物品，用酸性氧化电位水流动冲洗浸泡消毒 2min，净水冲洗 30s，取出干燥，具体方法应遵循 WS310.2 的要求。

C.15.2.3　物体表面的消毒：洗净待消毒物体，采用酸性氧化电位水流动冲洗浸泡消毒，作用 3～5min；或反复擦洗消毒 5min。

C.15.2.4　内镜的消毒：严格遵循国家有关规定的要求。

C.15.2.5　其他方面的消毒：遵循国家有关规定及卫生部消毒产品卫生许可批件的使用说明。

C.15.3　注意事项

C.15.3.1　应彻底清除待消毒物品上的有机物，再进行消毒处理。

C.15.3.2　酸性氧化电位水对光敏感，有效氯浓度随时间延长而下降，生成后原则上应尽早使用，最好现制备现用。

C.15.3.3　储存应选用避光、密闭、硬质聚氯乙烯材质制成的容器。室温下储存不超过 3d。

C.15.3.4　每次使用前，应在使用现场酸性氧化电位水出水口处，分别检测 pH、氧化还原电位和有效氯浓度。检测数值应符合指标要求。

C.15.3.5　对铜、铝等非不锈钢的金属器械、器具和物品有一定的腐蚀作用，应慎用。

C.15.3.6 酸性氧化电位水长时间排放可造成排水管路的腐蚀,故应每次排放后再排放少量碱性还原电位水或自来水。

C.16 煮沸消毒

C.16.1 适用范围:适用于金属、玻璃制品、餐饮具、织物或其他耐热、耐湿物品的消毒。

C.16.2 使用方法:将待消毒物品完全浸没水中,加热水沸腾后维持≥15min。

C.16.3 注意事项

C.16.3.1 从水沸腾时开始计消毒时间,中途加入物品应重新计时。

C.16.3.2 消毒物品应保持清洁,所消毒的物品应全部浸没于水中,可拆卸物品应拆开。

C.16.3.3 高海拔地区,应适当延长煮沸时间。

C.16.3.4 煮沸消毒用水宜使用软水。

C.17 流动蒸汽消毒

C.17.1 适用范围:适用于医疗器械、器具和物品手工清洗后的初步消毒,餐饮具和部分卫生用品等耐热、耐湿物品的消毒。

C.17.2 使用方法:通过流动蒸汽发生器、蒸锅等,当水沸腾后产生水蒸气,蒸汽为100℃,相对湿度80%~100%时,作用时间15~30min。

C.17.3 注意事项

C.17.3.1 消毒作用时间,应从水沸腾后有蒸汽冒出时算起。

C.17.3.2 消毒物品应清洁干燥,垂直放置,物品之间留有一定空隙。

C.17.3.3 高海拔地区,应适当延长消毒时间。

C.18 其他消毒灭菌方法

C.18.1 过滤除菌:过滤除菌是将待消毒的介质,通过规定孔径的过滤材料,以物理阻留等原理,去除气体或液体中的微生物,但不能将微生物杀灭。可用于医疗机构低度危险性物品和中度危险性物品的消毒,主要用于空气净化,以及不适用于压力蒸汽灭菌的液体过滤除菌。

C.18.2 微波消毒:微波是一种频率高、波长短、穿透性强的电磁波,一般使用的频率为2450MHz,可杀灭包括芽孢在内的所有微生物。微波可用于医疗机构低度危险性物品和中度危险性物品的消毒,如餐具的消毒。微波消毒的物品应浸入水中或用湿布包裹。

C.18.3 其他合法、有效的消毒产品:其使用方法与注意事项等应根据产品的使用说明或指导手册。

附录C 软式内镜清洗消毒技术规范(2017年版)

1 范围 本标准规定了软式内镜清洗消毒相关的管理要求、布局及设施、设备要求、清洗消毒操作规程、监测与记录等内容。

本标准适用于开展软式内镜诊疗工作的医疗机构。

注:本标准中的"内镜"系指软式内镜。

2 规范性引用文件 下列文件对于本文件的应用是必不可少的。凡是注日期的引用文件，仅注日期的版本适用于本文件。凡是不注日期的引用文件，其最新版本(包括所有的修改单)适用于本文件。

GB 5749 生活饮用水卫生标准

GB 15982 医院消毒卫生标准

GB 28234 酸性氧化电位水生成器安全与卫生标准

GB 30689 内镜自动清洗消毒机卫生要求

WS/T 311 医院隔离技术规范

WS/T 313 医务人员手卫生规范

WS/T 367 医疗机构消毒技术规范

3 术语和定义 下列术语和定义适用于本文件。

3.1 软式内镜(flexible endoscope)：用于疾病诊断、治疗的可弯曲的内镜。

3.2 清洗(cleaning)：使用清洗液去除附着于内镜的污染物的过程。

3.3 漂洗(rinsing)：用流动水冲洗清洗后内镜上残留物的过程。

3.4 终末漂洗(final rinsing)：用纯化水或无菌水对消毒后的内镜进行最终漂洗的过程。

3.5 清洗液(cleaning solution)：按照产品说明书，将医用清洗剂加入适量的水配制成使用浓度的液体。

4 管理要求

4.1 医疗机构的管理要求

4.1.1 有条件的医院宜建立集中的内镜诊疗中心(室)，负责内镜诊疗及清洗消毒工作。

4.1.2 内镜的清洗消毒也可由消毒供应中心负责，遵循本标准开展工作。

4.1.3 应将内镜清洗消毒工作纳入医疗质量管理，制定和完善内镜诊疗中心(室)医院感染管理和内镜清洗消毒的各项规章制度并落实，加强监测。

4.1.4 护理管理、人事管理、医院感染管理、设备及后勤管理等部门，应在各自职权范围内，对内镜诊疗中心(室)的管理履行以下职责：

a)根据工作量合理配置内镜诊疗中心(室)的工作人员。

b)落实岗位培训制度。将内镜清洗消毒专业知识和相关医院感染预防和控制知识纳入内镜诊疗中心(室)人员的继续教育计划。

c)对内镜诊疗中心(室)清洗、消毒、灭菌工作和质量监测进行指导和监督，定期进行检查与评价。

d)发生可疑内镜相关感染时，组织、协调内镜诊疗中心(室)和相关部门进行调查分析，提出改进措施。

e)对内镜诊疗中心(室)新建、改建与扩建的设计方案进行卫生学审议；对清洗、消毒与灭菌设备的配置与质量指标提出意见。

f)负责设备购置的审核(合格证、技术参数)；建立对厂家设备安装、检修的质量审核、验收制度；专人负责内镜诊疗中心(室)设备的维护和定期检修，并建立设备档案。

g)保障内镜诊疗中心(室)的水、电、压缩空气的供给和质量，定期进行设施、管道的维护和检修。

4.2　内镜诊疗中心(室)的管理要求

4.2.1　应建立健全岗位职责、清洗消毒操作规程、质量管理、监测、设备管理、器械管理、职业安全防护、继续教育和培训等管理制度和突发事件的应急预案。

4.2.2　应有相对固定的专人从事内镜清洗消毒工作,其数量与本单位的工作量相匹配。

4.2.3　应指定专人负责质量监测工作。

4.2.4　工作人员进行内镜诊疗或者清洗消毒时,应遵循标准预防原则和 WS/T311 的要求做好个人防护,穿戴必要的防护用品。不同区域人员防护着装要求见附表 A。

4.2.5　内镜诊疗中心(室)的工作人员应接受与其岗位职责相应的岗位培训和继续教育,正确掌握以下知识与技能:

a)内镜与附件的清洗、消毒、灭菌的知识与技能。

b)内镜构造及保养知识。

c)清洗剂、消毒剂及清洗消毒设备的使用方法。

d)标准预防及职业安全防护原则和方法。

e)医院感染预防与控制的相关知识。

5　布局及设施、设备要求

5.1　基本要求

5.1.1　内镜诊疗中心(室)应设立办公区、患者候诊室(区)、诊疗室(区)、清洗消毒室(区)、内镜与附件储存库(柜)等,其面积应与工作需要相匹配。

5.1.2　应根据开展的内镜诊疗项目设置相应地诊疗室。

5.1.3　不同系统(如呼吸、消化系统)软式内镜的诊疗工作应分室进行。

5.2　内镜诊疗室

5.2.1　诊疗室内的每个诊疗单位应包括诊查床 1 张、主机(含显示器)、吸引器、治疗车等。

5.2.2　软式内镜及附件数量应与诊疗工作量相匹配。

5.2.3　灭菌内镜的诊疗环境至少应达到非洁净手术室的要求。

5.2.4　应配备手卫生装置,采用非手触式水龙头。

5.2.5　应配备口罩、帽子、手套、护目镜或防护面罩等。

5.2.6　注水瓶内的用水应为无菌水,每天更换。

5.2.7　宜采用全浸泡式内镜。

5.2.8　宜使用一次性吸引管。

5.3　清洗消毒室

5.3.1　应独立设置。

5.3.2　应保持通风良好。

5.3.3　如采用机械通风,宜采取"上送下排"方式,换气次数宜≥10 次/小时,最小新风量达到 2 次/小时。

5.3.4　清洗消毒流程应做到由污到洁,应将操作规程以文字或图片方式在清洗消毒室适当的位置张贴。

5.3.5　不同系统(如呼吸、消化系统)软式内镜的清洗槽、内镜自动清洗消毒机应分开设置和使用。

5.3.6　应配备以下设施、设备：

a)清洗槽。手工清洗消毒操作还应配备漂洗槽、消毒槽、终末漂洗槽。

b)全管道灌流器。

c)各种内镜专用刷。

d)压力水枪。

e)压力气枪。

f)测漏仪器。

g)计时器。

h)内镜及附件运送容器。

i)低纤维絮且质地柔软的擦拭布、垫巾。

j)手卫生装置，采用非手触式水龙头。

5.3.7　宜配备动力泵(与全管道灌流器配合使用)、超声波清洗器。

5.3.8　宜配备内镜自动清洗消毒机。

5.3.9　内镜自动清洗消毒机相关要求应符合 GB 30689 的规定，主要包括：

a)应具备清洗、消毒、漂洗、自身消毒功能。

b)宜具备测漏、水过滤、干燥、数据打印等功能。

5.3.10　灭菌设备：用于内镜灭菌的低温灭菌设备应符合国家相关规定。

5.3.11　清洗消毒室的耗材应满足以下要求：

a)水：应有自来水、纯化水、无菌水。自来水水质应符合 GB 5749 的规定。纯化水应符合 GB 5749 的规定，并应保证细菌总数≤10cfu/100ml；生产纯化水所使用的滤膜孔径应≤0.2μm，并定期更换。无菌水为经过灭菌工艺处理的水。必要时对纯化水或无菌水进行微生物学检测。

b)压缩空气：应为清洁压缩空气。

c)医用清洗剂应满足以下要求：

1)应选择适用于软式内镜的低泡医用清洗剂。

2)可根据需要选择特殊用途的医用清洗剂，如具有去除生物膜作用的医用清洗剂。

d)医用润滑剂：应为水溶性，与人体组织有较好的相容性，不影响灭菌介质的穿透性和器械的机械性能。

e)消毒剂应满足以下要求：

1)应适用于内镜且符合国家相关规定，并对内镜腐蚀性较低。

2)可选用邻苯二甲醛、戊二醛、过氧乙酸、二氧化氯、酸性氧化电位水、复方含氯消毒剂，也可选用其他消毒剂。

3)部分消毒剂使用方法见附表 B。

4)酸性氧化电位水应符合 GB28234 的规定。

f)灭菌剂应满足以下要求：

1)应适用于内镜且符合国家相关规定，并对内镜腐蚀性较低。

2)可选用戊二醛、过氧乙酸，也可选用其他灭菌剂。

3)部分灭菌剂使用方法见附表B。

g)消毒剂浓度测试纸：应符合国家相关规定。

h)干燥剂：应配备75%～95%乙醇或异丙醇。

5.3.12　个人防护用品：应配备防水围裙或防水隔离衣、医用外科口罩、护目镜或防护面罩、帽子、手套、专用鞋等。

5.4　内镜与附件储存库(柜)：内表面应光滑、无缝隙，便于清洁和消毒，与附件储存库(柜)应通风良好，保持干燥。

6　清洗消毒操作规程

6.1　基本原则

6.1.1　所有软式内镜每次使用后均应进行彻底清洗和高水平消毒或灭菌。

6.1.2　软式内镜及重复使用的附件、诊疗用品应遵循以下原则进行分类处理：

a)进入人体无菌组织、器官，或接触破损皮肤、破损黏膜的软式内镜及附件应进行灭菌。

b)与完整黏膜相接触，而不进入人体无菌组织、器官，也不接触破损皮肤、破损黏膜的软式内镜及附属物品、器具，应进行高水平消毒。

c)与完整皮肤接触而不与黏膜接触的用品宜低水平消毒或清洁。

6.1.3　内镜清洗消毒应遵循以下流程(见图1)

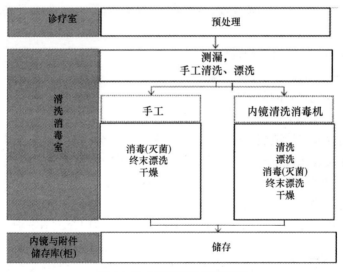

图1　软式内镜清洗消毒流程

6.1.4　注意事项

a)内镜使用后应按以下要求测漏：

1)宜每次清洗前测漏。

2)条件不允许时，应至少每天测漏1次。

b)内镜消毒或灭菌前应进行彻底清洗。

c)清洗剂和消毒剂的作用时间应遵循产品说明书。确诊或疑似分枝杆菌感染患者使用过的内镜及附件，其消毒时间应遵循产品的使用说明。

d) 消毒后的内镜应采用纯化水或无菌水进行终末漂洗，采用浸泡灭菌的内镜应采用无菌水进行终末漂洗。

e) 内镜应储存于清洁、干燥的环境中。

f) 每日诊疗工作开始前，应对当日拟使用的消毒类内镜进行再次消毒、终末漂洗、干燥后，方可用于患者诊疗。

6.2 手工操作流程

6.2.1 预处理流程如下：

a) 内镜从患者体内取出后，在与光源和视频处理器拆离之前，应立即用含有清洗液的湿巾或湿纱布擦去外表面污物，擦拭用品应一次性使用。

b) 反复送气与送水至少 10s。

c) 将内镜的先端置入装有清洗液的容器中，启动吸引功能，抽吸清洗液直至其流入吸引管。

d) 盖好内镜防水盖。

e) 放入运送容器，送至清洗消毒室。

6.2.2 测漏流程如下：

a) 取下各类按钮和阀门。

b) 连接好测漏装置，并注入压力。

c) 将内镜全浸没与水中，使用注射器向各个管道注水，以排出管道内气体。

d) 首先向各个方向弯曲内镜先端，观察有无气泡冒出；再观察插入部、操作部、连接部等部分是否有气泡冒出。

e) 如发现渗漏，应及时保修送检。

f) 测漏情况应有记录。

g) 也可采用其他有效的测漏方法。

6.2.3 清洗流程如下：

a) 在清洗槽内配置清洗液，将内镜、按钮和阀门完全浸没于清洗液中。

b) 用擦拭布反复擦洗镜身，应重点擦洗插入部和操作部。擦拭布应一用一更换。

c) 刷洗软式内镜的所有管道，刷洗时应两头见刷头，并洗净刷头上的污物；反复刷洗至没有可见污染物。

d) 连接全管道灌流器，使用动力泵或注射器将各管道内充满清洗液，浸泡时间应遵循产品说明书。

e) 刷洗按钮和阀门，适合超声清洗的按钮和阀门应遵循生产厂家的使用说明进行超声清洗。

f) 每清洗 1 条内镜后清洗液应更换。

g) 将清洗刷清洗干净，高水平消毒后备用。

6.2.4 漂洗流程如下：

a) 将清洗后的内镜连同全管道灌流器、按钮、阀门移入漂洗槽内。

b) 使用动力泵或压力水枪充分冲洗内镜各管道至无清洗液残留。

c) 用流动水冲洗内镜的外表面、按钮和阀门。

d)使用动力泵或压力气枪向各管道充气至少 30s，去除管道内的水分。

e)用擦拭布擦干内镜外表面、按钮和阀门，擦拭布应一用一更换。

6.2.5　消毒(灭菌)流程如下：

a)将内镜连同全管道灌流器，以及按钮、阀门移入消毒槽，并全部浸没于消毒液中。

b)使用动力泵或注射器，将各管道内充满消毒液，消毒方式和时间应遵循产品说明书。

c)更换手套，向各管道至少充气 30s，去除管道内的消毒液。

d)使用灭菌设备对软式内镜灭菌时，应遵循设备使用说明书。

6.2.6　终末漂洗流程如下：

a)将内镜连同全管道灌流器，以及按钮、阀门移入终末漂洗槽。

b)使用动力泵或压力水枪，用纯化水或无菌水冲洗内镜各管道至少 2min，直至无消毒剂残留。

c)用纯化水或无菌水冲洗内镜的外表面、按钮和阀门。

d)采用浸泡灭菌的内镜应在专用终末漂洗槽内使用无菌水进行终末漂洗。

e)取下全管道灌流器。

6.2.7　干燥流程如下：

a)将内镜、按钮和阀门置于铺设无菌巾的专用干燥台。无菌巾应每 4h 更换 1 次。

b)用 75%～95%乙醇或异丙醇灌注所有管道。

c)使用压力气枪，用洁净压缩空气向所有管道充气至少 30s，至其完全干燥。

d)用无菌擦拭布、压力气枪干燥内镜外表面、按钮和阀门。

e)安装按钮和阀门。

6.3　内镜清洗消毒机操作流程

6.3.1　使用内镜清洗消毒机前应先遵循 6.2.1、6.2.2、6.2.3、6.2.4 的规定对内镜进行预处理、测漏、清洗和漂洗。

6.3.2　清洗和漂洗可在同一清洗槽内进行。

6.3.3　内镜清洗消毒机的使用应遵循产品使用说明。

6.3.4　无干燥功能的内镜清洗消毒机，应遵循 6.2.7 的规定进行干燥。

6.4　复用附件的清洗消毒与灭菌

6.4.1　附件使用后应及时浸泡在清洗液里或使用保湿剂保湿，如为管腔类附件应向管腔内注入清洗液。

6.4.2　附件的内外表面及关节处应仔细刷洗，直至无可见污染物。

6.4.3　采用超声清洗的附件，应遵循附件的产品说明书使用医用清洗剂进行超声清洗。清洗后用流动水漂洗干净，干燥。

6.4.4　附件的润滑应遵循生产厂家的使用说明。

6.4.5　根据 6.1.2 选择消毒或灭菌方法：

a)耐湿、耐热附件的消毒。

1)可选用热力消毒，也可采用消毒剂进行消毒。

2)消毒剂的使用方法应遵循产品说明书。

3) 使用消毒剂消毒后, 应采用纯化水或无菌水漂洗干净, 干燥备用。

b) 耐湿、耐热附件的灭菌首选压力蒸汽灭菌; 不耐热的附件应采用低温灭菌设备或化学灭菌剂浸泡灭菌, 采用化学灭菌剂浸泡灭菌后应使用无菌水漂洗干净, 干燥备用。

6.5 储存

6.5.1 内镜干燥后应储存于内镜与附件储存库(柜)内, 镜体应悬挂, 弯角固定钮应置于自由位, 并将取下的各类按钮和阀门单独储存。

6.5.2 内镜与附件储存库(柜)应每周清洁消毒 1 次, 遇污染时应随时清洁消毒。

6.5.3 灭菌后的内镜、附件及相关物品应遵循无菌物品储存要求进行储存。

6.6 设施、设备及环境的清洁消毒

6.6.1 每日清洗消毒工作结束, 应对清洗槽、漂洗槽等彻底刷洗, 并采用含氯消毒剂、过氧乙酸或其他符合国家相关规定的消毒剂进行消毒。

6.6.2 每次更换消毒剂时, 应彻底刷洗消毒槽。

6.6.3 每日诊疗及清洗消毒工作结束后, 应对内镜诊疗中心(室)的环境进行清洁和消毒处理。

7 监测与记录

7.1 内镜清洗质量监测

7.1.1 应采用目测方法对每件内镜及其附件进行检查。内镜及其附件的表面应清洁、无污渍。清洗质量不合格的, 应重新处理。

7.1.2 可采用蛋白残留测定、ATP 生物荧光测定等方法, 定期监测内镜的清洗效果。

7.2 使用中的消毒剂或灭菌剂监测

7.2.1 浓度监测

7.2.1.1 应遵循产品使用说明书进行浓度监测。

7.2.1.2 产品说明书未写明浓度监测频率的, 一次性使用的消毒剂或灭菌剂应每批次进行浓度监测; 重复使用的消毒剂或灭菌剂配置后应测定一次浓度, 每次使用前进行监测; 消毒内镜数量达到规定数量的一半后, 应在每条内镜消毒前进行测定。

7.2.1.3 酸性氧化电位水应在每次使用前, 应在使用现场酸性氧化电位水出水口处, 分别测定 pH 和有效氯浓度。

7.2.2 染菌量监测: 每季度应监测 1 次, 监测方法应遵循 WS/T 367 的规定。

7.3 内镜消毒质量监测

7.3.1 消毒内镜应每季度进行生物学监测。监测采用轮换抽检的方式, 每次按 25% 的比例抽检。内镜数量少于等于 5 条的, 应每次全部监测; 多于 5 条的, 每次监测数量应不低于 5 条。

7.3.2 监测方法应遵循 GB 15982 的规定, 消毒合格标准: 菌落总数每件≤20cfu。

7.3.3 当怀疑医院感染与内镜诊疗操作相关时, 应进行致病性微生物检测, 方法应遵循 GB 15982 的规定。

7.4 内镜清洗消毒机的监测

7.4.1 内镜清洗消毒机新安装或维修后, 应对清洗消毒后的内镜进行生物学监测, 监测合格后方可使用。

7.4.2　内镜清洗消毒机的其他监测，应遵循国家的有关规定。

7.5　手卫生和环境消毒质量监测

7.5.1　每季度应对医务人员手消毒效果进行监测，监测方法应遵循 WS/T 313 的规定。

7.5.2　每季度应对诊疗室、清洗消毒室的环境消毒效果进行监测，监测方法应遵循 WS/T 367 的规定。

7.6　质量控制过程的记录与可追溯要求

7.6.1　应记录每条内镜的使用及清洗消毒情况，包括：诊疗日期、患者标识与内镜编号(均应具唯一性)、清洗消毒的起止时间以及操作人员姓名等。

7.6.2　应记录使用中消毒剂浓度及染菌量的监测结果。

7.6.3　应记录内镜的生物学监测结果。

7.6.4　宜留存内镜清洗消毒机运行参数打印资料。

7.6.5　应记录手卫生和环境消毒质量监测结果。

7.6.6　记录应具有可追溯性，消毒剂浓度监测记录的保存期应≥6 个月，其他监测资料的保存期应≥3 年。

附表 A(规范性附录)
内镜诊疗中心(室)不同区域人员防护着装要求

内镜诊疗中心(室)不同区域人员防护着装要求见表 A.1。

表 A.1　内镜诊疗中心(室)不同区域人员防护着装要求

区域	防护着装						
	工作服	手术帽	口罩	手套	护目镜或面罩	防水围裙或防水隔离衣	专用鞋
诊疗室	√	√	√	√	△		
清洗消毒室	√	√	√	√	√	√	√

注：√应使用，△宜使用。

附表 B(规范性附录)
部分消毒(灭菌)剂使用方法

部分消毒(灭菌)剂使用方法见表 B.1。

表 B.1　部分消毒(灭菌)剂使用方法

消毒(灭菌)剂	高水平消毒及灭菌参数	使用方式	注意事项
邻苯二甲醛 (OPA)	浓度：0.55%(0.5%～0.6%) 时间：消毒>5min	1. 内镜清洗消毒机 2. 手工操作：消毒液注满各管道，浸泡消毒	1. 易使衣服、皮肤、仪器等染色 2. 接触蒸汽可能刺激呼吸道和眼睛
戊二醛 (GA)	浓度：≥2%(碱性) 时间：支气管镜消毒浸泡时间≥20min；其他内镜消毒≥10min；结核杆菌、其他分枝杆菌等特殊感染患者使用后的内镜浸泡≥45min；灭菌≥10h	1. 内镜清洗消毒机 2. 手工操作：消毒液应注满各管道，浸泡消毒	1. 对皮肤、眼睛和呼吸具有致敏性和刺激性，并能引发皮炎、结膜炎、鼻腔发炎及职业性哮喘，宜在内镜清洗消毒机中使用 2. 易在内镜及清洗消毒设备上形成硬结物质

消毒(灭菌)剂	高水平消毒及灭菌参数	使用方式	注意事项
过氧乙酸 （PAA）	浓度：0.2%～0.35%（体积分数） 时间：消毒＞5min，灭菌≥ 10min	内镜清洗消毒机	对皮肤、眼睛和呼吸道有刺激性
二氧化氯	浓度：100～500mg/L 时间：消毒3～5min	1. 内镜清洗消毒机 2. 手工操作：消毒液应注满各管道，浸泡消毒	活化率低时产生较大刺激性气味，宜在内镜清洗消毒机中使用
酸性氧化电位水 （AEOW）	主要指标： 有效氯浓度60mg/L±10mg/L pH 2.0～3.0 氧化还原电位≥1100mV 残留氯离子＜1000mg/L 时间：消毒3～5min	1. 酸性氧化电位水内镜清洗消毒机 2. 手工操作：使用专用连接器将酸性氧化电位水出水口与内镜各孔道连接，流动浸泡消毒	1. 在存在有机物质的情况下，消毒效果会急剧下降，消毒前清洗应彻底。尤其对污染严重、不易清洗的内镜（如肠镜等），应增加刷洗次数，延长清洗时间，保证清洗质量 2. 应采用流动浸泡方式消毒 3. 消毒后纯化水或无菌水冲洗30s

注：1. 表中所列的消毒(灭菌)剂，其具体使用条件与注意事项等遵循产品使用说明书。

2. 表中未列明的同类或其他消毒(灭菌)剂，其使用方式与注意事项等遵循产品使用说明书。